歯科衛生学シリーズ

臨床検査

一般社団法人
全国歯科衛生士教育協議会　監修

医歯薬出版株式会社

●執　筆（執筆順）

樺沢　勇司	東京医科歯科大学大学院教授
小鹿　恭太郎	東京歯科大学准教授
松浦　信幸	東京歯科大学教授
佐藤　一道	国際医療福祉大学医学部准教授
酒巻　裕之	千葉県保健医療大学健康科学部教授
池上　由美子	がん・感染症センター都立駒込病院
澁井　武夫	日本歯科大学教授
関谷　秀樹	東邦大学医学部准教授
佐々木　雅一	東邦大学医療センター大森病院
山内　智博	がん・感染症センター都立駒込病院歯科口腔外科指定医長
莇生田　整治	慶應義塾大学医学部講師
山田　有佳	慶應義塾大学医学部助教
野村　武史	東京歯科大学教授
菅野　亜紀	東京歯科大学短期大学教授
角田　和之	慶應義塾大学医学部准教授
坂本　啓	元東京医科歯科大学大学院講師
山本　信治	明海大学歯学部教授
眞木　吉信	東京歯科大学名誉教授
中島　純子	東京歯科大学准教授
橋本　和彦	東京歯科大学市川総合病院准教授

●編　集

野村　武史	東京歯科大学教授
升井　一朗	医療法人社団広仁会広瀬病院歯科口腔外科部長
高阪　利美	愛知学院大学特任教授
畠中　能子	関西女子短期大学教授

This book is originally published in Japanese
under the title of :

SHIKAEISEIGAKU-SHIRĪZU
RINSHO-KENSA
(The Science of Dental Hygiene: A Series of Textbooks-Clinical Examination)

Edited by The Japan Association for Dental
Hygienist Education

ISHIYAKU PUBLISHERS, INC.
7-10, Honkomagome 1 chome, Bunkyo-ku,
Tokyo 113-8612, Japan

『歯科衛生学シリーズ』の誕生 ―監修にあたって

全国歯科衛生士教育協議会が監修を行ってきた歯科衛生士養成のための教科書のタイトルを，2022 年度より，従来の『最新歯科衛生士教本』から『歯科衛生学シリーズ』に変更させていただくことになりました．2022 年度は新たに改訂された教科書のみですが，2023 年度からはすべての教科書のタイトルを『歯科衛生学シリーズ』とさせていただきます．

その背景には，全国歯科衛生士教育協議会の 2021 年 5 月の総会で承認された「歯科衛生学の体系化」という歯科衛生士の教育および業務に関する大きな改革案の公開があります．この報告では，「口腔の健康を通して全身の健康の維持・増進をはかり，生活の質の向上に資するためのもの」を「歯科衛生」と定義し，この「歯科衛生」を理論と実践の両面から探求する学問が【歯科衛生学】であるとしました．【歯科衛生学】は基礎歯科衛生学・臨床歯科衛生学・社会歯科衛生学の 3 つの分野から構成されるとしています．

また，これまでの教科書は『歯科衛生士教本』というような職種名がついたものであり，これではその職業の「業務マニュアル」を彷彿させると，看護分野など医療他職種からたびたび指摘されてきた経緯があります．さらに，現行の臨床系の教科書には「○○学」といった「学」の表記がないことから，歯科衛生士の教育には学問は必要ないのではと教育機関の講師の方から提言いただいたこともありました．

「日本歯科衛生教育学会」など歯科衛生関連学会も設立され，教育年限も 3 年以上に引き上げられて，【歯科衛生学】の体系化も提案された今，自分自身の知識や経験が整理され，視野の広がりは臨床上の疑問を解くための指針ともなり，自分が実践してきた歯科保健・医療・福祉の正当性を検証することも可能となります．日常の身近な問題を見つけ，科学的思考によって自ら問題を解決する能力を養い，歯科衛生業務を展開していくことが，少子高齢化が続く令和の時代に求められています．

科学的な根拠に裏付けられた歯科衛生業務のあり方を新しい『歯科衛生学シリーズ』で養い，生活者の健康に寄与できる歯科衛生士として社会に羽ばたいていただきたいと願っております．

2022 年 2 月

一般社団法人　全国歯科衛生士教育協議会理事長

眞木吉信

発刊の辞

歯科衛生士の教育が始まり70年余の経過を経た歯科衛生士の役割は，急激な高齢化や歯科医療の需要の変化とともに医科歯科連携が求められ，医科疾患の重症化予防，例えば糖尿病や誤嚥性肺炎の予防など，う蝕や歯周病といった歯科疾患予防の範囲にとどまらず，全身の健康を見据えた口腔健康管理へとその範囲が拡大しています．

日本政府は，経済財政運営と改革の基本方針「骨太の方針」で，口腔の健康は全身の健康にもつながることから，生涯を通じた歯科健診の充実，入院患者や要介護者をはじめとする国民に対する口腔機能管理の推進，歯科口腔保健の充実や地域における医科歯科連携の構築，歯科保健医療の充実に取り組むなど，歯科関連事項を打ち出しており，2022年の現在においても継承されています．特に口腔衛生管理や口腔機能管理については，歯科口腔保健の充実，歯科医療専門職種間，医科歯科，介護・福祉関係機関との連携を推進し，歯科保健医療提供の構築と強化に取り組むことなどが明記され，徹底した予防投資や積極的な未病への介入が全身の健康につながることとして歯科衛生士の活躍が期待されています．

歯科衛生士は，多くの医療系職種のなかでも予防を専門とする唯一の職種で，口腔疾患発症後はもちろんのこと，未病である健口のうちから介入することができ，予防から治療に至るまで，継続して人の生涯に寄り添うことができます．

このような社会のニーズに対応するため歯科衛生学教育は，歯・口腔の歯科学に留まらず，保健・医療・福祉の広範囲にわたる知識を学ぶことが必要となってきました．

歯科衛生学は「口腔の健康を通して全身の健康の維持・増進をはかり，生活の質の向上に資するためのものを『歯科衛生』と定義し，この『歯科衛生』を理論と実践の両面から探求する学問が歯科衛生学である」と定義されます．そこで歯科衛生士の学問は「歯科衛生学」であると明確にするために，これまでの『歯科衛生士教本』，『新歯科衛生士教本』，『最新歯科衛生士教本』としてきた教本のタイトルを一新し，『歯科衛生学シリーズ』とすることになりました．

歯科衛生士として求められる基本的な資質・能力を備えるため『歯科衛生学シリーズ』は，プロフェッショナルとしての歯科衛生学の知識と技能を身につけ，保健・医療・福祉の協働，歯科衛生の質と安全管理，社会において貢献できる歯科衛生士，科学的研究や生涯にわたり学ぶ姿勢を修得する教科書として発刊されました．これからの新たな歯科衛生学教育のために，本書が広く活用され，歯科衛生学の発展・推進に寄与することを願っています．

本書の発刊にご執筆の労を賜った先生方はじめ，ご尽力いただいた医歯薬出版株式会社の皆様に厚く御礼申し上げ，発刊の辞といたします．

2022 年 2 月

歯科衛生学シリーズ編集委員会

高阪利美** 眞木吉信* 合場千佳子 石川裕子 犬飼順子
遠藤圭子 佐藤　聡 白鳥たかみ 末瀬一彦 戸原　玄
畠中能子 前田健康 升井一朗 水上美樹 森崎市治郎
山田小枝子 山根　瞳 吉田直美

（**編集委員長，*副編集委員長，五十音順）

執筆の序

臨床検査学は，血液や唾液・尿・便，あるいは体の組織の一部を検体として調べたり，脳波や心電図などを測定することにより病気の診断，治療方針の決定，治療効果の判定，病気の予防や早期発見を目的とした学問である．一見歯科衛生士には無関係のように思えるが，全身疾患を持つ高齢者が急増しているわが国において，安全な歯科医療を実現するために歯科衛生士がこの分野の知識を習得する意義はきわめて大きい．

近年，周術期口腔機能管理が日常の歯科業務となり，さらに総合病院に勤務する歯科衛生士も増えてきた．病院内では，多職種連携・チーム医療が患者中心の医療を実現するために不可欠となっている．そのなかで，歯科衛生士は口腔衛生管理という高い専門性をもって活動し，治療を行う際には必ず検査結果を確認し，患者の全身状態を把握しなければならない．そしてこれは，一般歯科診療所に通う患者に対しても同様のことがいえる．歯科衛生士を目指す学生に，臨床検査に興味を持ってもらいたい，そのためにわかりやすく解説したい，このような強い信念のもとに本書を完成させた．

執筆を担当したのは，日常業務のなかでさまざまな全身リスクを持つ患者の治療にあたっている，第一線で活躍している先生方である．また本書を完成させるにあたり，常に２人の先生方と意見交換をしながら作業を行った．本書作成の労をとっていただいた，東京医科歯科大学 大学院医歯学総合研究科 医歯理工保健学専攻 健康支援口腔保健衛生学教授 樺沢勇司先生，東京歯科大学短期大学 歯科衛生学科教授　菅野亜紀先生には心より感謝申し上げる．

本書が他の一般的な臨床検査の成書とは異なる点がある．それは，検査の背景にある全身疾患の解説にも多くのページを費やしたことである．何の疾患に対してどのような目的で検査が行われるのか，臨床検査を通してヒトの体全体の仕組みと全身疾患の理解に役立ててほしい．加えて歯科衛生士が知らなければならない，歯科疾患に必要な口腔検査にも十分な紙面を割いた．検査あっての歯科治療であることを肝に銘じていただきたい．

最後に，本書を生涯学修の傍に置いてもらえることを願って止まない．

2022 年 12 月

編集委員　**野村武史**

歯科衛生学シリーズ

CONTENTS 臨床検査

4章　感染症の検査

5章　肝機能の検査

12章　口腔領域の臨床検査

執筆分担

1 章……………………………樺沢勇司
2 章
❶……………………………小鹿恭太郎
❷〜❸…………………………松浦信幸
❹……………………………佐藤一道
3 章
❶……………………………酒巻裕之
❷〜❸…………………………池上由美子
❹……………………………澁井武夫
4 章
❶……………………………関谷秀樹・佐々木雅一
❷〜❸…………………………山内智博
5 章……………………………莇生田整治・山田有佳
6 章……………………………野村武史
7 章……………………………菅野亜紀
8 章……………………………菅野亜紀
9 章
❶〜❹…………………………角田和之
❺……………………………澁井武夫
❻……………………………野村武史
10 章……………………………坂本　啓
11 章
❶〜❺…………………………山本信治
❻〜❼…………………………野村武史
12 章
❶……………………………眞木吉信
❷〜❻…………………………中島純子
付章……………………………橋本和彦

1章 臨床検査と歯科衛生士の役割

到達目標

❶ 臨床検査の目的および意義を説明できる.
❷ 臨床検査の倫理と安全を説明できる.
❸ 臨床検査の結果の評価，基準値とパニック値を説明できる.
❹ 臨床検査の感度と特異度を説明できる.
❺ 臨床検査の種類と，それぞれの結果の評価を説明できる.
❻ 臨床検査の解釈と歯科衛生士の役割を説明できる.

1 臨床検査の必要性

1. 臨床検査はなぜ必要なのか

医療を「安心・安全に」患者に提供するには，医療者個人の経験や直感のみに頼ることなく，科学的根拠に基づいて個々の患者の診断および治療を行うこと（EBM：Evidence Based Medicine）が重要である．そのため，診断を確定する補助として，そして治療効果の評価のためにも臨床検査は必要である．歯科衛生士は実施される臨床検査の目的（必要性）と内容を正確に理解し，患者にわかりやすく説明することが求められる．

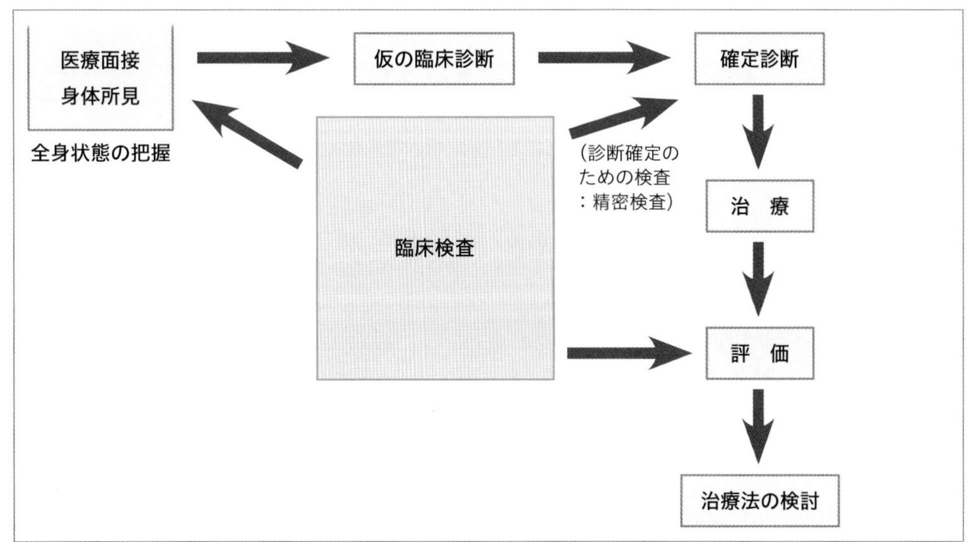

図 1-1　医療（診断）の流れと臨床検査の位置づけ

2. 医療における臨床検査の位置づけ

臨床検査は，医療面接および診察の結果から得られた仮の臨床診断（初診時診断）を，確定診断につなげるために行われることが多い（図 1-1）.

臨床検査の目的

1. 基本的検査

臨床検査には 1,000 種類以上の項目があるが，そのなかでも基本的検査とは“いつどこでも必要な検査”のことをいう．初診患者や入院患者に対して，なるべく負担が少なく，異常所見を見落とさないように行われるものである．医科における代表的な基本的検査を表 1-1 に示すが，病気の内容や病院・施設により異なってくる．

2. スクリーニング検査

スクリーニング検査は「ふるい分け検査」ともいわれ，まだ病気が顕在化していない人も含めて，病気のリスクファクター（危険因子）の有無を調べる目的で行われる．スクリーニング検査には次の 2 つがある．

①健康な人を対象に，病気になることの予防（一次予防）を目的とする**健診**（例）健康診断・健康診査など）

②特定の病気にかかる可能性が高い人を対象に，病気の早期発見（二次予防）を目的に行われる**検診**（例）胃癌検診・乳癌検診・大腸癌検診など）

表 1-1　医科における代表的な基本的検査

検査
・尿検査 色調，pH，比重，タンパク，糖，潜血など
・血液検査 白血球数，ヘモグロビン，ヘマトクリット，赤血球数，赤血球指数，血小板数，末梢血液像，血清総タンパク，血清タンパク分画，総コレステロール，中性脂肪，AST，ALT，LDH，ALP，γ-GTP，尿素窒素，クレアチニン，尿酸
・便検査 潜血
・血液生化学検査 血清総タンパク，アルブミン / グロブリン比（A/G 比）
・免疫・血清学的検査 CRP，HBV 抗原・抗体，HCV 抗体，梅毒血清反応
・画像検査 胸部・腹部単純エックス線撮影
・心電図検査

3. 精密検査

精密検査は診断を確定するために必要な，より詳細な検査のことをいう．例えば歯性感染症が疑われた場合には，まず基本的検査である血液検査において白血球数の増加が認められ，エックス線撮影，歯周ポケット測定，電気歯髄診断で原因歯などを診査することが一般的である．

そして歯性感染症の精密検査として，排膿している部位があれば細菌検査（薬剤感受性試験）で薬剤の選択を精査する．病変の範囲が顎骨に及んでいる場合には，CT 検査や MRI 検査などが行われる．

また，口腔癌の精密検査としては，組織診が必須である．さらに頸部リンパ節転移を精査するため，造影 CT 検査や頸部リンパ節への超音波検査，全身への遠隔転移の精査のための PET-CT 検査などが行われる．

4. フォローアップ検査

フォローアップ検査は，病気の診断が確定し，治療が開始された場合に，その治療効果や合併症などの判定のために経過観察に際して行われる．

3 臨床検査の種類

1. 生体検査

患者の身体を対象として生理機能や反応を調べる検査で，生理機能検査や画像検査などが含まれる．患者の身体から直接情報を得るもので，生体に侵襲や苦痛を与えることはほとんどない．主な生体検査を表 1-2 に示す．

表 1-2　主な生体検査

① 体温検査
② 心機能検査（脈拍，血圧，心電図など）
③ 筋・神経系機能検査（脳波，筋電図など）
④ 肺機能検査および基礎代謝検査（肺活量，血液ガス分析，基礎代謝測定など）
⑤ 金属アレルギー検査：パッチテスト（皮膚貼付試験）
⑥ 画像検査 ：エックス線検査が代表的であるが，CT 検査，放射性医薬品を用いた核医学検査，超音波を利用した超音波検査，磁気を利用した MRI 検査などがある．
⑦ 骨量検査：骨内のカルシウムやリンの総量である骨量を測定して，骨の強度を測定する．
⑧ 内視鏡検査 ：ファイバースコープ（内視鏡）を用いた検査のことで，歯科領域では，嚥下内視鏡検査が特に重要である．

2. 検体検査

患者の身体から採取した血液や組織，あるいは排出された尿や消化液について行われる検査である．主な検体検査を次にあげる．

1）一般検査

尿検査や便検査などを一般検査とよんでいる．特に尿検査は，患者が痛い思いをせずに1回で十分な量を採取できるため，古くから検査の材料（検体）として用いられてきた．

2）血液学的検査

血液検査，血液一般検査ともよばれる．血液中の細胞成分（赤血球，白血球，血小板）の数や形態などを調べる血球検査のほか，血液の比重，赤血球沈降速度，血液像，出血や止血機能に関わる検査（出血時間，凝固時間，毛細血管抵抗性試験など）が含まれる．採血の際は抗凝固剤入りの採血管が用いられる．

Link
抗凝固剤入りの採血管
p.43-45

Link
血清と血餅
p.43-44

3）血液生化学検査

主に血液に含まれる酵素活性や電解質，ホルモン，血中薬物濃度などの検査である．採血した血液を上清と沈渣の2層に分離させた際，透明な淡黄色の上清を**血清**，下層の沈殿物を**血餅**とよぶ．多くの血液生化学検査ではこの**血清成分**について分析する．

4）免疫・血清学的検査

身体には，外部から侵入する細菌などの異物（**抗原**）を認識し，これを排除する物質（**抗体**）をつくり出す機構（抗原抗体反応）が備わっている．これを利用して，免疫血液学的検査（輸血の際に行われるため輸血検査ともいう，ABO式血液型・Rh式血液型など），ツベルクリン反応，梅毒血清反応，ウイルス検査，自己抗体検査，腫瘍マーカー検査などが行われる．

5）微生物学的検査

細菌検査ともよばれる．一般細菌類の菌種の同定は，培地内での菌発育の様子を観察する培養・同定検査が行われることが多いが，グラム染色などを用いた顕微鏡による細菌の形態学的検査も行われる．その他，培地内での薬剤感受性試験などがある．

6）病理学的検査

局所の組織や細胞を，肉眼あるいは顕微鏡を用いて観察し，病気の診断，原因，広がりを調べる検査である．組織診と細胞診とがある．

*遺伝子診断

遺伝子診断においては，患者の個人情報への配慮と検査に際しての十分な倫理的配慮が必要で，文科省・厚労省・経産省により「人を対象とする生命科学・医学系研究に関する倫理指針」が示されています．

7）遺伝子検査

DNA（デオキシリボ核酸）やRNA（リボ核酸）を解析することで，病気の診断に役立てる検査である．先天異常や悪性腫瘍などの遺伝子変異の検査（遺伝子診断*）のほか，新型コロナウイルス感染症でも注目されたような，検体から細菌やウイルスなどの遺伝子を検出する検査（PCR法）も遺伝子検査の1つである．

検査結果の評価

1. 定性検査と定量検査

病気に対して，陽性・陰性で判定を行う検査を**定性検査**という．一方，結果が連続的な数値で得られる検査を**定量検査**という．

2. 陽性と陰性

定性検査における**陽性**（ようせい）とは，特定の反応が現れたり，異常がみつかったりした場合の結果であり，その反対が**陰性**（いんせい）である．

理想的には，病気がある人とない人に検査を行った場合，病気がある人のみが陽性，病気がない人のみが陰性となるはずである（これをそれぞれ真陽性，真陰性という）．しかしながら，実際には病気がないのに陽性となったり，病気があるのに陰性となったりする．病気がないのに陽性となることを**偽陽性**（ぎようせい），逆に病気があるのに陰性になることを**偽陰性**（ぎいんせい）という．

3. 感度と特異度

1）感度

感度（敏感度）とは，病気がある人が検査でも陽性となる比率（真陽性率）のことである（図1-2-①）．つまり「感度が高い検査」というのは，目的の病気がある患者を見逃してしまう偽陰性が少ない検査のことで，健診や検診においても**異常を見逃さない**ために有用である．

2）特異度

特異度とは，病気がない人が検査でも陰性となる比率（真陰性率）のことである（図1-2-②）．「特異度が高い検査」というのは，目的の病気がない人が偽陽性となることが少ない検査のことで，**病気を確実に診断する**うえで有用である．

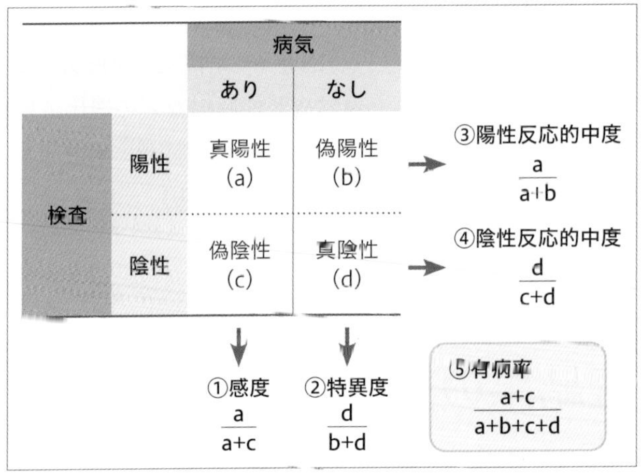

図 1-2　検査の診断的有用性の評価と感度・特異度

4. 陽性反応的中度と陰性反応的中度，および有病率

検査で陽性と判断されたときに，実際に病気がある確率を**陽性反応的中度**という．これは偽陽性を数量的に評価する指標である．一方，検査で陰性と判断されたときに，本当に病気がない確率を**陰性反応的中度**という．

また**有病率**とは，ある一時点において，集団の中で病気がある人の割合のことである．似た用語として「罹患率」があるが，これは一定期間内において，集団の中で新たに病気があると診断された数を集団の人数で割った値のことである．

検査の精度がそれほど高くなくても，有病率の高い集団でスクリーニング検査を行うと陽性反応的中度は上昇し，有病率の低い集団でスクリーニング検査を行うと陰性反応的中度は上昇する（図 1-2- ③〜⑤）．

5. 基準値

多くの臨床検査は，測定結果が連続的な数値として表される定量検査である．そのため，何か目安になる基準がなければ，測定値の意味を判定することができない．

そこで，病気のない集団における測定値の分布（健康人分布）を求め，これを検査値判定のための「共通のモノサシ」（尺度）として用いている．この共通のモノサシとして用いられているのが**基準値**（基準範囲）である．基準値は慣習的に，分布の中央部 95％を含む範囲として求められている．

6. 臨床判断値（カットオフ値）

臨床判断値とは，特定の病気に関して**治療介入する目安**として設定された値のことである．基準値は測定値を解釈する目安として必要なものだが，実際の検査では，測定値の健康人分布と有病者分布は一部が重なっているため，基準値だけでは診断

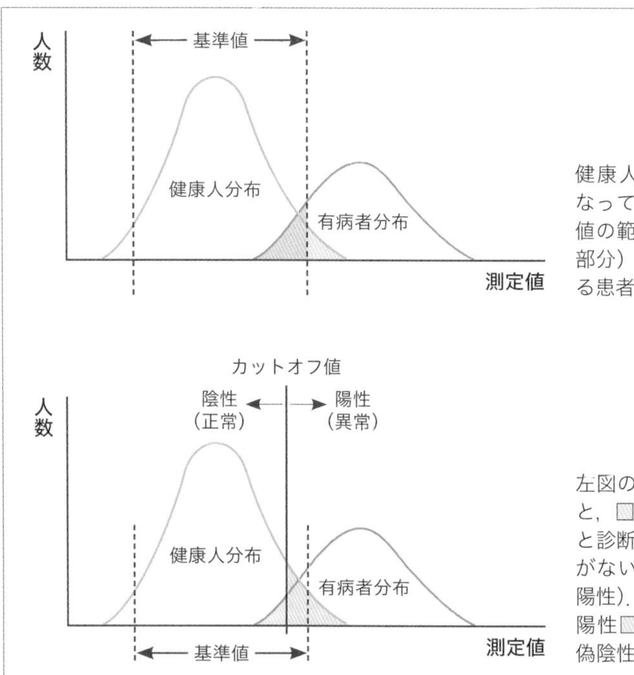

図 1-3　基準値とカットオフ値

や治療の判定の拠り所とはならない（図 1-3-A）．そこで健康人と有病者を区切る値として，臨床判断値が必要となる．

臨床判断値は，その臨床的意義や数値の設定法から，カットオフ値（診断閾値(いきち)），治療閾値，予防医学的閾値の３つに大別されている．ここでは特に**カットオフ値**について説明する．カットオフ値は，特定の病気や病態がある（陽性）と診断する限界値のことで，その病気に特異性が高く，臨床的に有用と判断された検査に対してそれぞれ設定される（図 1-3-B）．ほかに利用できる情報がない場合には，基準値の上（下）限値をカットオフ値として利用し，病気の有無を判定する．

もちろんこのカットオフ値での判定が常に最良とは限らない．カットオフ値の設定値によっては，偽陽性・偽陰性が増えてしまうからである．

7. パニック値

パニック値とは，生命が危ぶまれるほど危険な状態にあることを示す異常値のことで，救命のためにただちに治療を開始する必要がある．また，その診断は臨床的な診察だけでは困難で，検査によってのみ可能である．

パニック値が出現した場合，担当医に検査室から連絡が入り，その結果をもとに迅速に患者への処置を行う必要がある．この一連の臨床システムがうまく機能しないと，回避できたはずの危機的病態に患者を陥らせてしまうことになるので，各施設

表 1-3　パニック値の設定値の代表例

検査項目	パニック値	
	低値	高値
カリウム（K）	1.5 mmol/L	**7.0 mmol/L**
白血球数（WBC）	**1,500/μL**	2 万 /μl，芽球の出現
ヘモグロビン濃度（Hb）	**5 g/dL**	20 g/dL
血小板数（Plt）	**3 万 /μL**	100 万 /μL

（文献 3）より）

において，臨床医と検査室の信頼関係の構築・連携が必要となる．歯科衛生士もその連携に加わることになるため，パニック値について理解しておくことが重要である．

各施設により異なるが，**カリウム高値**，**白血球数低値**，**ヘモグロビン濃度低値**，**血小板数低値**などは多くの施設でパニック値が設定されている．常に緊急性を要する項目とされているので，把握してほしい（表 1-3）．

5　検査結果の解釈（読み取り方）と注意点

1．検査結果の解釈と歯科衛生士の役割

検査結果が報告された際，一般的に担当医は次の順序に従って解釈を行う．

①臨床所見と一致した結果であるかどうかを判断する．予想外の結果であれば，患者情報を再検討するとともに，検体採取・処理などのいわゆるサンプリングに誤りはなかったか，あるいは検査技術上の誤りはなかったかを検討する．

②異常値であれば，基準値と比較してどの程度の異常かを判読し，病気による障害の程度を推測する．

③経時的な検査値の観察により推定された病態の治療方針が正しいかどうかを検討し，次にいつ・どのような検査項目を選択し，実施するかを検討する．

このように，結果を解釈するためには，各臨床検査項目に対する知識と臨床経験が必要となり，歯科衛生士も臨床検査に対する十分な知識と臨床経験の研鑽に努めることが望ましい．また各施設において，検査を行ううえでは，その精度管理にさまざまな配慮がなされている．施設間による検査値の誤差や精度管理について，検査室スタッフとの円滑なコミュニケーションも普段から心がけるとよい．

2．検査結果の解釈における注意点

1）変動要因

臨床検査値にはいくつかの変動する要因がある．検査値を正しく理解するためには，主に次の 4 つの変動要因について考えておく必要がある．

①検体のサンプリング（採取条件，保存条件）による変動
②測定時の技術的要因による変動
③投与薬剤などによる直接的な影響
④生理的変動

特に④生理的変動としては，個体間変動と個体内変動とがあり，前述の検査値の基準値とも関連する．年齢や性別をはじめ，日内変動，食事や運動などの影響も受けるので，小児や高齢者，食前か食後かなど，異なる生理的条件で得られた検査値は，その影響を十分に考慮しておく必要がある（表 1-4）．

2）感度と特異度

前述したように，臨床検査の感度と特異度を考えることも大切である．臨床所見からいくつかの病気が考えられる場合には，個々の病気に対する検査項目の特異度と感度を考慮して検査値を解釈することを意識したい．

3）検査どうしの関連性

検査値間の関連性を熟知して，検査データを解釈することが重要である．本来は密接に関連しているはずの複数の項目のうち，特定の項目が乖離（かいり）して変動している場合には，特別な病態が考えられるからである．

臨床検査データの変動は，臨床的にも技術的にもいくつかの要因がある．その理由を常に考えることが，臨床検査の正しい臨床的評価につながる．大切なことは，臨床検査の解釈は臨床所見と対比して行うことである．しかし，ときとして検査所見だけが陽性となる病態もあるため，これも十分に検討する必要がある．

表 1-4　**検査値の生理的変動要因の例**

種類	変動要因	例
個体間変動	性別	男＞女：ヘモグロビン，ヘマトクリット，赤血球数，尿素窒素，尿酸，中性脂肪など 女＞男：赤血球沈降速度，HDL コレステロールなど
	年齢	幼児＞成人：AST，ALT，コリンエステラーゼ，末梢白血球リンパ球比率 小児＜成人：総タンパク質，免疫グロブリン 思春期高値：アルカリホスファターゼ 閉経後高値（女性）：総コレステロール，トリグリセライド（中性脂肪）
	その他	人種差，遺伝的個体差，職業，食習慣，血液型など
個体内変動	日内変動	朝＞夜：ACTH，コルチゾール，血清鉄 昼＞夜：総タンパク質，尿酸，カリウム 夜＞昼：尿素窒素，アミラーゼ
	食事	食後＞空腹時：血糖，中性脂肪 食後＜空腹時：遊離脂肪酸，無機リン
	運動	運動後＞運動前：クレアチニンキナーゼ，遊離脂肪酸，血糖
	その他	季節差，性周期，妊娠，体位など

6 臨床検査における注意事項

1. 機器・薬品の管理

科学的根拠に基づいた診療を行うために，検査結果は常に客観的で，正確な情報であることが求められる．現代の臨床検査の多くは機器を使って行われるため，機器の調整などに問題があれば，検査結果が誤った情報になってしまう．歯科衛生士が使用機器の整備を行う場合や，使用薬品の管理を行うこともあるため，こうした精度管理や安全管理に努めることが大切である．

2. 検査の手順

適切な検査が行われるためには，検査の依頼や検体の取り扱いも適切に行う必要がある．検査の手順としては，以下のような内容があげられる．

①患者に対する検査の説明と同意の取得
②担当医による検査依頼書の作成
③検体採取の準備
④検体採取，検体搬送
⑤検査室または外部施設での検体受付
⑥検査実施，報告書の作成
⑦検査結果の確認，診療録への結果の記載や貼付

3. 患者への配慮と説明

臨床検査は，患者に必要以上に侵襲を与えないように配慮すべきであるが，例えば採血による血管迷走神経反射や，採血や検体採取に伴う皮下出血・血腫，神経損傷，創傷感染など続発性の傷害もあるため，繰り返しになるが，検査に対する十分な理解と患者への説明は重要である．

4. 検体の取り扱い

患者の検体が医療従事者の感染のリスクとなる場合や，検査の排液が環境の汚染源となる場合があるため，各施設における十分な対策と，それを理解することが求められている．

参考文献

1）奈良信雄，和田隆志編：系統看護学講座 臨床検査 第 8 版．医学書院，東京，2019.
2）高木　康，山田俊幸編：標準臨床検査医学 第 4 版．医学書院，東京，2013.
3）三井田　孝，田部陽子編：レジデントのための これだけ検査値．日本医事新報社，東京，2021.
4）日本臨床検査医学会：臨床検査のガイドライン JSLM2018．日本臨床検査医学会，2018.
5）文部科学省，厚生労働省，経済産業省：人を対象とする生命科学・医学系研究に関する倫理指針．2021.
6）中村好一：基礎から学ぶ 楽しい疫学　第 4 版．医学書院，東京，2020.

2章 生理機能検査

到達目標

❶ バイタルサインを説明できる
❷ 体温・脈拍・血圧・呼吸数の測定と評価ができる．
❸ 刺激伝導系を説明できる．
❹ 心電図検査の目的と心電図波形を説明できる．
❺ 呼吸を説明できる．
❻ 肺機能検査（スパイロメトリー）の測定項目を列挙できる．
❼ パルスオキシメータの原理と動脈血酸素飽和度・動脈血酸素分圧を説明できる．
❽ 閉塞性睡眠時無呼吸を説明できる．

1 バイタルサインに関わる基本の検査

1．バイタルサインとモニタリングの意味

バイタルサインとは「生命徴候」，すなわち患者の「生きている証」の指標であり，**体温，脈拍，血圧，呼吸**が基本となる*．バイタルサインをモニタリングすることで，患者の全身状態の異常を早期に発見し，迅速に対応することが可能になる．安全で快適な歯科医療を行うためには，これらのバイタルサインが安定した状態に維持されている必要がある．

*基本のバイタルサイン
体温，脈拍，血圧，呼吸に，意識や尿量を含む場合もあります．

2．体温

1）体温測定の意義

われわれ人間は，代謝に必要な一定の体温を維持できる恒温動物である．成人の体温は，腋窩（えきか）温（わきの下の温度）で35～37℃程度に維持されている．普段の体温（平熱）から逸脱するのが体温の異常であり，高体温と低体温に分けられる．

特に高体温（発熱*，うつ熱*）は疾患の徴候として重要であり，体温測定により異常の発見が可能となる．一般的に37℃以上が微熱，39℃以上が高熱とされる．37.5℃以上あれば歯科治療の中止を検討するが，個人差を考慮する必要がある．

*発熱
感染症，悪性腫瘍，薬剤，アレルギーなど，さまざまな原因によって体温調節中枢のセットポイント（設定体温）が高く設定され，高体温が持続する状態です．

*うつ熱
体温調節中枢のセットポイントは正常であるにも関わらず，体熱放散の限界を超えて熱が産生され，体内に熱が蓄積された状態です．熱中症がこれにあたります．

2）体温の測定法

体温計（電子体温計，赤外線体温計など）を用いて測定する（図2-1）．体温は環境温に影響されずほぼ一定に保たれる**核心温**（かくしんおん）（深部温）と，環境温の影響により

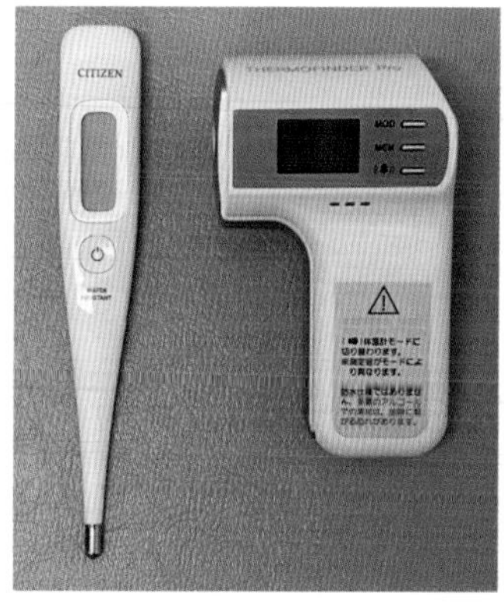

図 2-1　**体温計**
左：電子体温計，右：赤外線体温計

変動する**外殻温**に分けられ，特に核心温は脳内温度や心臓内温度を反映する．しかし実際に臓器から核心温を測定するのは難しいため，できる限り核心温に近く，かつ測定しやすい部位で体温を測定する．測定部位は多岐にわたるが，部位によりその測定時間，精度，侵襲度が異なる．

(1) 腋窩温（図 2-2-A）

わきの下で測る簡便な測定法*で，日本では一般的である．腋窩は外殻部にあたるが，しっかり閉じた状態では核心温に近い値を得ることができる．しかし，主な測定部位のなかでは最も体温が低くなるため，より高い温度が測定できるよう以下の注意が必要である．常に同一側で測定し，麻痺がある場合は健側で測定する．

①汗を拭いてから測定する．
②前下方から後上方に向かって，30 ～ 45° の角度で腋窩の最深部に挿入する．
③肘を側腹部に密着させ，体温計を密着させる．

***腋窩温の測定**
腋窩温の測定には本来 10 分以上を要しますが，多くの電子体温計では，腋窩での測定値の上昇度合いなどから予測された体温が短時間で表示されます．

(2) 口腔温（図 2-2-B）

腋窩温よりも 0.2 ～ 0.5℃程度高い．腋窩温と同じく簡便な測定法であり，5 分程度で安定した測定値が得られるため，欧米では一般的である．日本では女性の基礎体温測定でよく用いられている．飲食直後は食べ物の温度の影響を受けるので，注意が必要である．

①舌の裏側，舌小帯の左右どちらかに体温計の先端を当てる．
②口唇をしっかりと閉じる．
③測定中は手で体温計を保持する．

(3) 鼓膜温（図 2-2-C）

鼓膜近くに内頸動脈が走行しているため，核心温を反映する．鼓膜から放射される赤外線を検出し，1 ～ 10 秒程度で表示される．短時間で測定が可能であることから，乳幼児などの測定に時間をかけることが困難な患者に有用である．

一方で，外耳の形状に個人差があることや，プローブが斜めに挿入されたり，奥まで挿入されていないなどの不適切な手技になりやすいことから，測定結果にばらつきが生じやすい．

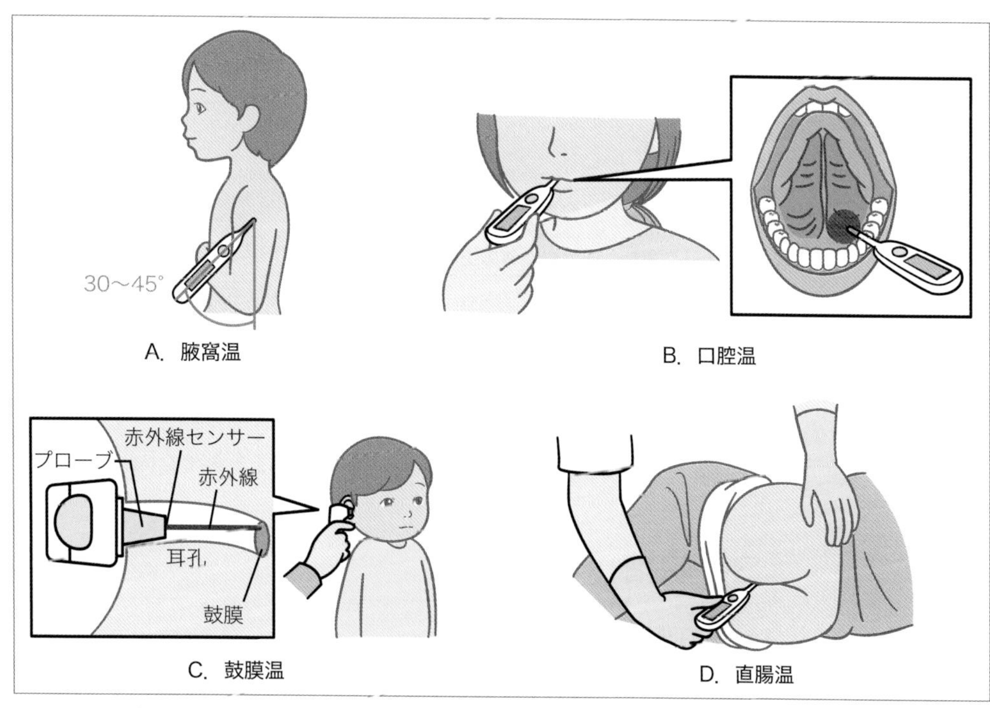

図 2-2　**代表的な体温の測定部位**

(4) 直腸温（図 2-2-D）

核心温（骨盤内臓器の温度）に最も近く，腋窩温よりも 0.6 ～ 1.0℃程度高い．測定時間は 3 ～ 4 分程度で，全身麻酔下の手術中や新生児などに用いられるが，侵襲的で不快感を与える測定法であるため，普段はあまり用いられない．

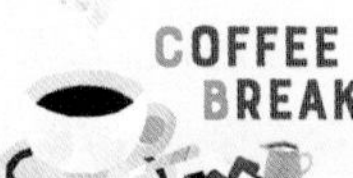

感染による発熱と口腔衛生管理

炎症の 5 徴候として，①**発赤**（ほっせき），②**発熱**（または局所の熱感），③**疼痛**（とうつう），④**腫脹**（しゅちょう），⑤**機能障害**があります．歯科と関係が深い炎症としては急性歯性感染症や肺炎があり，多くで発熱が認められます．歯性感染症は，う蝕や歯周炎が原因となる細菌性炎症で，起炎菌（きえんきん）は口腔常在菌です．一般に，歯性感染症や誤嚥性肺炎は**弛張熱**（しちょうねつ）（日ごとに 1℃以上変動するが，37℃以下にはならない熱）を起こすことが知られています．

また，多くの肺炎は，細菌またはウイルスが下気道に侵入することによって起こる肺の炎症であり，その原因は，気道に隣接する鼻腔や口腔からの病原微生物の吸引です．したがって，これらの炎症を予防するためには，口腔衛生管理が非常に重要になります．特に現在では，口腔衛生管理が誤嚥性肺炎の予防に効果があることは常識となっています．

表 2-1　**体温の変動因子**

体温の変動因子
① 環境温（外気温）
② 測定部位
③ 生理的変動 ・日内変動：午前 2 ～ 6 時に低く，午後 3 ～ 8 時に高くなる（1℃以内）． ・女性の性周期による変動：排卵期は低く，黄体期は高くなる（0.3 ～ 0.5℃）． ・年齢：小児の体温は高く，高齢者の体温は低い． ・活動や運動：運動や食事の直後は高くなる．

3）体温の評価

体温には個人差があるため，評価はその人の普段の体温（平熱）を基準に行うことが重要である．また，体温は表 2-1 のようなさまざまな因子により変動する．

3．脈拍

1）脈拍測定の意義

心室の収縮により心臓から拍出された血流は，末梢動脈に拍動として伝わり，脈拍として体表から触れることができる．脈拍は，心臓をはじめとした循環系の情報を得るための重要なサインである．通常は脈拍数と心拍数は同じであるが，期外収縮や心房細動（p.26 ～ 27 参照）などで心室が収縮しても十分な血液が拍出されない場合は，脈拍が認められないため，脈拍数と心拍数は同じにならない．

2）脈拍の測定法

触診が基本である．示指（人差し指）と中指の 2 指，または薬指を加えた 3 指を平行にし，指を立てて動脈の走行に直角に置く（図 2-3）．このときに強く押しすぎてしまうと，動脈の血流を遮断して脈拍が触れなくなってしまうため，軽く圧をかけて触知する．

脈拍の触知部位は多岐にわたるが，**橈骨**（とうこつ）**動脈**が一般的である（図 2-4）．ただし橈骨動脈は，収縮期血圧が 80 mmHg より低くなると触知できなくなるため，緊急時には心臓に近い動脈である**総頸動脈**（そうけいどうみゃく）を触知する（総頸動脈は収縮期血圧が 60 mmHg まで触知可能）．

脈拍数は 15 秒値× 4 または 20 秒値× 3 で 1 分間あたりの脈拍数を算出する．なお，脈拍数と脈拍のリズムは，パルスオキシメータを装着することでも測定できる（p.36 参照）．

3）脈拍の評価

(1) 脈拍数

成人の基準範囲は 60 ～ 100 回 / 分で，60 回 / 分未満を**徐脈**（じょみゃく），100 回 / 分より多い場合を**頻脈**（ひんみゃく）という．脈拍数は小児では多く，高齢者では少なくなる．また，交

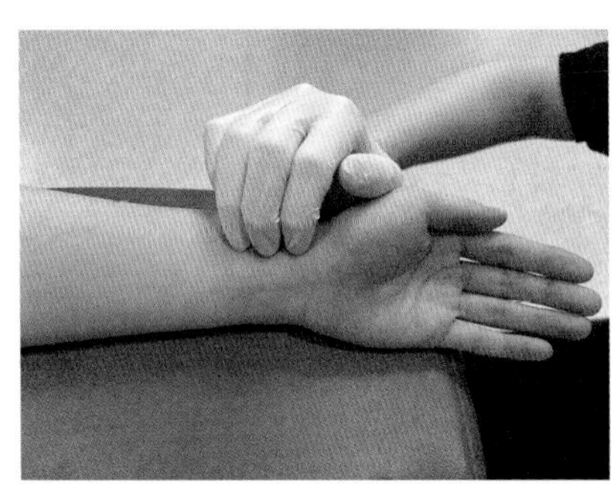

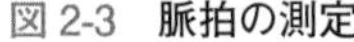
図 2-3　脈拍の測定

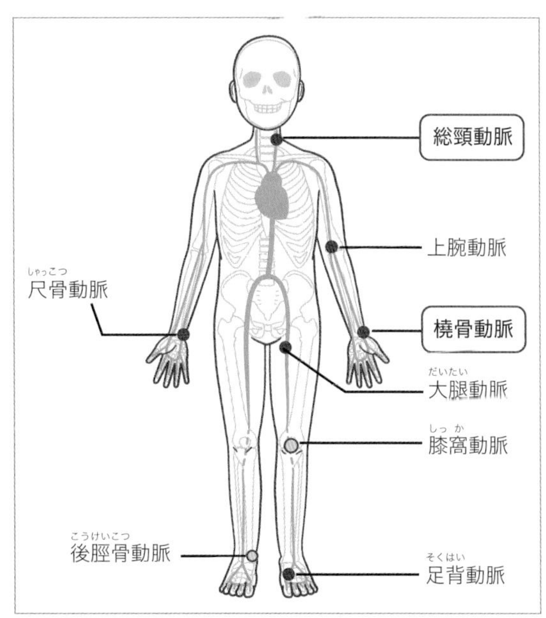

図 2-4　脈拍の触知部位

感神経が興奮すれば増加し，副交感神経の緊張が高まれば減少する．したがって，治療中の不安・恐怖・緊張といった精神的ストレスや，痛み，薬剤（血管収縮薬など），長時間の開口状態の維持，尿意などの身体的ストレスにより脈拍数は増加し，**血管迷走神経反射**などで減少する（後述）．

(2) 脈拍のリズム

通常，脈拍の拍動はほぼ一定の間隔を示す．これに対し，期外収縮や心房細動などの不整脈がある場合は，脈拍のリズムが不整になる．

(3) 脈拍の強さ

血圧が上昇すると脈拍は強く，はっきりと触知することができる．反対に，血圧が低下すると脈拍は弱くなる．また，左右の腕で差がある場合は，脈拍が弱い側の動脈狭窄が疑われる．

4. 血圧

1）血圧測定の意義

血圧は，脈拍数（心拍数）と併せて循環の状態を知るうえで重要な指標であり，生命の維持，すなわち臓器や組織に酸素を供給するためには適切な血圧が必要である．脳をはじめとする重要臓器には，血圧がある範囲の中で変化しても血流量を一定に保つ自動調節能が備わっているが，血圧がその範囲から逸脱した場合は血流量が低下または増加してしまうため，血圧を一定の範囲内に維持することが重要である．

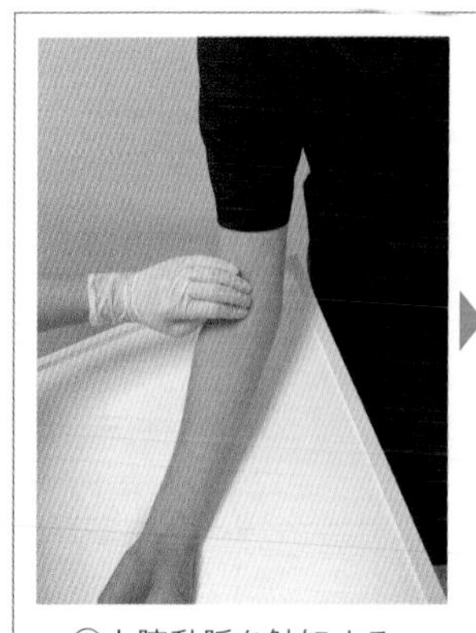

①上腕動脈を触知する．

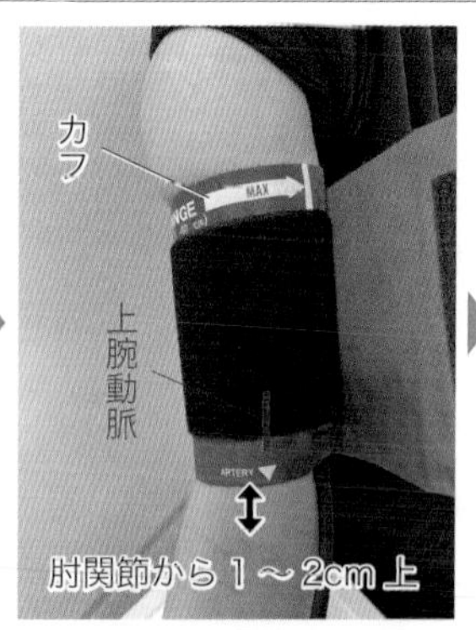

②上腕動脈にマークを合わせてカフを巻く．

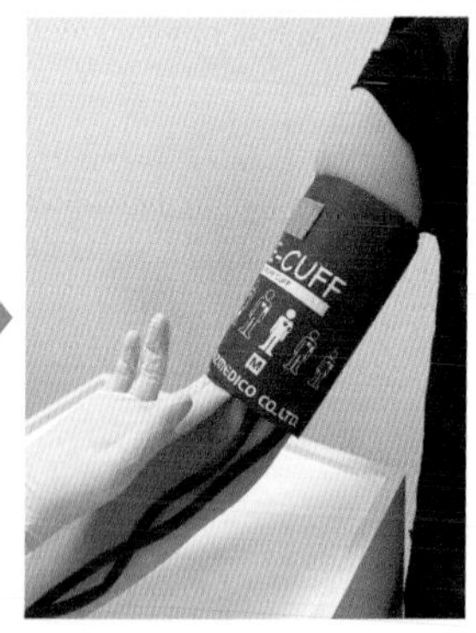

③指が 2 本程度入ることを確認する．

図 2-5　**カフの装着方法**
薄い服であれば，上から巻いても測定値への影響は少ない．

表 2-2　**正しい血圧測定のポイント**
5 分以上安静にしてから測定するとよい．測定時は背もたれ付きの椅子に足を組まずに座ってもらい，測定中は会話はしない．

	正しい血圧測定のポイント	誤った測定法と得られる測定値
①カフ（上腕）の位置	心臓と同じ高さにする	心臓より低い：高くなる
		心臓より高い：低くなる
②カフを巻く強さ	指が 1 ～ 2 本入る程度	緩い：高くなる
		きつい：低くなる
③カフの幅	上腕直径の 1.2 倍または上腕外周の 40％程度の適切なサイズのカフを選択する	狭い：高くなる
		広い：低くなる

2）血圧の測定法

カフ（マンシェット）を上腕に巻いて測定する非観血的血圧測定法と，動脈にカニューレを留置し圧センサに接続することで測定する観血的血圧測定法があるが，非侵襲的な非観血的血圧測定法が一般的である．カフの適切な装着方法を図 2-5 に，正しい血圧測定のポイントを表 2-2 に示す．

非観血的血圧測定法には，触診法，聴診法，自動血圧計を用いる方法がある．

(1) 触診法（図 2-6-A）

橈骨動脈（または上腕動脈）の脈拍を触知しながらカフ圧を上げていき，脈が触れなくなってから，さらに 20 ～ 30 mmHg 加圧する．そこからカフをゆっくり減圧していき，脈が触れ始めた圧を収縮期血圧とする．

(2) 聴診法（図 2-6-B）

急速にカフを加圧し，動脈を閉塞して血流を遮断する．そこからカフを 2 ～ 3 mmHg/ 秒の速さで減圧させ，最初に血流による血管音（**コロトコフ音**）が聞こえた圧を収縮期血圧，再びコロトコフ音が聞こえなくなる圧を拡張期血圧とする．

なお，聴取するコロトコフ音は一定ではなく，カフ圧を下げていくにつれて，音

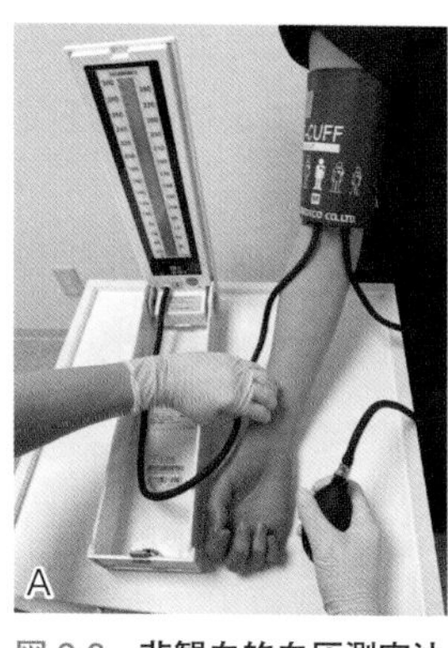

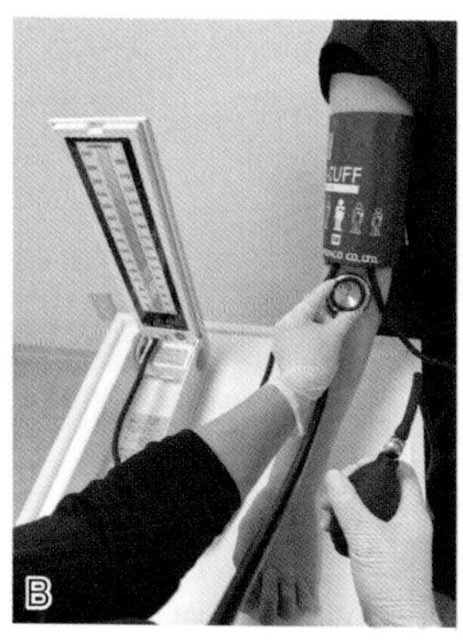

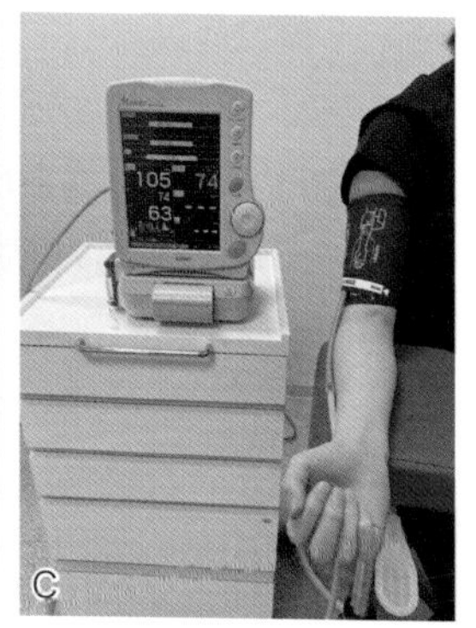

図 2-6　**非観血的血圧測定法**
A：電子圧力柱血圧計を用いた触診法,
B：電子圧力柱血圧計を用いた聴診法,
C：自動血圧計を用いた方法（オシロメトリック法）.

表 2-3　**成人における血圧値の分類**
「正常血圧：□」と「高血圧：□」の間は，血圧の低い方から「正常高値血圧」「高値血圧」と定義されている.

分類	診察室血圧			家庭血圧		
	収縮期血圧		拡張期血圧	収縮期血圧		拡張期血圧
正常血圧	< 120	かつ	< 80	< 115	かつ	< 75
正常高値血圧	120 ～ 129	かつ	< 80	115 ～ 124	かつ	< 75
高値血圧	130 ～ 139	かつ／または	80 ～ 89	125 ～ 134	かつ／または	75 ～ 84
Ⅰ度高血圧	140 ～ 159	かつ／または	90 ～ 99	135 ～ 144	かつ／または	85 ～ 89
Ⅱ度高血圧	160 ～ 179	かつ／または	100 ～ 109	145 ～ 159	かつ／または	90 ～ 99
Ⅲ度高血圧	≧ 180	かつ／または	≧ 110	≧ 160	かつ／または	≧ 100
(孤立性) 収縮期高血圧	≧ 140	かつ	< 90	≧ 135	かつ	< 85

（日本高血圧学会：高血圧治療ガイドライン 2019 より）

の大きさや性質が変化する.

(3) 自動血圧計を用いる方法（図 2-6-C）

近年はオシロメトリック法*を用いた自動血圧計が普及している.

*オシロメトリック法
収縮期血圧以上にカフ圧を加圧した後に減圧していくと，カフで圧迫されている動脈の拍動によってカフ内圧に微小な振動が生じ，この振動の変化を装置が感知する仕組みのことです．振動の振幅が最大となるときのカフ圧が平均血圧で，平均血圧を基準に演算処理を行い，収縮期血圧と拡張期血圧が表示されます.

3) 高血圧とは

日本では，病院や診療室で測定する**診療室血圧**と，自宅で自分で測る**家庭血圧**が一般的に用いられる．診療室血圧で収縮期血圧 / 拡張期血圧が 140/90 mmHg 以上，家庭血圧で 135/85 mmHg 以上が**高血圧**と定義され，診療室血圧で 120/80 mmHg 未満，家庭血圧で 115/75 mmHg 未満が**正常血圧**と定義されている（表 2-3）．高血圧と正常血圧の間は「正常高値血圧」「高値血圧」と分類されており，これらは高血圧ではないが，正常血圧と比べると**脳血管疾患**（脳卒中，脳血管障害）や心疾患の発症率が高く，また生涯のうちに高血圧へ移行する確率も高いことから，高血圧同様に生活習慣の修正が推奨されている．なおこれらの危険性は，糖尿病や慢性腎臓病などの合併症や喫煙習慣のある人ではさらに高くなる．

また，高血圧は原因の有無により**本態性高血圧**と**二次性高血圧**に大別できる．

(1) 本態性高血圧

原因が明らかでない高血圧で，高血圧患者の約90％を占める．加齢や遺伝因子に加えて，肥満，ストレス，塩分過多，アルコールの過剰摂取，喫煙，身体活動の低下などの環境因子（生活習慣）が関与していると考えられている．

(2) 二次性高血圧

原疾患の症状の1つとして高血圧をきたすもので，原疾患によって腎性高血圧，内分泌性高血圧，血管性高血圧（脈管性高血圧），脳・中枢神経系による高血圧，薬剤誘発性高血圧，睡眠時無呼吸症候群（閉塞性睡眠時無呼吸）による高血圧などに分類される．また女性に特有なものとして，妊娠高血圧症候群や，エストロゲン消退（閉経）に伴う高血圧がある．

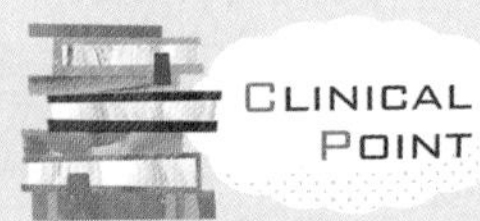

高血圧と歯科との関わり

脈拍数と同様に，歯科治療中は精神的ストレスおよび身体的ストレスにより，血圧が上昇しやすい状態です．したがって，特に高血圧などの循環器疾患をもつ患者には，これらのストレスをできるだけ軽減する配慮や対応と，術中のモニタリングが重要です．日本高血圧学会および日本歯科麻酔学会によると，歯科治療中の血圧上昇は脳血管疾患などの発症リスクとなるため，180/110 mmHg以上の血圧が持続する場合は，緊急の処置以外は内科医への紹介を優先することが望ましいとされています（**表**）．

血圧や心拍数（脈拍数）の上昇は心臓の負担を増加させ，心筋では酸素を多く消費します．冠動脈に狭窄が存在していれば，心筋虚血（**p.27**参照）により酸素不足を起こす可能性があります．このリスクを知る目安となるのが**RPP**（Rate Pressure Product）で，「収縮期血圧×心拍数」として求められます．簡便な指標であるため歯科臨床においてよく用いられており，心筋酸素の需給バランスを維持するためにはRPP ≦ 12,000に維持することが望ましいです．

表　高血圧患者に対する歯科治療時の注意点

① 高血圧の有無と血圧管理状況について事前に確認する．
② 血圧が **180/110 mmHg 以上**であれば、緊急処置以外は内科医への紹介を優先する．
③ 降圧薬を服用中の患者では，歯科治療当日も服用を忘れないように指導する．
④ 歯科治療中，疼痛や不安を伴う処置や時間を要する手技などで血圧上昇が大きい．
⑤ アドレナリンを含む局所麻酔薬は，使用量が多くなければ血圧への影響は少ない．使用量を考慮しつつ，疼痛管理に必要な麻酔は確実に行う．
⑥ 強い不安を訴える患者には，抗不安薬の処方も考慮する．

（文献4）より）

4）高血圧のリスク

Link
動脈硬化
p.96-97

高血圧は**動脈硬化**との関連も深い．血圧は，「1 分間に心臓から拍出される血液の総量（心拍出量）×血管内での血液の流れにくさ（末梢血管抵抗）」で表される．動脈硬化により血管の弾力性や柔軟性が失われ，血管内腔が狭小化すると，末梢血管抵抗が上昇するため，血圧が高くなる．

さらに高血圧が慢性的に持続すると，血管壁に対して慢性的に圧負荷がかかることで動脈硬化が進行し，脳血管疾患や虚血性心疾患などの重篤な疾患を引き起こすリスクが高くなる．

5．呼吸数

1）呼吸数測定の意義

呼吸とは，酸素を取り入れ二酸化炭素を排出するガス交換で，われわれが生命を維持するために必須である（p.32 ～ 33 参照）．したがって呼吸の異常，特に呼吸数の減少は生命の危機に直結するため，呼吸数の測定は重要である．

2）呼吸数の測定法

患者の胸郭の動きを観察し，30 秒値× 2 で 1 分間あたりの呼吸数を算出する（呼吸数の 1 分間値が 12 ～ 20 回と少ないため，短い秒数の測定値を数倍して 1 分間値を算出すると，実際の 1 分間値との誤差が大きくなってしまう）．

胸郭運動を見落とさないために，視点を患者の胸郭の高さまで低くして観察する．視診では胸郭の動きがわかりにくい場合には，呼気中の二酸化炭素や頸部の呼吸音をとらえる呼吸モニタを使用することで，より確実に呼吸数を測定することができる（図 2-7）．

3）呼吸数の評価（異常な呼吸）

成人において安静時の呼吸数の基準範囲は 12 ～ 20 回 / 分である．25 回 / 分以上を**頻呼吸**，9 回 / 分以下を**徐呼吸**という．歯科治療中にしばしば遭遇する**過換気**

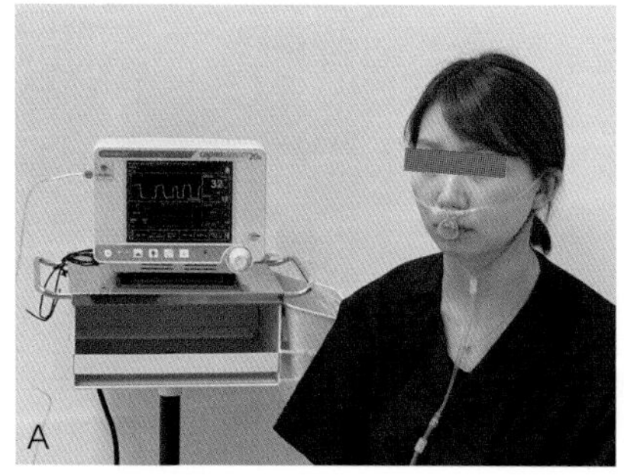

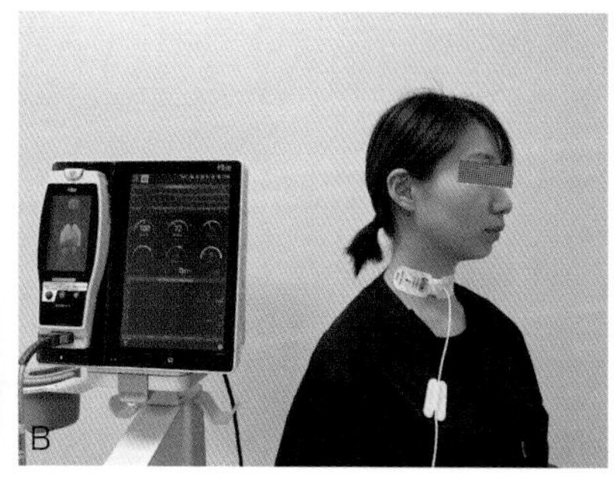

図 2-7　**呼吸数の測定**
A：呼気中の二酸化炭素をとらえる呼吸モニタ，B：頸部の呼吸音をとらえる呼吸モニタ．

症候群では，呼吸数（および一回換気量）の著しい増加を認める．

気道の気流が10秒以上停止することを**無呼吸**といい，閉塞性睡眠時無呼吸では頻回にみられる（p.40 ～ 42 参照）．

6. 歯科治療時の偶発症とバイタルサイン

1）血管迷走神経反射

歯科治療時における発生頻度が最も高い全身偶発症である．歯科治療に対する強い不安や恐怖といった精神的ストレスのほか，痛み刺激などが誘因となる．徐脈，血圧低下*，顔面蒼白，冷汗，悪心・嘔吐，めまい感，意識障害などの症状を生じる．多くの場合，症状は一過性で，患者を水平位（または水平位＋下肢を30cm程度挙上）にして安静にすることで，自然に回復する．

歯科治療に関連する血圧低下の原因は，血管迷走神経反射が最も多い．著しい血圧低下は，重要臓器の虚血を招く可能性があることから，注意が必要である．

*血圧低下
特に収縮期血圧が100mmHg未満の状態を，一般的に低血圧といいます．

2）過換気症候群

不安，恐怖，怒りなどの心理的要因が引き金となって，自分が意図することなく発作的に過換気（呼吸回数が多く，より深い呼吸）となり，それを止めることができない状態となる．それに伴い，動悸・頻脈，胸痛，意識障害，手指をすぼめたような手つき（助産師の手），筋強直，テタニーとよばれる手足のしびれや筋肉の痙攣（けいれん），呼吸困難感，腹痛，悪心などの症状が生じる．

意識的に呼吸を遅くするか，呼吸を止めることで改善するが，不安が強い患者には難しいことが多いため，まずは安心させ，ゆっくり呼吸をするように指示をする．通常30分～1時間程度で自然に改善し，後遺症を残すことはない．

2 心機能検査

1. 心臓の生理

心臓は左右の心房，心室の4つの部屋から構成されており，全身に血液を循環させるためのポンプの役割をしている．右心房から右心室に入った血液は肺動脈から肺に送られ，肺静脈から左心房に戻って，左心室から全身へと送り出される（図 2-8）．

心臓を拍動させるための電気的興奮刺激の流れを**刺激伝導系**という（図 2-9）．**洞房結節**は心臓の拍動（心拍）とリズムをつかさどる自然のペースメーカーとして働き，洞房結節で発生した電気的興奮は，左右の心房を収縮させて房室結節に到達する．その後，房室結節からヒス束に入り，心室中隔上部において右脚・左脚に分枝し，プルキンエ線維を経て心室を収縮させる．正常ではこの電気的興奮のリズム

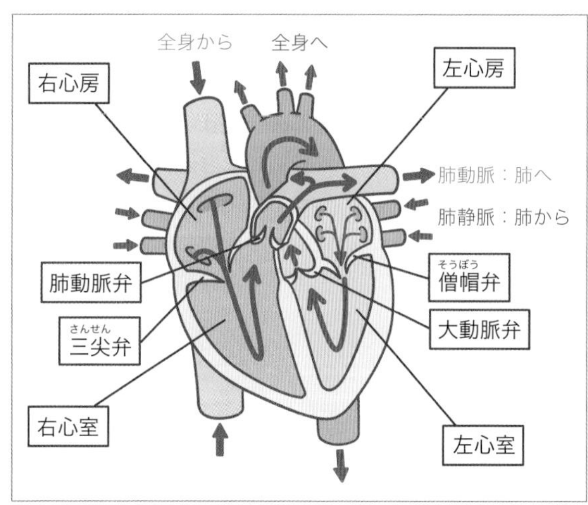

図 2-8　心臓の構造と血液の流れ

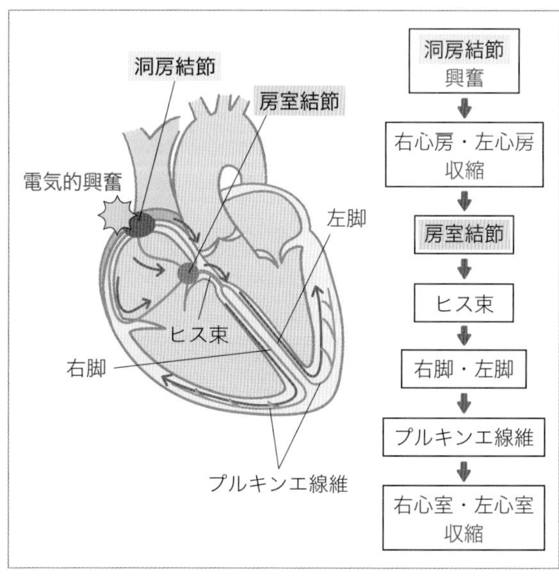

図 2-9　心臓における電気的興奮刺激の流れ（刺激伝導系）

*洞調律

洞房結節で発生した電気的興奮が心房→房室結節→心室へと正しく伝わり，心臓が規則的なリズムで拍動を繰り返す状態を洞調律といいます．

は一定（洞調律*）で，1 分間に 60 ～ 100 回である．

2．心電図検査（12 誘導心電図検査）

1）心電図の意義

心臓は電気的興奮（脱分極）時に収縮し，電気的回復（再分極）時に拡張する．心電図とは，この心臓の収縮と拡張によって生じる電位変化（活動電位）の大きさ

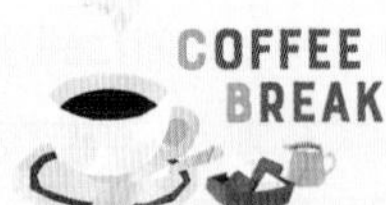

心臓の収縮と拡張のしくみ

心臓を動かす筋肉を**心筋**といいます．通常，心筋細胞外には陽イオンが多く存在しており，細胞内はマイナスに帯電している状態です．このときの細胞内外の電位差のことを**静止電位**といい，この電位差により細胞膜を挟んでプラスとマイナスに別れている状態を**分極**といいます（**図 - ①**）．

心筋細胞は電気的刺激を受けると，陽イオンであるナトリウムイオン（Na^+）がイオンチャネルを介して細胞内に流入し，細胞の興奮，つまり心筋の収縮が始まります．この現象により，細胞は分極状態から脱するので**脱分極**といいます（**図 - ②**）．

次に，この電位変化を感知してカルシウムイオン（Ca^{2+}）も細胞内に流入し，興奮状態が維持されます（**図 - ③**）．その後，カリウムイオン（K^+）が細胞外に急速に流出することで，細胞内は再びマイナス電位優位な静止電位状態となり，細胞は興奮から回復します．この再度分極状態に戻る回復過程を**再分極**といいます（**図 - ④**）．

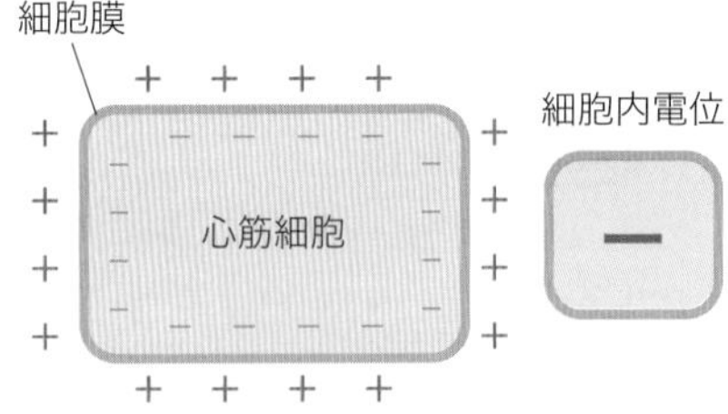

①分極状態：心筋細胞は通常，細胞内は⊖に帯電している．この状態を「分極」という．

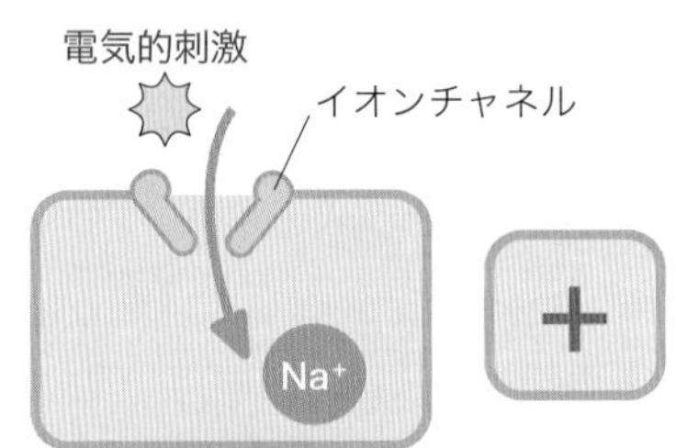

②脱分極の開始：電気的刺激によってNa^+が細胞内に流入して，細胞内の電位は⊕に変化し，心筋が収縮し始める．

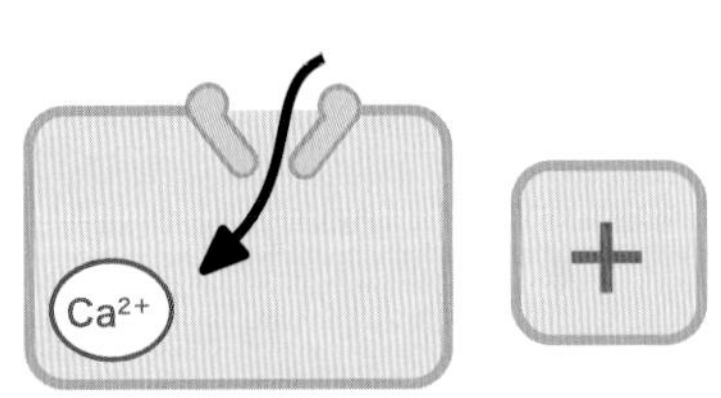

③脱分極の維持：Ca^{2+}も細胞内に流入し，細胞内の電位が⊕の状態が維持される．

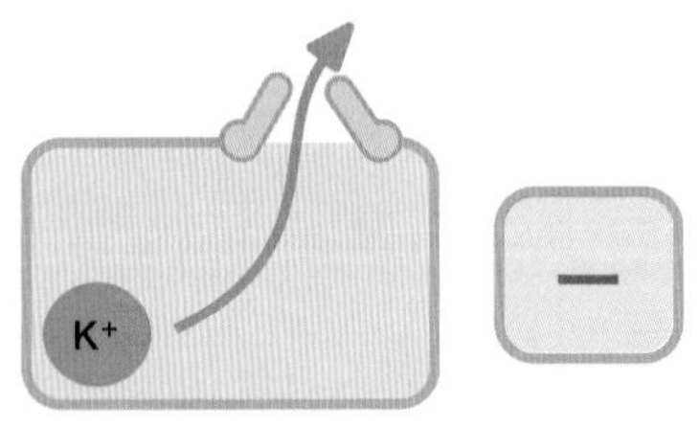

④再分極：K^+が細胞外に流出し，細胞内の電位は再び⊖になる．

図　心筋細胞の電気的興奮のしくみ

と向き，時間的変化を，体表面に貼付した電極を通して経時的に記録した波形のことである．非侵襲的に心臓内の電気の流れを視覚的に表示することで，心臓の機能異常やリズムの乱れ（不整脈）などを推測・診断することができる．

心機能検査で一般的に行われる**12 誘導心電図検査**は，心臓をさまざまな方向から観察する検査である（図 2-10）．12 誘導心電図検査の誘導法には，手足に電極を付ける四肢誘導と，胸に電極を付ける胸部誘導があり，四肢誘導で 6 方向，胸部誘導で 6 方向の計 12 方向から心臓を見たときの心電図波形を記録できる（図 2-11）．

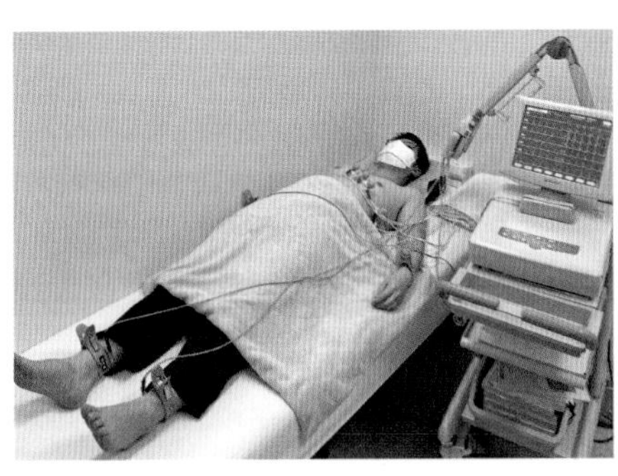

図 2-10　**12 誘導心電図検査**

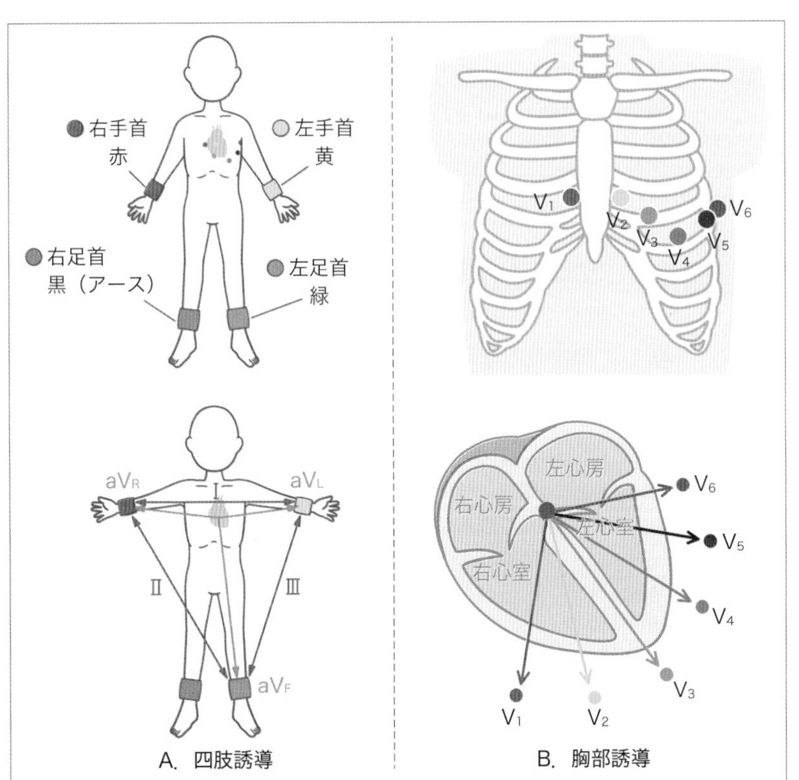

図 2-11　**12 誘導心電図検査の電極位置と心臓の観察方向**

四肢誘導に用いる電極は 4 つだが 1 つはアース（黒）であるため，3 つの電極から「I，II，III」と「aV_R，aV_L，aV_F」の計 6 方向の波形が得られる．胸部誘導では 6 つの電極から「V_1 ～ V_6」の 6 方向の波形が得られることから，合わせて 12 誘導心電図という．

2）心電図波形の読み方

心電図検査では，心電図波形は 1mm 方眼紙（5mm ごとに太線）上に記録される（図 2-12）．通常，縦 1 目盛りは 0.1mV（電位）を表し，記録紙の送り速度は 25mm/ 秒なので，横 1 目盛りは 0.04 秒である．

正常な心電図の波形は P 波，QRS 波，ST 部分，T 波からなる．P 波は心房の電気的興奮（収縮），QRS 波は心室の電気的興奮（収縮），ST 部分は心室の電気的興奮の終わりから回復の始まり（収縮の終わりから拡張の始まり），T 波は心室の電気的回復（拡張）を反映している．ST 部分が基線よりも上昇あるいは低下（下降）している場合には，虚血性心疾患が疑われる（後述）．

3）特殊な心電図検査

通常，12 誘導心電図検査は安静の状態で行うが，運動時あるいは 1 日を通しての心臓の機能を評価する場合に，運動負荷心電図検査やホルター心電図検査を行う．

(1) 運動負荷心電図検査

安静時の心電図検査で正常所見であっても，運動などをして心臓に負担がかかったとき（心拍数の上昇と心筋酸素消費量の増加）に自覚症状を訴える場合，あるいは潜在性の虚血性心疾患が疑われる場合の心臓予備力評価のために行われる検査である．2 段の階段を昇り降りするマスター 2 階段運動負荷試験，固定式自転車（エアロバイク）でペダルをこぐエルゴメーター負荷試験，ベルトコンベア状の検査装置の上を歩くトレッドミル負荷試験があり，運動の負荷を段階的に調整しながら心

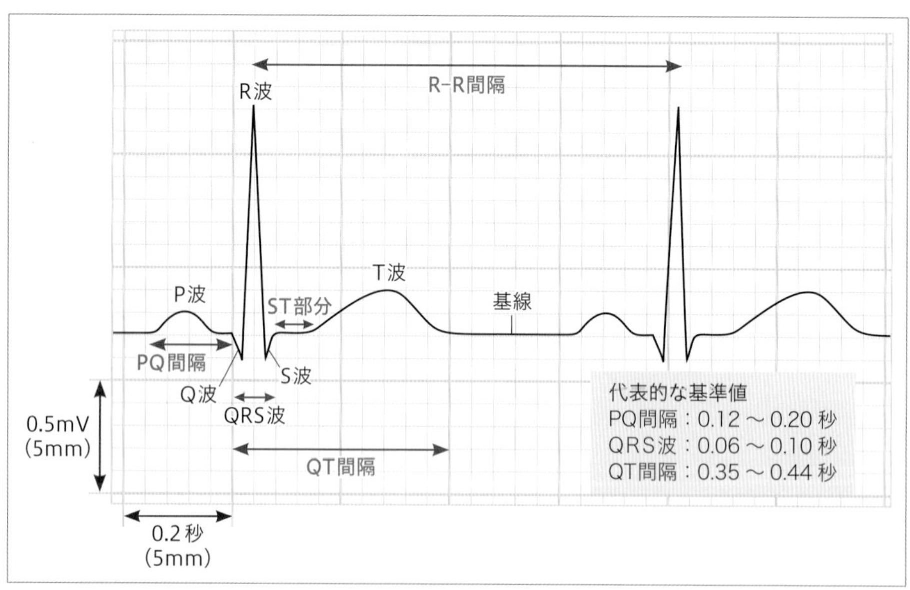

図 2-12　**正常な心電図の波形**
正常心電図では，P 波の後に大きな QRS 波が現れ，ST 部分を経て T 波が現れる．P 波～ T 波は心房の収縮から心室の収縮・拡張までを表し，正常ではこれらが一定の時間で，規則正しく現れる．また QRS 波の頂点同士の間隔を R－R 間隔といい，心室の収縮から次の収縮までの時間を表すため，R－R 間隔から心拍数を算出できる．

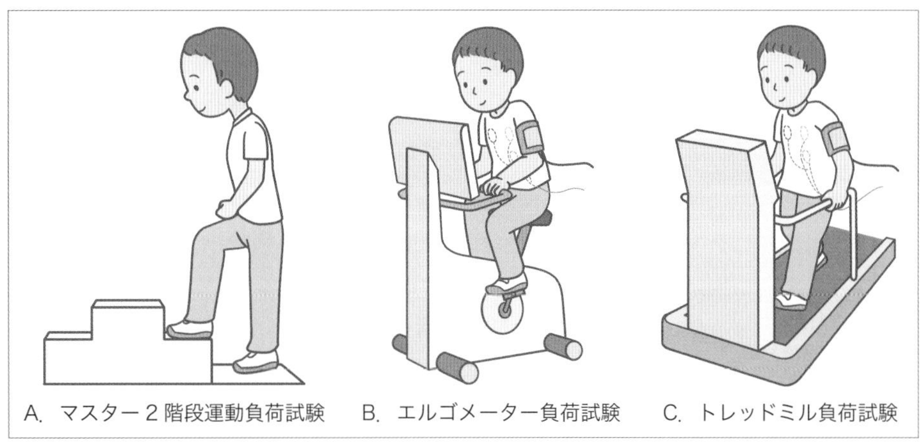

図 2-13　**運動負荷心電図検査**

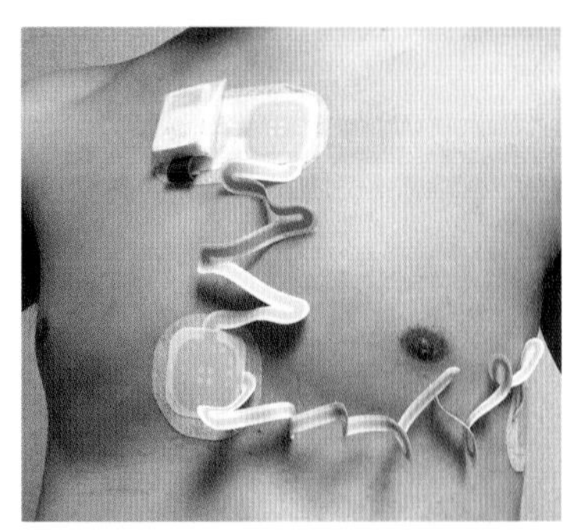

図 2-14　**ホルター心電図検査**

電図を記録する（図 2-13）.

(2) ホルター心電図検査

ホルター心電図検査は，患者の前胸部に携帯型の心電計（電極）を装着し，24時間心電図を記録する検査である（図 2-14）．短時間の検査ではみつけられない不整脈や虚血性心疾患などの心臓の異常を診断するのに用いられる．機器も小型・軽量で，装着したまま入浴が可能なタイプもある．計測中は通常の生活を送り，起床，就寝，食事，服薬，トイレ，自覚症状（めまい，動悸，胸痛など）などのイベントと，記録された心電図波形とを合わせて解析することで，いつどのタイミングで心臓に異常が生じているかが診断できる．

3. 心機能検査に関わる代表的な疾患

1) 不整脈

不整脈とは，心拍が突然速くなったり遅くなったり，またはリズムが不規則になる状態のことで，生理的なものと病気によるものとがある．不整脈で最も多く認められるものが**期外収縮**である．

(1) 期外収縮

期外収縮とは，規則正しい心拍リズムの途中に，異なるタイミングで心臓の収縮を生じるものをいう．電気的興奮が洞房結節ではなく，心房内で異所性に生じることで，通常のリズムより早いタイミングで心房が収縮する**心房性期外収縮**（上室性期外収縮）と，心室内で異所性に電気的興奮が突然生じ，心房の収縮を待つことなく心室が先行して収縮する**心室性期外収縮**がある．

期外収縮は多くの場合，治療を必要としない．しかし連発する心室性期外収縮では，心室の収縮頻度があまりにも速く血液の拍出が十分に行えない**無脈性心室頻拍***や，心室が不規則に痙攣する**心室細動**に移行することがある（図 2-15）．どちらも心臓がポンプとしての機能を果たしていない致死性の高い頻脈性不整脈であり，**自動体外式除細動器（AED）**による電気ショック（除細動）が適応となる．

(2) 期外収縮以外の危険な不整脈

期外収縮以外の危険な不整脈には，心拍のリズムが極端に遅くなる徐脈性不整脈と，極端に速くなる頻脈性不整脈がある．徐脈性不整脈の房室ブロックと洞不全症候群では，突然の心停止や失神を繰り返すため，恒久的な**心臓ペースメーカー***の

*無脈性心室頻拍
心室性期外収縮が 3 発以上連続して起こる状態を「心室頻拍」といい，このうち収縮回数が多すぎることで全身に血液が送り出せず，脈拍が触知できなくなるものを「無脈性心室頻拍」といいます

*心臓ペースメーカー
徐脈性不整脈に対して，心筋に直接電気的刺激を送ることで人工的に心拍数を増やす機械です．

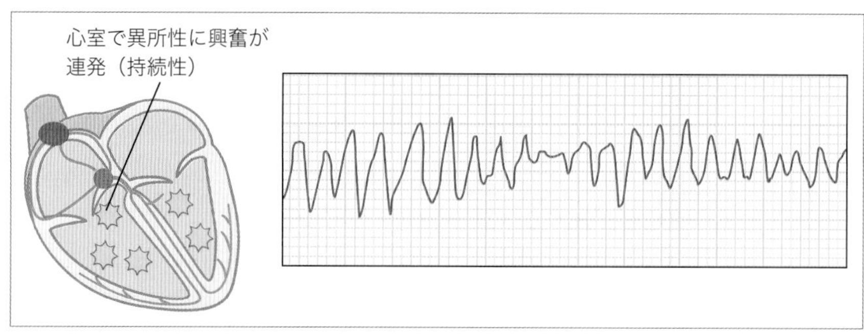

図 2-15　**心室細動の心電図**
心室細動の心電図では P 波，QRS 波，T 波の区別ができず，形も大きさも不規則な波が連続する．

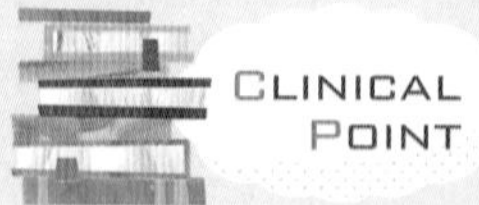

心臓ペースメーカー装着患者に対する歯科治療時の注意点

歯科用電子機器の使用によって，心臓ペースメーカーの電磁障害（誤作動）を誘発する可能性があります．例えば電気メスや電気的根管長測定器，歯髄電気診断器，イオン導入器などの通電型機器は使用を避ける，あるいは使用にあたり十分な注意が必要です．また，超音波スケーラーや可視光照射器も，可能であれば使用を避けて代替の治療法を選択すべきですが，やむを得ず使用する場合には，心臓ペースメーカーから十分な距離をとったうえでの使用が推奨されます．

AED：Automated External Defibrillator（自動体外式除細動器）

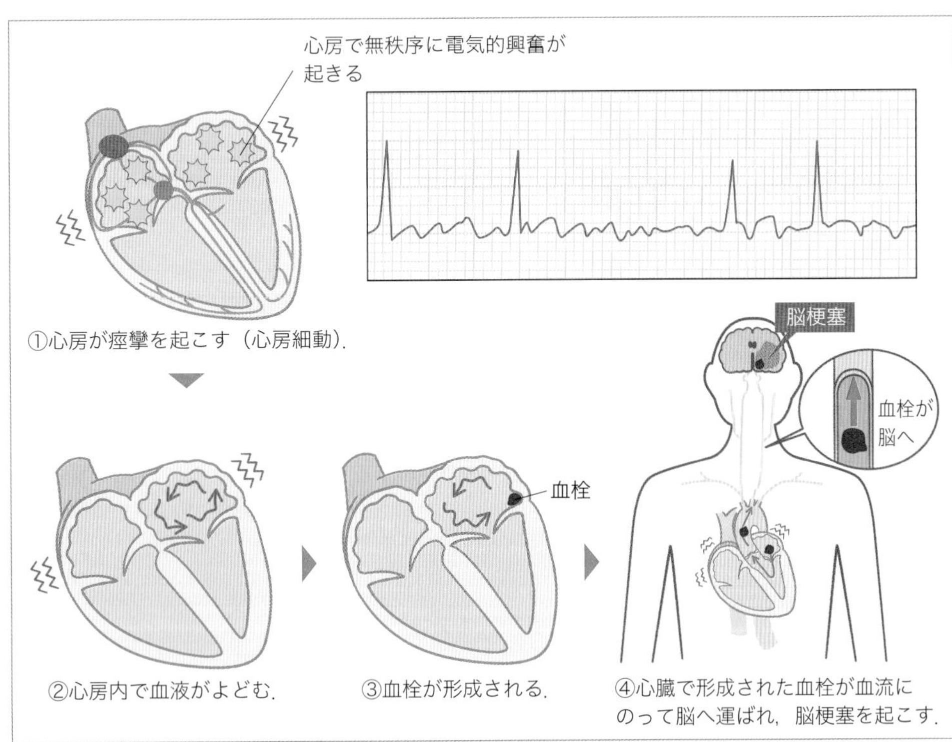

図 2-16 **心房細動の心電図と脳梗塞の発症メカニズム**
心房細動の心電図ではＰ波がみられず，R－R 間隔が不規則になり，平坦であるはずの基線が細かくふるえる（細動波，f 波ともいう）．心房細動では心臓内に血栓が形成されやすく，脳梗塞となるリスクが高い．

埋め込みが必要となる．

一方，頻脈性不整脈のなかで最も多いのは**心房細動**である．心房細動は心房内での無秩序な電気的興奮（350 ～ 600 回 / 分）により，心房筋が痙攣を起こしている状態である．心房の興奮は心室へ不規則に伝導するため，心臓の収縮のリズムは不整となる．心房細動では心臓内で血栓を形成しやすく，脳梗塞（心原性脳塞栓症）となる危険性が高いため，抗凝固薬の内服が必要である（図 2-16）．

Link
心原性脳塞栓症
p.206

Link
抗凝固薬
p.66

*冠動脈
心臓の表面を覆う血管で，心臓の収縮に必要な酸素と栄養を心臓自身に供給する役割をもちます．

Link
プラーク
p.96-97

2）虚血性心疾患（冠動脈疾患）

虚血性心疾患（きょけつせいしんしっかん）とは，何らかの原因で冠動脈（かんどうみゃく）*に狭窄（きょうさく）が生じ，血液の流れが著しく悪くなったり詰まったりすることで，心筋の一部分に酸素不足が生じ（**心筋虚血**（しんきんきょけつ）），心臓の動きが悪くなる病態である．冠動脈の血流不全が原因で発症するため，**冠動脈疾患**ともよばれる．冠動脈が狭窄する主な原因は，動脈壁に蓄積した**プラーク**（アテローム，粥腫（じゅくしゅ））による動脈硬化で，高血圧，脂質異常症，糖尿病，喫煙などでリスクが高くなる．

虚血性心疾患は，冠動脈が狭窄する**狭心症**（きょうしんしょう）と，冠動脈が完全に詰まってしまう**急性心筋梗塞**（きゅうせいしんきんこうそく）に大別され，狭心症はさらに労作性（ろうさせい）狭心症と冠攣縮性（かんれんしゅくせい）狭心症に分けられる．

(1) 労作性狭心症

運動時や階段昇降といった労作時には心筋の酸素需要が増加するが，動脈硬化による器質的な冠動脈狭窄によって，労作時に心筋に十分な血液（酸素）を供給できず，一過性の心筋虚血状態をきたす病態である．代表的な症状は圧迫感を伴う胸痛であるが，喉，顎，左肩など胸部以外の場所にも症状を認めることがある．

胸痛症状は，硝酸薬（ニトログリセリンなど）の投与で速やかに改善する．心筋の酸素需要が増加しない安静時には症状を認めない．胸痛発作時の心電図では，ST部分の低下を認める（図2-17）．

（2）冠攣縮性狭心症

動脈硬化に関係なく，冠動脈の一部が一時的に痙攣・収縮（攣縮）することで血管が狭窄し，心筋への血液（酸素）供給ができなくなり，心筋の虚血状態をきたす病態である．胸部絞扼感（きょうぶこうやくかん）（締め付けられるような感覚）や圧迫感のある胸痛を呈し，通常，数分から10数分程度持続する．夜間就寝時や早朝の安静時に発症することが多い．心電図ではST部分の上昇を認める（図2-18-A）．

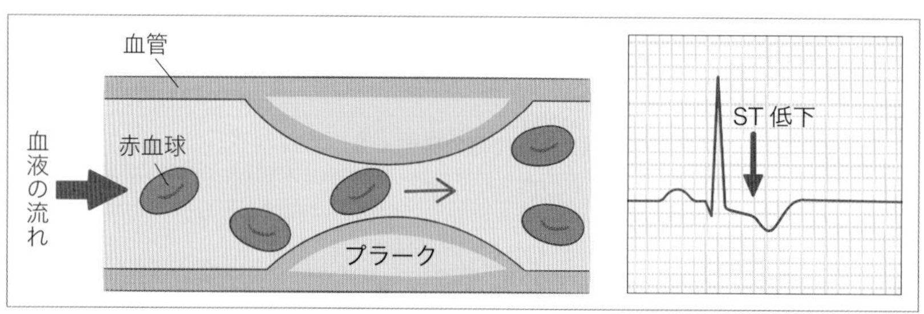

図2-17　**労作性狭心症の心電図**
労作性狭心症の心電図ではST部分が低下する．

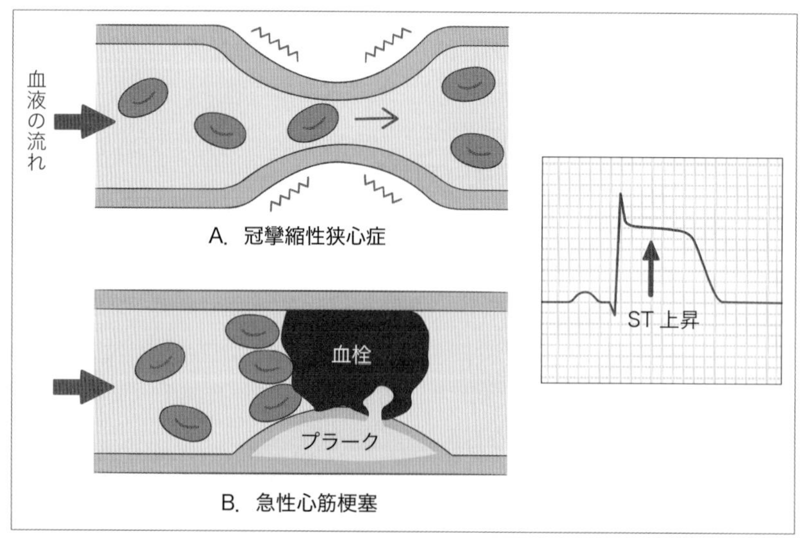

図2-18　**冠攣縮性狭心症と急性心筋梗塞の心電図**
冠攣縮性狭心症と急性心筋梗塞は病態は異なるが，どちらも心電図ではST部分が上昇する．

(3) 急性心筋梗塞

動脈硬化によって冠動脈に形成されたプラークが破綻(はたん)して（破れて），そこに血栓が形成されることで急速に冠動脈が閉塞し，末梢への血液供給が途絶えるため，心筋が虚血・壊死を起こす病態である．症状としては，突然の押しつぶされるような激しい胸痛が15分以上持続する．冷汗や嘔吐を伴うこともある．

発症時の心電図ではST部分の上昇を認める．硝酸薬は無効であり，生命予後に関わる危険な状況であるため，一刻も早い専門的な治療が必要である（図2-18-B）．

3）心臓弁膜症

心臓の左右心室の入口と出口には，血液を逆流させることなく，効率よく送り出すための一方弁（三尖弁(さんせんべん)，肺動脈弁，僧帽弁(そうぼうべん)，大動脈弁）がついている（図2-8）．これらの弁に機能障害が生じたものを**心臓弁膜症**という．

(1) 症状と治療

心臓弁膜症には，弁が硬く開きが悪くなる狭窄症と，弁がしっかり閉じずに血液が逆流してしまう閉鎖不全症があり（図2-19），共通の症状として息切れ，呼吸困難，

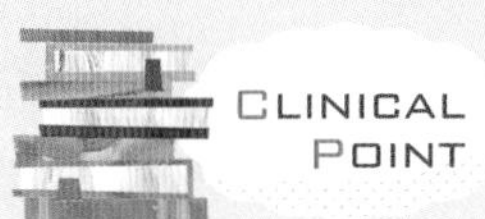

心臓弁膜症患者への歯科治療と感染性心内膜炎

心臓弁膜症患者，または人工弁を使用している患者への観血的歯科治療では，**感染性心内膜炎**を発症するリスクが高いため注意が必要です．感染性心内膜炎では，口腔内の創部から細菌が血液中に侵入し（**菌血症**），心臓に運ばれて障害のある弁に付着し，細菌の塊（疣贅(ゆうぜい)）が形成されます（**図**）．そこで炎症が生じて，心臓弁や弁を支える組織が破壊され，急性心不全などの合併症を引き起こし，死に至る可能性もあります．

このため抜歯や歯周外科手術，スケーリングなどの観血的歯科治療では，感染性心内膜炎予防のために抗菌薬の術前投与が推奨されています．心臓弁膜症患者では，口腔内に感染巣を作らないために，常に口腔衛生状態を良好に保つことが重要です．

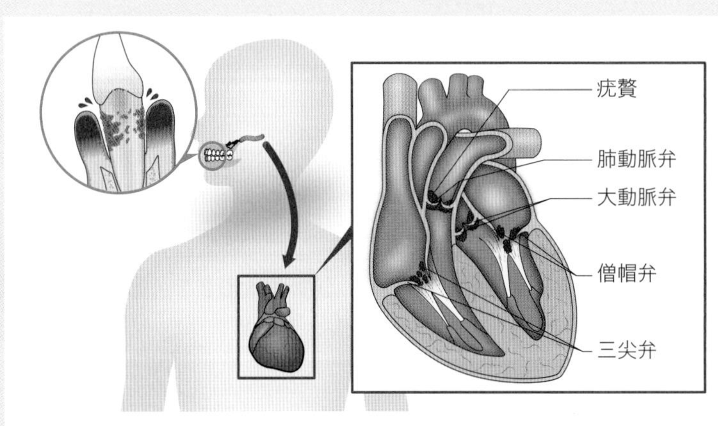

図　感染性心内膜炎で心臓弁に形成される疣贅

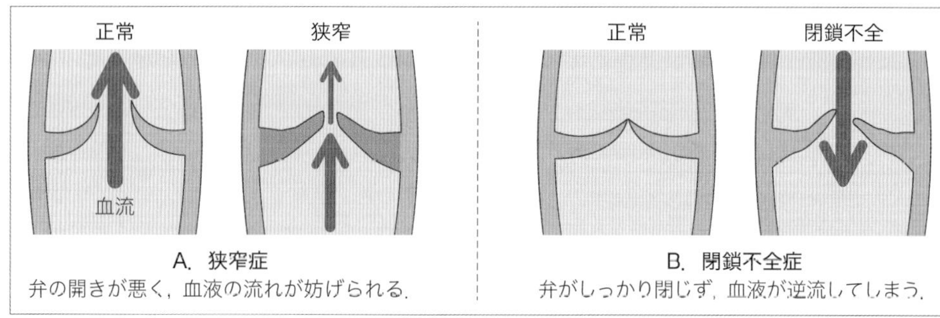

図 2-19　**心臓弁膜症（狭窄症と閉鎖不全症）**

胸痛，浮腫，易疲労感などの心不全症状や不整脈を認める．

発症の原因として最も多いのが，加齢に伴う動脈硬化や弁の変性（石灰化）である．症状が軽度であれば，症状緩和のために降圧薬や強心薬などの内服薬による治療法が選択されるが，重症の場合には，弁の修復や置換術といった外科的手術が適応となる．近年では比較的侵襲の少ないカテーテルによる弁置換術や形成手術が行われている．

(2) 診断

心臓弁膜症の診断には血液検査，胸部エックス線撮影，心電図検査などが行われるが，確定診断には実際の心臓弁の動きや血液の流れが確認できる心臓超音波検査（心エコー検査）が有用である．

4) 心不全

心不全とは，何らかの心機能異常によって心臓のポンプ機能が障害され，全身に十分な血液を供給できない状態のことである．また，心不全によって心臓に帰ってくる静脈血流が滞り，静脈血管内に血液が多く溜まることで**うっ血**の状態となる．心臓弁膜症，心筋梗塞，心筋症などの心疾患や，高血圧，糖尿病，腎臓病といった全身疾患の悪化などが原因となる．

(1) 症状

急激に心機能が低下して血液循環が維持できない状態を**急性心不全**といい，内服治療や生活のコントロールで心機能は一応安定しているが，徐々に低下していくものを**慢性心不全**とよぶ．心不全の特徴的な症状として，労作時や夜間の呼吸困難，全身倦怠感，下腿（かたい）の浮腫（ふしゅ）（むくみ），体重増加などを認める（図 2-20）．

慢性心不全の重症度判定には，身体労作時の自覚症状の程度から判定するNYHAの心機能分類（表 2-4）が用いられる．重症度に応じて4段階に分類され，NYHAの心機能分類でⅢ度もしくはⅣ度の慢性心不全患者では，入院または加療が適応となる．

NYHA：New York Heart Association（ニューヨーク心臓協会）

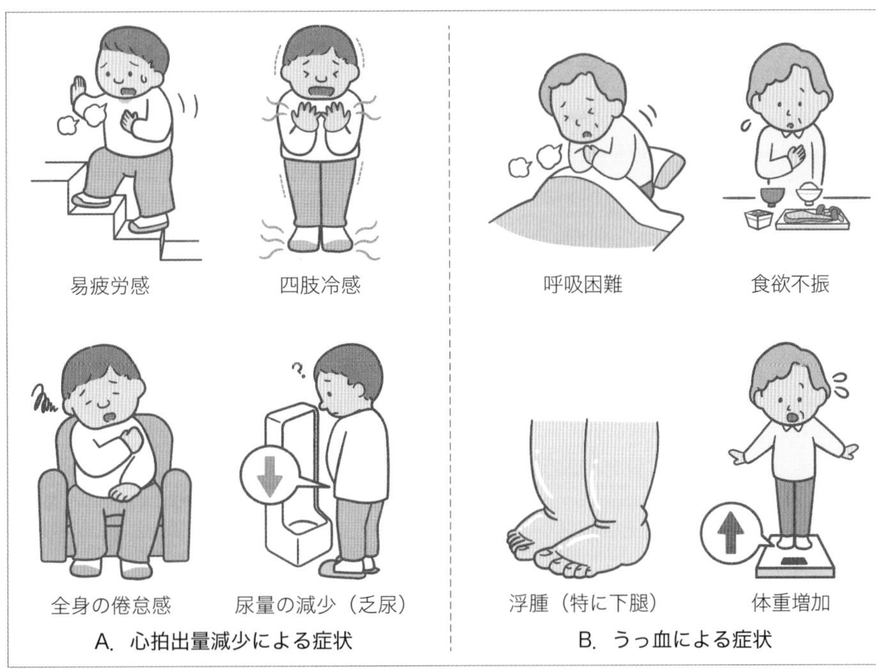

図 2-20　**心不全の症状**

表 2-4　**NYHA の心機能分類**

Ⅰ度	心疾患を有するが，そのために身体活動が制限されることはない．日常生活における身体活動では症状※を生じない．
Ⅱ度	身体活動に軽度ないし中等度の制限がある．安静時は無症状だが，通常の活動で症状※を生じる．
Ⅲ度	身体活動に高度の制限がある．安静時は無症状だが，通常以下の活動で症状※を生じる．
Ⅳ度	いかなる身体活動を行うにも制限がある．安静時であっても症状※を生じる．わずかな動作で悪化する．

※症状：疲労，動悸，呼吸困難または狭心症（胸痛）　　（文献 6）より）

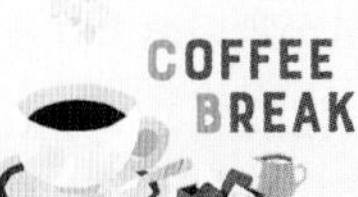

心臓超音波検査（心エコー検査）

心臓の形態や動きをリアルタイムに映像化する検査法で，心電図検査と同様，非侵襲的に心臓の機能を評価することが可能な検査です．カラードプラ法（p.166 参照）を用いると，心臓の中の血液の流れの向きと速度を色で映し出すことができるため，心臓弁の異常（狭窄，閉鎖不全）や中隔欠損（左右の心房と心室の間にある壁の穴）を診断することができます．

(2) 診断

慢性心不全の診断には，胸部エックス線撮影，心電図検査，心臓超音波検査（心エコー検査）が行われるが，血液検査（**BNP，NT-proBNP**）によって，より正確な重症度評価が可能である．BNP と NT-proBNP は，心臓壁の伸展や圧上昇などの負荷がかかることによって心室から分泌されるホルモンで，心不全の重症度に応じて血中濃度が上昇するため，心不全の危険度を診断するうえで有用な指標である．

3 肺機能検査

1．呼吸の生理

生物が生命活動を維持するためのエネルギーを作り出すには，酸素が必要である．体内に取り込まれた酸素は，細胞内で糖（グルコース）と反応してエネルギーに変換されるが，その過程で代謝産物として二酸化炭素も生成される．肺から酸素を取り込み，代わりに不要な二酸化炭素を排出するこの一連の活動を**呼吸**という．

1）外呼吸と内呼吸

Link
赤血球による酸素の運搬
p.50

呼吸には，大気中の酸素を肺に取り入れて肺胞から血液に送り込み，血中の二酸化炭素を肺胞に放出（ガス交換）し吐き出す**外呼吸**と，外呼吸で得られた酸素を細胞に渡し，代わりに細胞内でエネルギー産生の際につくられた二酸化炭素を運び出す**内呼吸**とがある（図 2-21）．

2）呼吸運動

酸素の取り込みに重要な外呼吸では，空気（酸素）を吸い込むために肺を膨らませたり，逆に体内で産生された二酸化炭素を排出するために肺をしぼめたりする必要がある．これを呼吸運動という．

肺は胸骨，肋骨，胸椎，内・外肋間筋からなる胸郭に囲まれており，底面は横隔膜に接している．吸気時（息を吸うとき）では，外肋間筋が収縮して肋骨が上方に持ち上がると同時に，横隔膜が収縮して下方へ引き下げられることで，胸郭内のスペース（胸腔）が広がり陰圧となるため，一緒に広がった肺の中に空気が吸い込まれる．

一方，呼気時（息を吐くとき）には，外肋間筋，横隔膜ともに弛緩することで元の位置に戻り，肺も自らの弾性でしぼむため，肺胞でガス交換された二酸化炭素が吐き出される（図 2-22）．通常，呼気時に収縮する筋肉はないが，運動時や深呼吸，努力呼吸*時には，内肋間筋や腹斜筋，腹直筋が収縮する．

***努力呼吸**

努力呼吸とは，安静時の呼吸では使用されない胸鎖乳突筋，内肋間筋，腹斜筋や腹直筋などの呼吸補助筋を使用して努力的に行う呼吸のことです．呼吸困難時に認められる呼吸様式で，重度の低酸素血症や気管支喘息の発作時などに認められます．

BNP：Brain Natriuretic Peptide（脳性ナトリウム利尿ペプチド）
NT-proBNP：N-Terminal pro-Brain Natriuretic Peptide（N 末端プロ脳性ナトリウム利尿ペプチド）

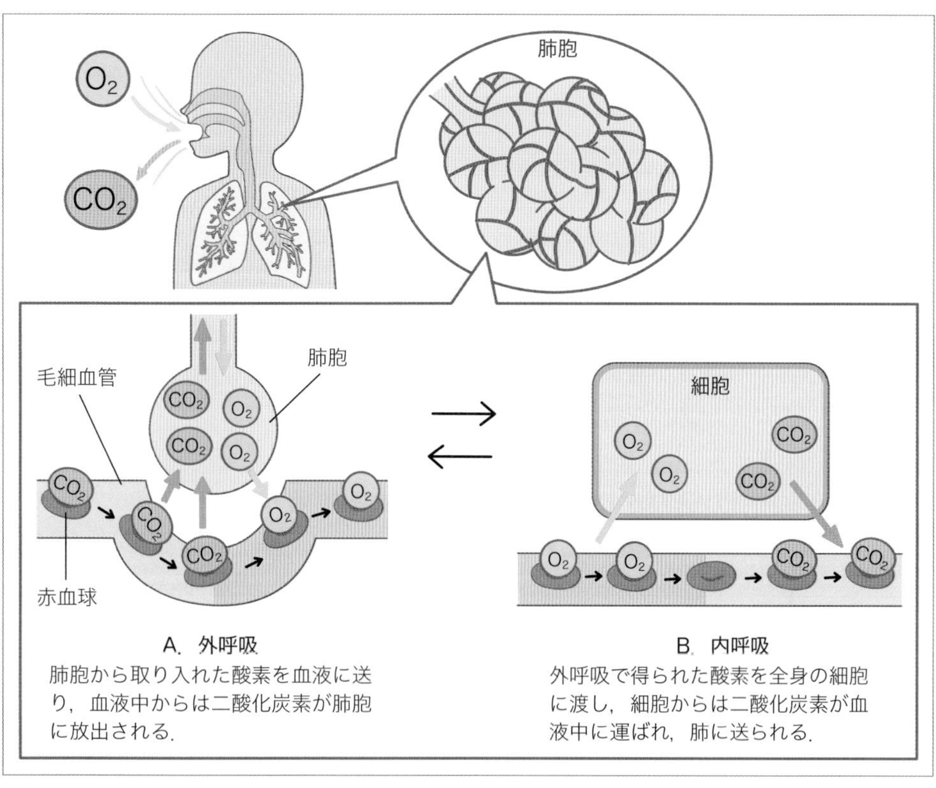

図 2-21　**外呼吸と内呼吸**

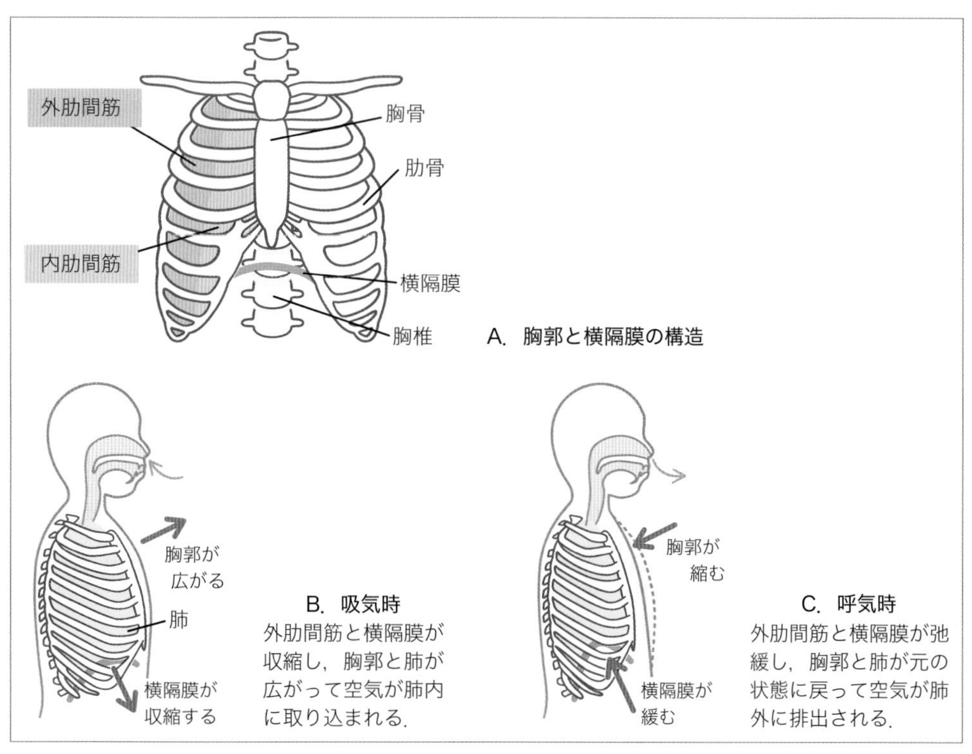

図 2-22　**呼吸運動のしくみ**

2. スパイロメトリー

スパイロメトリー（肺機能検査）とは，肺にどのくらいの空気が出入りをするか，吐き出しにくさはないかを計測することで，肺機能や肺予備力，呼吸器疾患の程度を評価する方法である．

呼吸機能検査装置（**スパイロメーター**，図 2-23）を用いて測定し，安静時の呼吸と努力時の呼吸を波形として描いたものを**肺気量分画**（**スパイログラム**）という（図 2-24）．特に，安静呼気位（安静にしている状態での呼気の位置）から最大吸気位まで吸気し，最大呼気位まで一気に息を吐き出したときの時間と量の関係を描いた曲線を**努力呼気曲線**という（図 2-25）．

1）スパイロメトリーで測定する項目

(1) 肺活量（VC）

息を最大に吸い込んだところ（最大吸気位）から吐き出しきったところ（最大呼気位）までの肺の容量差である．測定値は，身長，年齢，性別に基づく予測値と比較する．基準値は，成人男性で約 3,500 mL，女性で約 2,500 mL である．

(2) %肺活量（% VC）

実測された肺活量が，予測肺活量の何%にあたるかを求めたものである．80%未満で拘束性換気障害（肺が広がりづらく息を十分に吸い込めない状態）が疑われる．拘束性換気障害は肺線維症や間質性肺炎，肺結核後遺症などで認められる．

(3) 努力肺活量（FVC）

息を最大に吸い込み，勢いよく吐き出したときの呼気の量．努力呼気曲線から分析できる．健康な状態では努力肺活量≒肺活量となる．

(4) 残気量（RV）

息を最大限に吐き出した後に肺の中に残る空気の量．COPD（慢性閉塞性肺疾患）や加齢などによって増加する．

(5) 1 秒量（FEV_1）

努力肺活量のうちの，最初の 1 秒間に吐き出した呼気の量．努力呼気曲線から分析できる．

(6) 1 秒率（FEV_1%）

1 秒量を努力肺活量で割って求める割合．70%未満となった場合，閉塞性換気障害（息の通り道が狭く吐き出しづらい状態）が疑われる．閉塞性換気障害は，気管支喘息や COPD などで認められる．

VC：Vital Capacity（肺活量）
FVC：Forced Vital Capacity（努力肺活量）
RV：Residual Volume（残気量）
FEV_1：Forced Expiratory Volume in 1 second（1 秒量）

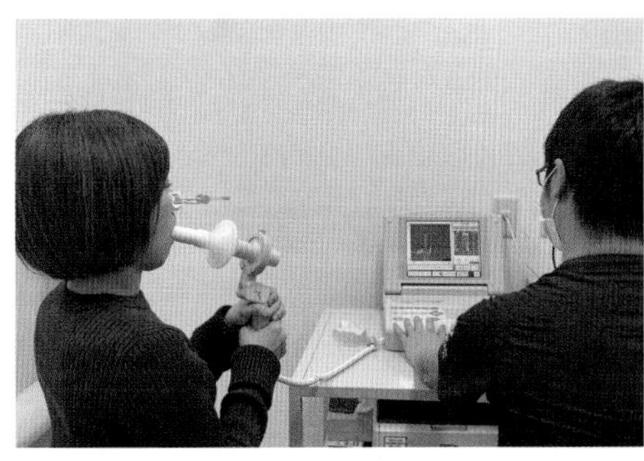

図 2-23　呼吸機能検査装置（スパイロメーター）による肺機能検査

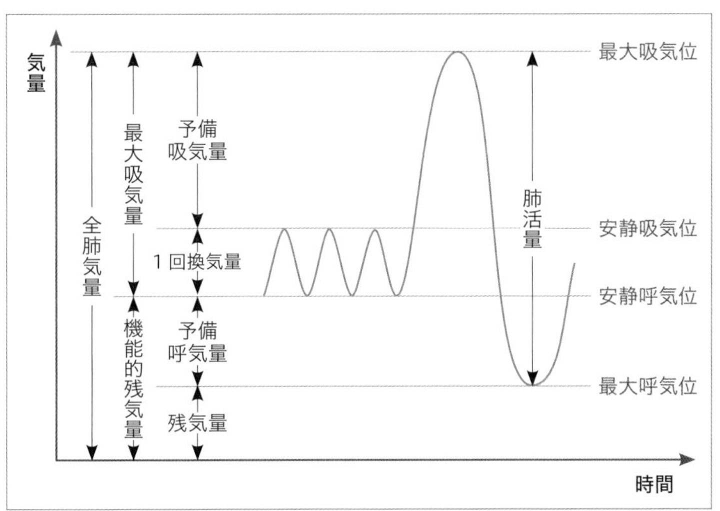

図 2-24　肺気量分画（スパイログラム）

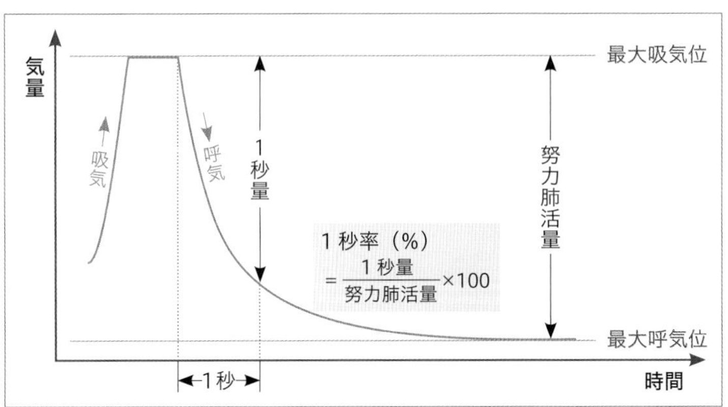

図 2-25　努力呼気曲線

3. パルスオキシメータ

1）動脈血酸素飽和度とは

身体の酸素化（血液中に酸素が正常に取り込まれているかどうか）を知るための

指標として，**動脈血酸素飽和度**（SaO_2，サチュレーション）がある．酸素は血液（赤血球）中のヘモグロビンと結合して全身に運ばれる．動脈血酸素飽和度とは，動脈血中の総ヘモグロビン量のうち何%が酸素と結合しているかを数値化したものである．

2）パルスオキシメータとは（図 2-26）

酸化ヘモグロビン（酸素と結合しているヘモグロビン，酸化 Hb）は赤色光をよく透過し，還元ヘモグロビン（酸素と結合していないヘモグロビン，還元 Hb）は赤外光をよく透過する．パルスオキシメータはこの性質を利用して，組織に 660nm（赤色光）と 940nm（赤外光）の 2 種類の波長の光を当て，それぞれの透過率（吸収されずに通過した光の信号レベル）から，動脈血酸素飽和度を算出している．

パルスオキシメータで測定する動脈血酸素飽和度を特に**経皮的動脈血酸素飽和度**（SpO_2）という．パルスオキシメータは血液（動脈）を透過した光を検出するため，センサーの装着部位としては動脈を検出しやすく，簡便な手足の指が選択されるが，耳朶（耳たぶ）や前額部での測定が可能な機種もある．また，パルスオキシメータは光信号の中の拍動成分（動脈）だけを抽出しているため，同時に脈拍数も算出できる．

経皮的動脈血酸素飽和度の基準値は 96%以上であるが，加齢，肥満，呼吸器疾患では低値となる．90%以下では低酸素血症となり，呼吸不全状態の可能性が高いため，息苦しさなどがないかを確認し，酸素投与などの適切な対応が必要となる．パルスオキシメータは体動，マニキュア，強い光，電気メスの使用，一酸化炭素中毒などに影響を受けて誤差を生じるため，注意が必要である．

3）動脈血酸素分圧とは

動脈血中に溶け込んでいる酸素（ヘモグロビンとは結合していない酸素）の量を圧力で表したものを**動脈血酸素分圧**（PaO_2）という．動脈血中の酸素分圧が高い

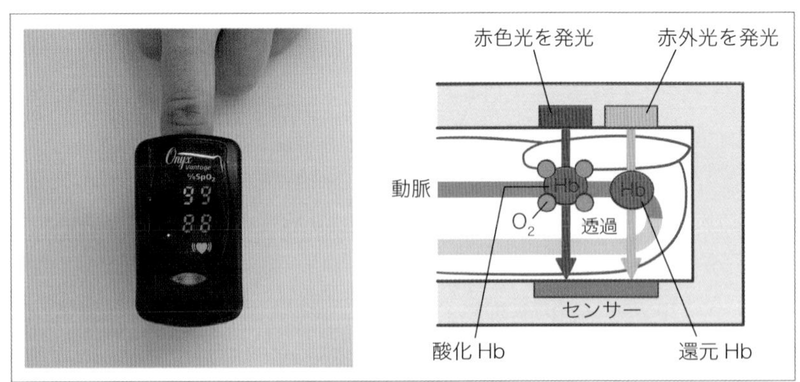

図 2-26　**パルスオキシメータと測定原理**
左写真のパルスオキシメータの画面は「SpO_2：99%，脈拍数：88 回 / 分」を示している．

SaO_2：arterial O_2 Saturation（動脈血酸素飽和度）
SpO_2：percutaneous O_2 Saturation（経皮的動脈血酸素飽和度）

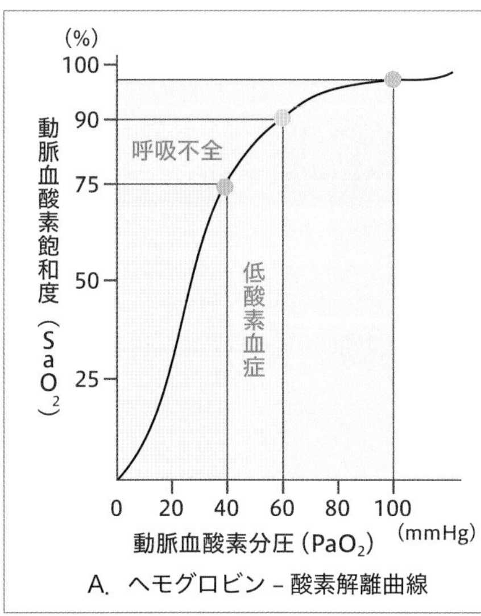

A. ヘモグロビン－酸素解離曲線

SpO_2 (%) 経皮的動脈血酸素飽和度	PaO_2 (mmHg) 動脈血酸素分圧	低酸素状態の重症度
98 ～ 100	100	正常 ～ 軽度
97	90	
95	80	
93	70	
90	60	
85	50	中等度
75	40	
57	30	重症
35	20	
13	10	

B. SpO_2 と PaO_2 の対応表

図 2-27　**動脈血酸素飽和度と動脈血酸素分圧の関係**

ということは，ヘモグロビンと結合できる酸素が多いということになる．通常，動脈血を採血して測定する．基準値は 80 ～ 100 mmHg であり，60 mmHg 以下になると呼吸不全（低酸素血症）状態である．

動脈血酸素飽和度（SaO_2）と動脈血酸素分圧（PaO_2）の間には，ヘモグロビン－酸素解離曲線に示すような相関関係が存在する（図 2-27-A）．そのため，パルスオキシメータで経皮的動脈血酸素飽和度を知ることで（$SaO_2 \fallingdotseq SpO_2$），動脈血から採血をすることなく，非侵襲的に動脈血酸素分圧を推測することが可能である（図 2-27-B）．つまり，実際に酸素と結合しているヘモグロビンの割合と，ヘモグロビンと結合できるおおよその酸素量を知ることができる．

4. 肺機能検査に関わる疾患

1）COPD（慢性閉塞性肺疾患）

従来，慢性気管支炎と肺気腫（はいきしゅ）とよばれていた疾患の総称である．タバコなどの有害物質に肺と気管支が長期間曝露されることで生じる肺の炎症性疾患である．慢性気管支炎の病態として，細気管支の炎症による気道分泌物（粘液）の増加・貯留と気道壁の肥厚による気道の狭窄を認める．一方，肺気腫の病態としては肺胞構造の破壊，肺胞の弾性収縮力の低下，ガス交換能の低下などを認める（図 2-28）．発症は喫煙歴の長い中高年に多く（喫煙者の約 20％で発症），主な症状として咳，痰，労作時呼吸困難，喘鳴（ぜんめい）などを認める．

PaO_2：partial Pressure of arterial O_2（動脈血酸素分圧）
COPD：Chronic Obstructive Pulmonary Disease（慢性閉塞性肺疾患）

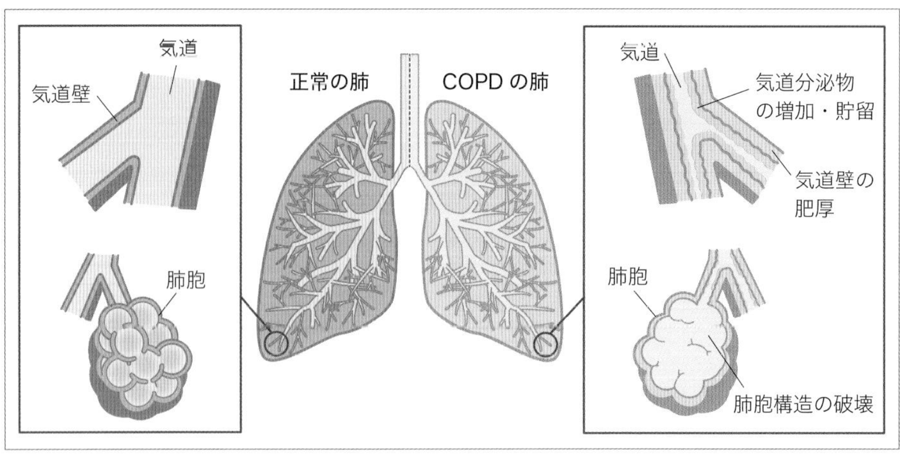

図 2-28　**COPD の病態**

COPD の診断基準を表 2-5 に示す．診断基準を必ずしも満たしていなくても，COPD を疑う特徴（表 2-6）を複数認める場合には COPD が強く疑われるため，呼吸機能検査の実施が推奨される．

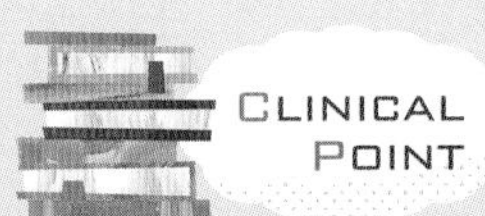

COPD による在宅酸素療法と口腔衛生管理の注意点

COPD は在宅酸素療法（HOT：Home Oxygen Therapy）の適応疾患です（**図**）．COPD が原因で在宅酸素療法を受けている患者は，慢性的な呼吸不全の状態であるため，口腔衛生管理を行うときには**表**の注意が必要です．

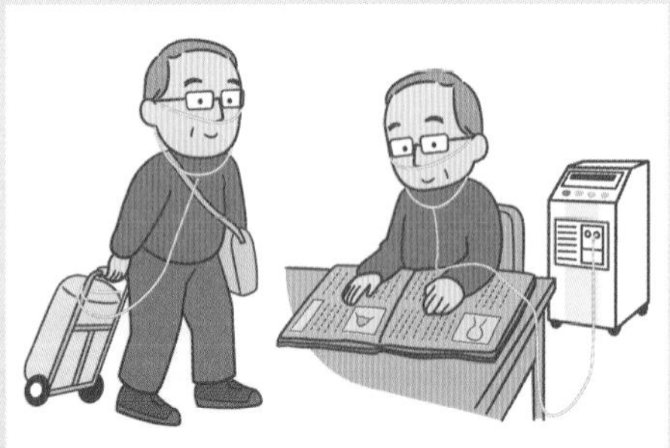

図　在宅酸素療法
慢性呼吸不全などが原因で，肺から酸素を十分に体内（血液中）に取り込めない患者が，自宅など病院の外で酸素吸入しながら生活する治療方法である．

表　在宅酸素療法患者に対する口腔衛生管理時の注意点

① 体調の良いときに行う．
② 主治医や他職種と連携し，患者の病状などの情報共有を行う．
③ 寝た状態では呼吸が苦しいため，座位または半座位で行う．
④ 低酸素状態にならないように，パルスオキシメータを装着して観察しながら行う．
⑤ 酸素を止めたり，鼻カニューレを外したりしない．
⑥ 無呼吸の状態が続かないように適宜休みを入れ，呼吸を促しながら行う．
⑦ 口腔内が乾燥している場合には，口腔湿潤剤などを用いて行う．
⑧ 呼吸が苦しく誤嚥をしやすいため，口腔内に唾液が溜まらないように頻回の吸引を行う．
⑨ 引火の恐れがあるため，鼻カニューレ，酸素濃縮器，酸素ボンベなどの近く（2 m以内）で火気は使用しない．

表 2-5　COPD の診断基準

① 長期の喫煙歴などの曝露因子があること．
② 気管支拡張薬吸入後のスパイロメトリーで，1 秒率（FEV_1%）が 70%未満であること．
③ 他の気流閉塞をきたしうる疾患※を除外すること． ※鑑別を要する他の気流閉塞をきたしうる疾患：気管支喘息，肺結核，うっ血性心不全など

（日本呼吸器学会：COPD（慢性閉塞性肺疾患）診断と治療のためのガイドライン 2022〔第 6 版〕より一部改変）

表 2-6　COPD を疑う特徴

① 喫煙歴あり（特に 40 歳以上）
② 咳（特に湿性），痰，喘鳴
③ 労作時（階段や坂道の登りなど）の息切れ
④ 風邪（上気道）症状時の②または③（風邪で顕在化することあり）
⑤ 風邪（上気道）症状を繰り返す，または回復に時間がかかる
⑥ 下記疾患（COPD に多い併存症）患者 心血管疾患，高血圧，糖尿病，脂質異常症，骨粗鬆症など

（日本呼吸器学会：COPD（慢性閉塞性肺疾患）診断と治療のためのガイドライン 2022〔第 6 版〕より）

Link
気管支喘息
p.135

2）気管支喘息

慢性の気道炎症を本態とし，可逆性の気道狭窄，気道過敏性亢進（気道粘膜の肥厚と気道分泌物の増加）を認める．分類としてⅠ型アレルギーが関与するアトピー型喘息（小児に多い），気道感染，タバコなどの有害物質，肥満，天候などが関与する非アトピー型喘息（成人に多い），非ステロイド性抗炎症薬（NSAIDs）などによって誘発される喘息発作（アスピリン喘息）がある．臨床症状として，咳，痰，喘鳴，夜間〜早朝の発作性の呼吸困難などを認める．重症例では，日常的にステロイド添加の気管支拡張薬を吸入する．

3）肺炎

肺炎はわが国における死因第 5 位の疾患である[9]．肺炎には肺炎球菌や黄色ブドウ球菌などの感染が原因の**細菌性肺炎**，マイコプラズマやクラミジアなどの感染が原因の非定型肺炎，インフルエンザウイルスや麻疹ウイルス，水痘ウイルスなどの感染が原因のウイルス性肺炎がある．

感染した肺の組織による分類では，肺胞そのもので炎症を起こすものを肺胞性肺炎，肺の間質*で炎症を起こすものを**間質性肺炎**という．間質性肺炎では，間質部分が肥厚し，線維化をきたした肺線維症（はいせんいしょう）へ移行するため，拘束性換気障害や拡散能障害（ガス交換障害）による呼吸困難症状を呈する．

また，高齢者や脳血管疾患の後遺症，神経疾患患者などに多い**誤嚥性肺炎**は，嚥下機能や咳嗽（がいそう）反射の低下により，食事や唾液を誤って肺内に吸引（誤嚥）し，一緒に口腔内常在菌（嫌気性菌）や肺炎球菌も誤嚥してしまうことで発症する肺炎である．

*間質
日本呼吸器学会によると，肺の間質とは，狭義では「肺胞腔を支える肺胞壁」と定義されています．つまり，肺の中で空気が溜まる部分ではなく，肺胞の壁の部分を間質といいます．

NSAIDs：Non-Steroidal Anti-Inflammatory Drugs（非ステロイド性抗炎症薬）

 閉塞性睡眠時無呼吸の検査

1. 閉塞性睡眠時無呼吸（OSA）とは

1）OSAの病態

閉塞性睡眠時無呼吸（へいそくせいすいみんじむこきゅう）（OSA）*は，睡眠中に舌や軟口蓋の後方で気道（空気の通り道，咽頭とよばれる領域）が狭くなることによって呼吸が停止，あるいは十分な呼吸に至らないため，覚醒してしまう病態である．

*閉塞性睡眠時無呼吸（OSA）
閉塞性睡眠時無呼吸（OSA）は，国際的な睡眠障害の分類として学術的に用いられている用語で，保険診療で使用される睡眠時無呼吸症候群（SAS：Sleep Apnea Syndrome）と同義です．

患者は寝ているつもりであっても十分な睡眠が取れていない．このため起床時の頭痛，日中の眠気といった症状がみられる．患者は就寝時に低酸素あるいは高二酸化炭素状態，また血圧の変動にさらされることにより循環器疾患の合併が多く，重症例では生命予後に関わる．日中の眠気は，仕事効率の低下や作業事故といった社会的問題も抱える．

2）OSAのメカニズムと治療法

なぜ気道が閉塞するのか．人は，寝ると舌がリラックスする．舌は軟口蓋にもたれかかり，気道を狭くさせる．気道の大きさを維持しようとする筋肉も就寝時は休むため，気道が狭い状態は続く．ここで肥満があると，気道周囲の脂肪が多く，より気道は狭くなり，閉塞することになる．したがって，肥満はOSAの代表的なリスクである．

閉塞のリスクは，このほかに顎顔面形態がある．小さな下顎や奥行きの浅い顔面では，構造的に気道が狭くなる．このため，治療法の1つに上下顎骨を前方に移動させ，気道を拡げる手術がある．

また下顎を前方に誘導させると，舌や軟口蓋の後方にある気道が拡がる．これを利用し，下顎を前方に牽引させる口腔内装置（OA）が治療法として確立している（図2-29）．つまり，OSAは歯科が治療に関わる疾患である．ただし睡眠中の疾患は多数あり，OSAの診断は医師によって行われる．

2. 睡眠ポリグラフ検査（PSG）

OSAの診断に必要な検査が，**睡眠ポリグラフ検査（PSG）**である．PSGはポリソムノグラフィ（Polysomnography）の略語であり，「ポリ（たくさんの）」「ソムノ（睡眠）」「グラフィ（記録）」からなる造語である．その名のとおり，たくさんのセンサーから構成される検査で，患者はこれらのセンサーをつけた状態で一終夜過ごす．このため入院での検査となり，周囲の物音などの影響を受けないよう個室で行われる．

OSA：Obstructive Sleep Apnea（閉塞性睡眠時無呼吸）
OA：Oral Appliance（口腔内装置）

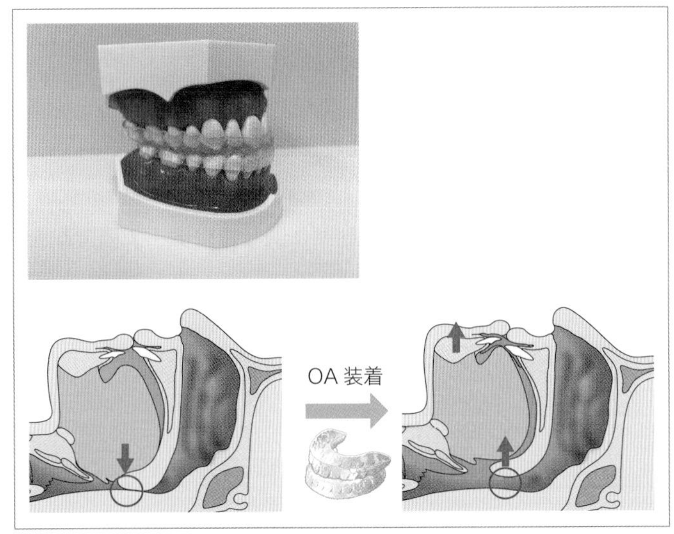

図 2-29 **口腔内装置（OA）と治療のメカニズム**
口腔内装置（OA）を装着することで下顎（舌・軟口蓋）が前方に移動し，睡眠中の気道が確保される．

1）代表的なセンサーとその目的

多種のセンサーを利用して，無呼吸や低呼吸*の生じる回数，睡眠の質の状態などを評価する．睡眠の検査にはこのほか，在宅で行える検査施設外睡眠検査（簡易検査）もあるが，センサーが簡略化されるため脳波などが十分に記録できない．そのため，OSA の診断には睡眠ポリグラフ検査がゴールドスタンダードとされている．

*低呼吸
上気道の閉塞のため，呼吸流量が低下した状態のことです．

なお，睡眠ポリグラフ検査は OSA だけでなく，さまざまな睡眠中の疾患の診断に利用される．以下に睡眠ポリグラフ検査の代表的な項目をあげる．

(1) 脳波

患者が寝ているか起きているかは，脳波で判断される．睡眠はまどろみの状態から熟睡した状態へ進むが（ノンレム睡眠），この際，脳波はゆったりとした波形に変化をしていく．また起きる状態に向かい，レム睡眠がみられる．脳波はこれらの睡眠の段階や種類の判断に利用される．センサーは左右の前頭部，中心部，後頭部につけられるのが一般的である．

(2) エアフローセンサー

鼻と口に装着される．呼吸によって空気は，鼻あるいは口から流入し，肺に入ったのち，再び鼻と口から吐き出される．この空気の出入りを感知するセンサーで，無呼吸あるいは低呼吸を診断する．

(3) パルスオキシメータ

血液中の酸素の状態，脈拍数を測定するものである．睡眠ポリグラフ検査では通常，手の指先で測定する．OSA 患者では，閉塞性の無呼吸や低呼吸になった場合，血液中の酸素濃度が低下する（このため患者は息苦しくなり，脳波上覚醒し，睡眠の質が低下する）．

2）無呼吸低呼吸指数

無呼吸低呼吸指数（AHI） は，睡眠ポリグラフ検査で得られる結果のなかでも重要な項目の 1 つである．AHI は 1 時間あたりの無呼吸と低呼吸の回数で，OSA の診断と重症度の判定に利用される．

OSA の定義は「AHI が 5 以上 15 未満で臨床症状や合併疾患を伴う」あるいは「AHI が 15 以上」とされており，重症度に関しては表 2-7 の分類を利用する施設が多い．

表 2-7　OSA の重症度分類

軽症	中等症	重症
5 ≦ AHI < 15	15 ≦ AHI < 30	30 ≦ AHI

参考文献

1）福島和昭監：歯科麻酔学 第 8 版．医歯薬出版，2019．
2）阿部佳子：バイタルサイン・モニター心電図の見方―今さら人に聞けないベーシック Ver―．日本歯科麻酔学会雑誌，47（2）：89 ～ 93，2019．
3）石原和幸：誤嚥性肺炎について各論的に学ぶ 口腔内細菌と唾液の役割．診断と治療，106（10）：1229 ～ 1234，2018．
4）日本高血圧学会：高血圧治療ガイドライン 2019．ライフサイエンス出版，東京，2019．http://kokuhoken.net/jdsa/publication/file/guideline/statement_ht_adrenalin_local_anesthesia.pdf
5）日本臨床検査医学会：臨床検査のガイドライン JSLM2021．日本臨床検査医学会，2021．
6）Martin Dolgin：Nomenclature and Criteria for Diagnosis of Diseases of the Heart and Great Vessels 9th Edition. Little Brown, 1994.
7）（社）日本循環器学会：感染性心内膜炎の予防と治療に関するガイドライン（2017 年改訂版）．2018．https://www.j-circ.or.jp/cms/wp-content/uploads/2020/02/JCS2017_nakatani_h.pdf
8）日本呼吸器学会：COPD（慢性閉塞性肺疾患）診断と治療のためのガイドライン 2022〔第 6 版〕．日本呼吸器学会，2022．
9）厚生労働省：令和 2 年（2020）人口動態統計（確定数）の概況．2022．https://www.mhlw.go.jp/toukei/saikin/hw/jinkou/kakutei20/index.html
10）日本呼吸器学会びまん性肺疾患診断・治療ガイドライン作成委員会：特発性間質性肺炎の診断・治療ガイドライン．日本呼吸器学会雑誌，43（3）：179 ～ 207，2005．
11）日本睡眠学会編：改訂版 臨床睡眠検査マニュアル．ライフ・サイエンス，東京，2015．

AHI：Apnea Hypopnea Index（無呼吸低呼吸指数）

3章 血液学的検査

到達目標

❶ 血液の役割を説明できる.
❷ 血漿と血清の違いを説明できる.
❸ 血球検査を概説できる.
❹ 採血法を説明できる.
❺ 赤血球数の変化と貧血の検査を説明できる.
❻ 白血球数，白血球分画の変化と関連する検査を説明できる.
❼ 出血・凝固の過程と関連する検査を説明できる.

1 血液学的検査の基本

1．血液の概要

血液は，心・血管系の中を循環する液体である．血液は生命の維持にきわめて重要である．通常成人において，血液量は体重の約 8％（1/13），すなわち体重 1kg あたり約 80mL を占める（例：体重 60kg の成人では血液量は約 4 ～ 5L となる）.

1）血液の役割と成分

血液の役割には主に①運搬，②生体防御，③止血の 3 つがある（表 3-1）.

血液の約 45％ は細胞成分の**血球**で，赤血球・白血球・血小板からなる．残りの約 55％ が液状成分の**血漿**（けっしょう）である（図 3-1）．血漿の約 90％ は水で，ここにタンパク質・糖質・脂質・電解質・無機質・酵素・ビタミン・ホルモンなどの物質が溶け込んでいる.

2）血球と血漿

採血した血液に**抗凝固剤**（血液の凝固を防ぐ薬剤）を加え，遠心分離すると血漿と血球に分離される（図 3-2-A，B）.

3）血餅と血清

血液から血球成分とフィブリノゲン（血液の凝固因子，p.59 参照）を除いたものを**血清**（けっせい）という．採血した血液をそのまま放置すると，血液凝固が進行し，固形成分の**血餅**（けっぺい）と液体成分の血清に分離される（図 3-2-C，D）.

表 3-1　**血液の役割**

①運搬	O_2，CO_2，ホルモン，栄養，エネルギーなどを運ぶ．
②生体防御	病原体，異物などから生体を守る．
③止血	血管の損傷部位を塞ぎ，出血を止める．

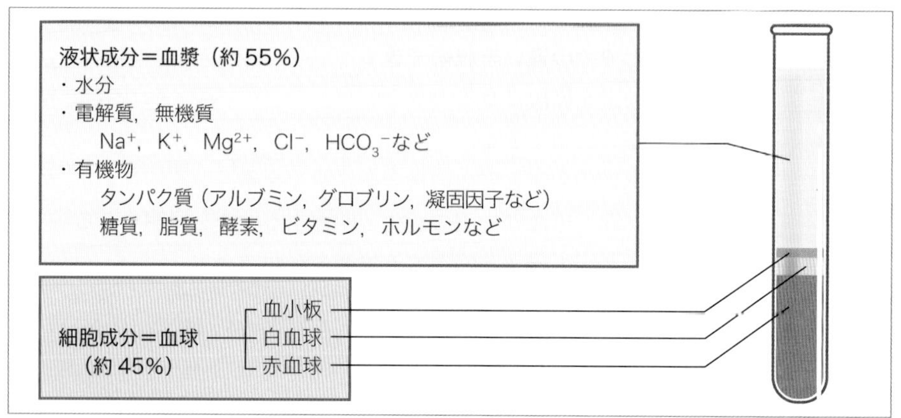

図 3-1　**血液の成分構成**

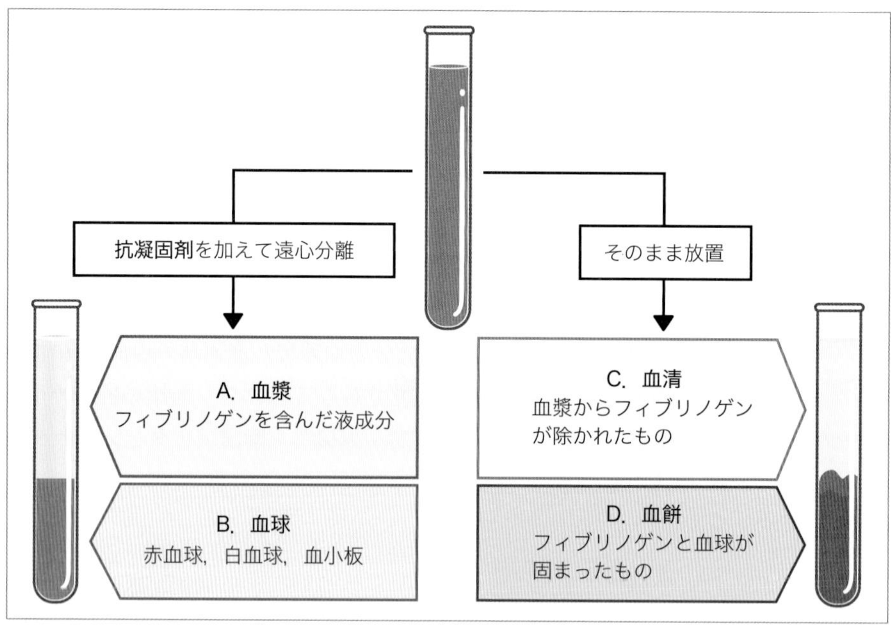

図 3-2　**血液の分離**

2. 採血

血液は，血液学的検査のほか，免疫・血清学的検査，血液ガス分析，血液培養検査などを目的として採取される．血液の成分は性別や年齢のほか，食事・時間・運動・体位・季節などの条件によって変動する．このため，一定の条件下で採血することが望まれる．

1）採血法

静脈穿刺(せんし)による採血法には，**ホルダー採血法（真空採血法）**と**注射器採血法**があり，一般的にはホルダー採血法で行われる．ホルダー採血法では，ホルダーに翼状針(よくじょうしん)や採血針を接続したものを用いる．針を血管に刺入(しにゅう)した後にホルダーに真空採血管を差し込むと，穿刺針(せんししん)（後方針）が真空採血管の栓を貫通し，採血管内の陰圧により血液が採血管内に流入する（図 3-3）．

本書では，血液流入で穿刺時に血管穿刺の確認が可能である翼状針を接続した，採血ホルダーを用いる採血法について説明する．一方，歯科における多血小板血漿（PRP）療法時の採血や，検査によっては注射器採血法で行わなければならない場合もあるので，あわせて理解しておくことが望ましい（表 3-2）．

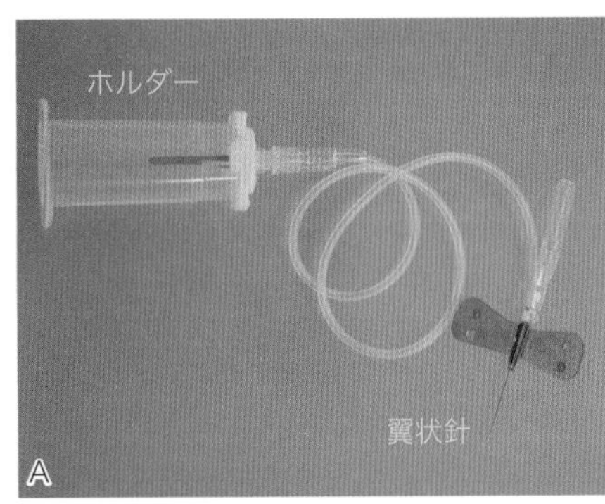

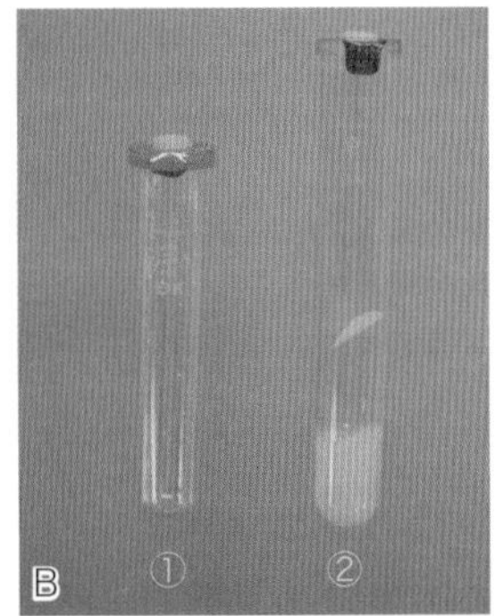

図 3-3　**ホルダー採血法に用いる器材**
A：翼状針が接続されたホルダー．
B-①：抗凝固剤入りの真空採血管．血球検査や凝固機能検査に用いる．
B-②：抗凝固剤を含まない真空採血管．血液生化学検査や内分泌学的検査などに用いる．白い充填物は血清と血餅を分ける血清分離剤（ゲル）である．

表 3-2　**注射器採血法の特徴**

欠点	・血液の分注時における医療従事者の針刺し事故の危険性が大きい． ・採血量が多い場合，採血から分注までの時間が長くなり，検体が凝固するリスクが高まる． ・複数の採血管に採取する場合に，採血量の過不足が生じるリスクがある．
注射器採血が行われる場合	・血管が細い患者などで，ホルダー採血法が困難な場合． ・血液培養や自家多血小板血漿（PRP）作製など，ホルダー採血法が認められない採血管を使用する場合． ・血液ガス検査用の採血を行う場合．

PRP：Platelet Rich Plasma（多血小板血漿）

2）採血のポイント

(1) 採血室

採血室は，どのような患者もアクセスが容易で，プライバシーが守られ，リラックスして安全に採血を受けられるよう環境を整備する．

(2) 必要物品

採血時は図 3-4 の物品を準備する．

(3) 採血手順（ホルダー採血法）

❶ 患者の同意

担当医は，採血の内容・必要性，起こりうる問題点などについて患者に説明し，同意を得る．

❷ 器材の準備

採血者は必要物品を準備する．真空採血管は，検査項目に応じて準備する．真空採血管については，ラベルが適切に貼られていること，ラベルの記載内容を確認する．

❸ 患者の確認

姓名などを患者に名乗ってもらい，患者の確認を行う．また，事前に確認すべき事項について患者に尋ねる．

❹ 採血の準備

採血者はアルコール擦式手指消毒薬で手指消毒し，使い捨て手袋を着用する．採血ホルダーに採血針を取り付け，患者に採血に適した姿勢をとってもらう．この段階で目視および指で触れて，穿刺すべき血管について見当をつけておく．

❺ 駆血帯の装着（血管選択）

駆血帯（くけつたい）を装着する．静脈採血での駆血*時間は 1 分以内が望ましい．駆血による測定値への影響を最小限にとどめる必要がある．患者に手を軽く握ってもらい，指で触れて穿刺する血管を決定する．

*駆血

圧迫によって目的の血管を浮き上がらせることです．

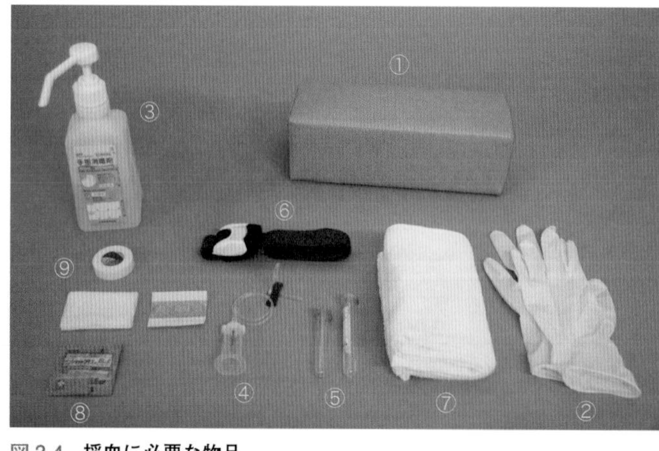

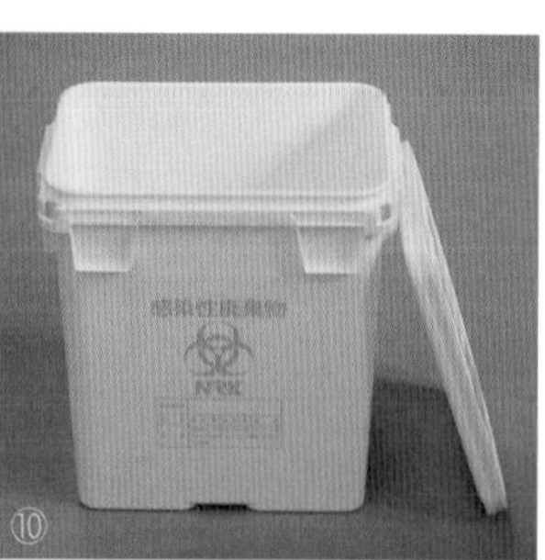

図 3-4　採血に必要な物品

①採血用腕枕，②使い捨て手袋，③アルコール擦式手指消毒薬，④翼状針付き採血ホルダー，⑤真空採血管，⑥駆血帯，⑦温タオル，⑧消毒薬および消毒綿，⑨ガーゼ，絆創膏およびテープ，⑩鋭利器材用の廃棄容器

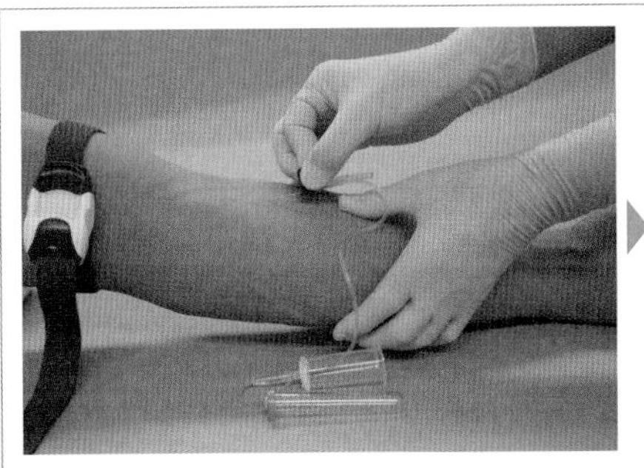
①親指で穿刺部位の3～5 cm末梢側を軽く押さえて皮膚を緊張させる.

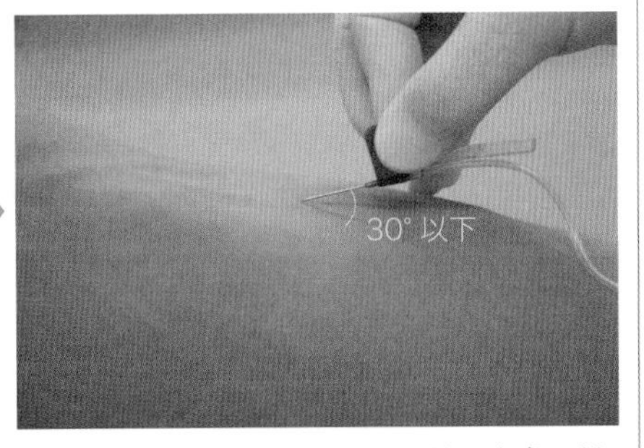

②注射針の刃面を上に向け，針を皮膚に対して30度以下の角度で刺入する.

図3-5　**針の刺入**

❻ 消毒

穿刺部位の消毒を行い，消毒液が乾燥するまで待つ.

❼ 針の刺入

親指で穿刺部位よりも3～5cm末梢側（指先側）を軽く押さえて皮膚を緊張させると，血管の固定や針の刺入が容易になる場合がある（図3-5-①）．刃面を上に向け，針を血管の走行に沿って皮膚に対して30度以下の角度で刺入する（図3-5-②）．針の先端が血管内に入ったのち，針の角度を皮膚と平行にしてさらに2～3mm進めると，針が十分に血管内に挿入されて安定する.

❽ 採血

針への血液の流入を確認し，針を血管内に確実に挿入した後，針が動かないよう，翼状針の翼部を保持する．ホルダーに採血管を挿入し，必要量の血液を採取する．採血が終了したら，採血管を抜く.

❾ 抜針

駆血帯を解除する．穿刺部位に消毒綿，またはガーゼを軽くあてた状態で針を抜き，止血を確認できるまで5分間程度，穿刺部位を圧迫する.

❿ 廃棄

針と採血ホルダーを一体にしたまま，黄色のバイオハザードマークの付いた鋭利器材用の感染性廃棄容器（図3-4-⑩）に廃棄する.

3. 血液学的検査とは

何らかの疾患や病態があると，血液の成分が変化し，健康な状態とは異なってくる．例えば，貧血の状態では赤血球数が減少し，感染症にかかると白血球が増加する．このように血液学的検査は，血液疾患や感染症，あるいは肝疾患といった全身疾患の検査として重要な検査である.

1）血球に関する検査

血球検査では，各血球の数を測定する（血球計算，略して**血算**ともいう）．そして，各血球の形態異常の有無を顕微鏡で観察する（形態検査）．また血球検査はスクリーニング検査として，初診時や健康診断・人間ドックなどにおける基本的検査としても行われる．

（1）赤血球の検査

血液の単位容積あたりの赤血球数が減少，またはヘモグロビン濃度が低下した病態を**貧血**という．一方，赤血球数が多い病態を多血症（赤血球増加症）という．赤血球数の測定は，赤血球の造血機構に異常をきたす病態・疾患の診断にも重要である（p.50 参照）．

（2）赤血球沈降速度検査

抗凝固剤と血液を１：４の割合で混ぜ，ガラス管に入れて垂直に立てておくと，赤血球が沈降する．この沈降する速さを**赤血球沈降速度**という．

赤血球沈降速度の測定は，急性炎症などの病変を見つけるためのスクリーニング検査（炎症マーカー*）として行われる．また，病変が改善すると赤血球沈降速度の促進も改善されるので，経過観察の指標にもなる．

Link
赤血球沈降速度
p.76

***炎症マーカー**
炎症マーカーとしては，現在ではCRPが多く用いられています（p.76 参照）．

（3）白血球の検査

白血球数は，炎症の診断・経過観察の際に評価の指標となる．また，白血球を分類したときの各種の血球の割合を**白血球分画**という．細菌やウイルスのほか，腫瘍など疾患の原因によって白血球分画の比率は変化するため，白血球数とあわせて重要な検査項目である（p.54 ～ 55 参照）．

（4）血小板の検査

血小板は，外傷などで血管が傷ついて出血したとき，損傷した血管部位に粘着し，さらに血小板同士が凝集して**血栓**（血の塊）を形成し，止血の第一段階（一次止血）を担う．そのため血小板数の検査では，この一次止血が正常に働いているかどうかを評価することができる（p.60 参照）．

2）出血・凝固に関する検査

血液は正常時，血管内で流動性を保ち，血管から漏れることなく体内を循環している．血管が損傷されると出血が起こる．出血部位の血管が収縮し，血栓によって止血されると，血管壁の細胞が増殖して，血管が修復される．その後，不要となった血栓は溶解される．これを**線溶**という．止血は，血小板が関わる**一次止血**と，凝固因子が関わる**二次止血**に分けられ，一次止血から線溶までの一連の流れを止血機構という．

止血機構の異常を調べる検査は，一次止血の異常を調べる血小板や血管壁の検査のほか，二次止血の異常を調べる凝固因子の検査，線溶系因子の異常を調べる線溶検査に分けられる（p.61 ～ 64 参照）．

COFFEE BREAK

造血とは

循環血中の血液細胞（血球）の寿命は比較的短く，数日～約４カ月で新しい細胞と交替します．血液細胞の新生を**造血**といい，骨髄で起こります．

骨髄は栄養豊富な海綿状組織で，その約半分が造血を行う赤色骨髄であり，胸骨，肋骨，脊椎，頭蓋骨などに分布します．その他の部位は脂肪が蓄積した黄色骨髄で，主に体肢骨に分布し，大量出血などで造血が必要な場合には造血細胞が出現して，赤色骨髄に置き換わります．

骨髄の造血細胞には，すべての血液細胞の母細胞である**造血幹細胞**と，種々の成熟段階にある血液細胞があります（**図**）．

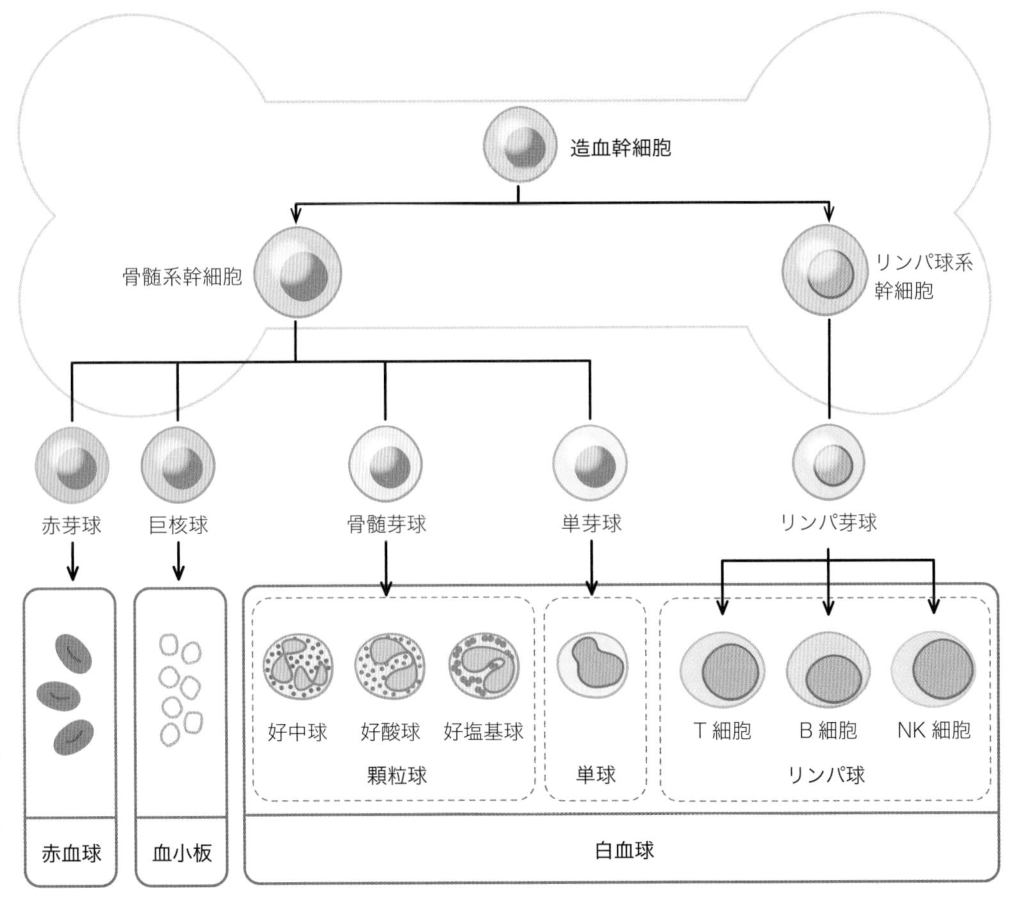

図　造血幹細胞の分化（成熟）

2 赤血球の検査（貧血の検査）

1．赤血球とヘモグロビン

赤血球は，両面の中央部が陥凹（かんおう）した直径 7 〜 9 μm の円盤状の細胞で，その大部分（約 95％）は**ヘモグロビン**で構成されている．ヘモグロビンには**ヘム鉄**が含まれており，ヘム鉄が酸素と結びつくことで，赤血球は酸素を運搬することができる（図 3-6）．このため，赤血球の酸素を運搬する能力は，血液中のヘモグロビン濃度によって決定される．また赤血球は変形能に富み，内径 4 μm の毛細血管内をも通過することができる．この変形能によって，赤血球は酸素を全身の組織へくまなく供給することができる．

私たちの体内には約 25 兆個もの赤血球があり，1 秒間に約 100 〜 200 万個，1 日で約 2,000 億個の赤血球が骨髄内でつくられる．その後，増殖・分化を繰り返し，寿命（約 120 日）がくると脾臓（ひぞう）のマクロファージによって貪食され，崩壊する．

2．赤血球に関連する検査（表 3-3）

1）赤血球数（RBC）

末梢静脈血 1 μL 中の赤血球の数（単位：/μL）で示される．血液中の赤血球数が低下した状態を貧血といい，増加すると多血症（赤血球増加症）が考えられる．

2）ヘモグロビン濃度（Hb 濃度）

赤血球に含まれるヘモグロビンの濃度のことで，血液 1dL 中の質量（単位：g/dL）で表される．赤血球数と同じく，血中のヘモグロビン濃度は貧血で低値となり，多血症で高値となる．

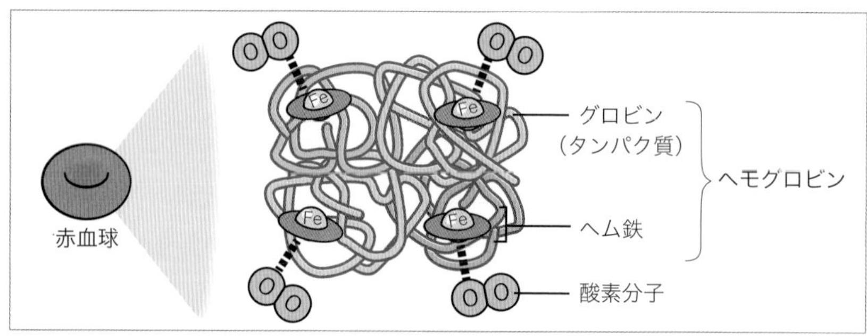

図 3-6　赤血球の構造
赤血球のヘモグロビン中にあるヘム鉄が酸素と結びつき，全身に酸素を運ぶ．

RBC：Red Blood Cell（赤血球）
Hb：Hemoglobin（ヘモグロビン）

高齢になると健常者でもヘモグロビン濃度は低下し，男女差は小さくなる．また妊婦は赤血球数とヘモグロビン量が増加するが，循環血漿量も著しく増加するため，相対的にヘモグロビン濃度は低下する．

3）ヘマトクリット（Ht）

全血液中に占める赤血球の容積比率（単位：%）のことである．赤血球数・ヘモグロビン濃度とともに，貧血を診断する指標の1つである．赤血球数が多くても，何らかの異常によって個々の赤血球の容積が小さければ，ヘマトクリット値は低くなる．そのため，赤血球数とヘマトクリット値は連動しない場合がある．

4）赤血球指数

（1）赤血球指数とは

赤血球指数（赤血球恒数）とは，赤血球1個の平均的な大きさや，その中に含まれるヘモグロビンの量や濃度を調べる検査項目である．赤血球数だけではわからない「赤血球の質」を知ることができる（表3-4）．

（2）赤血球指数による貧血の分類

貧血は，赤血球指数によって大きく3つに分類される（表3-5）．貧血を診断するには，鉄欠乏性貧血といった原因による分類（後述）だけでなく，この赤血球指数による分類も重要となる．

表3-3　赤血球に関連する検査項目と基準値

検査項目	基準値（単位）
赤血球数（RBC）	男性：430万～560万 女性：380万～500万（/μL）
ヘモグロビン濃度（Hb濃度）	男性：13.5～17 女性：11.5～15（g/dL）
ヘマトクリット（Ht）	男性：40～50 女性：35～45（%）

表3-4　赤血球指数の基準値

検査項目	内容	基準値（単位）
平均赤血球容積（MCV）	赤血球1個の大きさの平均値	83～99（fL）
平均赤血球ヘモグロビン量（MCH）	赤血球1個あたりのヘモグロビン量の平均値	27～34（pg）
平均赤血球ヘモグロビン濃度（MCHC）	一定容積の赤血球に含まれるヘモグロビンの濃度	31～36（g/dL）

Ht：Hematocrit（ヘマトクリット）
MCV：Mean Corpuscular Volume（平均赤血球容積）
MCH：Mean Corpuscular Hemoglobin（平均赤血球ヘモグロビン量）
MCHC：Mean Corpuscular Hemoglobin Concentration（平均赤血球ヘモグロビン濃度）

表 3-5　赤血球指数による貧血の分類

	小球性低色素性貧血	正球性正色素性貧血	大球性正色素性貧血
貧血の型	赤血球が小さく，ヘモグロビン濃度も減少する貧血	赤血球の大きさ，ヘモグロビン濃度ともに正常な貧血	赤血球が大きく，ヘモグロビン濃度が正常な貧血
MCV（単位：fL）	< 80	80≦MCV < 100	≧100
MCHC（単位：g/dL）	< 31	31≦MCHC < 36	31≦MCHC < 36
主な貧血	鉄欠乏性貧血，サラセミア，慢性疾患による貧血	溶血性貧血，出血性貧血，腎性貧血，再生不良性貧血	巨赤芽球性貧血（悪性貧血）

3. 赤血球の検査に関わる疾患（貧血）

赤血球の異常を示す代表的な疾患として，**貧血**があげられる．貧血とは，赤血球数またはヘモグロビン濃度が低下した状態のことである．

1）鉄欠乏性貧血

体内の鉄が不足することで起きる貧血で，一般に若年～中年女性に多く，貧血のなかで最も頻度が高い．検査項目として，血清鉄や血清フェリチンは低下するが，トランスフェリン（血清中の鉄結合タンパク質）が増加するため，不飽和鉄結合能(UIBC)や総鉄結合能（TIBC)は上昇する．また，トランスフェリン飽和度（TSAT)は低下する．

Link
血清鉄
フェリチン
トランスフェリン
不飽和鉄結合能(UIBC)
総鉄結合能(TIBC)
トランスフェリン飽和度（TSAT）
p.125-126

鉄欠乏性貧血が起こる原因として，女性では月経，子宮筋腫，子宮内膜症などによる性器出血，または妊娠に伴う鉄需要の増大が多くあげられる．男女共通の原因としては，慢性消化管出血，痔出血などがある．

頭痛，めまい，動悸，息切れ，易疲労感，眼瞼結膜（がんけんけつまく）（まぶたの裏の粘膜）の蒼白や，さじ状爪（スプーンネイル）などが見られる．口腔に現れる代表的な症状としては，口腔粘膜や咽頭粘膜の萎縮による**プランマー・ビンソン〈Plummer-Vinson〉症候群**（舌炎，口角炎，嚥下障害）がある（図 3-7）．

2）巨赤芽球性貧血

骨髄で正常な赤血球が合成されるためには，鉄のほかにビタミン B_{12} と葉酸が欠かせない．特に，食物から経口摂取されたビタミン B_{12} は，胃粘膜から分泌される内因子と結合して，体内に吸収される．そのため，胃癌治療による胃切除などで胃粘膜の内因子の分泌不全が生じると，ビタミン B_{12} が欠乏し（吸収障害），異常な赤血球(巨赤芽球)がつくられてしまう．これによって生じる貧血を**巨赤芽球性貧血**といい，胃粘膜の内因子の分泌不全が自己免疫疾患により起こるものを**悪性貧血**という．

悪性貧血では，悪心，嘔吐，腹痛，下痢などの消化器症状のほか，一般的な貧血症状や**ハンター〈Hunter〉舌炎**（図 3-8）とよばれる舌乳頭の萎縮・発赤を呈する．また，内視鏡検査では著明な胃粘膜萎縮を認める．

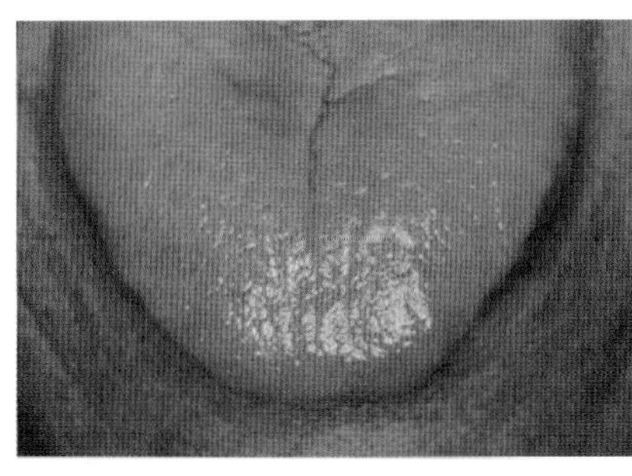
図 3-7　**プランマー・ビンソン症候群（舌炎）**
鉄欠乏性貧血によって，舌乳頭が萎縮して舌が平らになり（平滑舌），ひりひりとした痛みが生じる．口角炎を合併する頻度も高い．

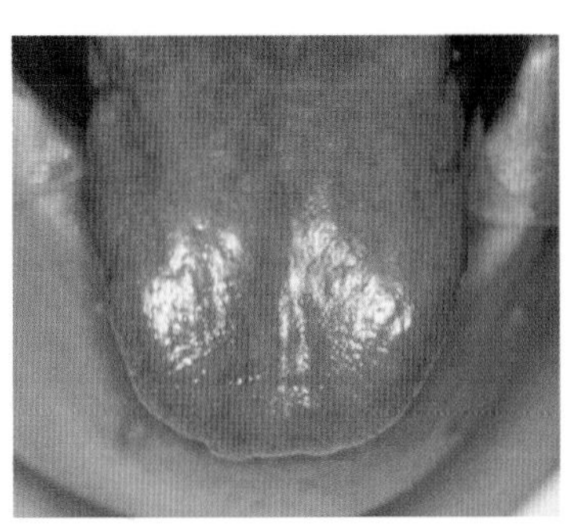
図 3-8　**ハンター舌炎**
悪性貧血によって舌乳頭の萎縮と舌の発赤，ひりひりとした痛みが生じる．

3）再生不良性貧血

再生不良性貧血は，血球の元となる造血幹細胞が減少することで，血液中の赤血球，白血球，血小板のすべての血球が減少する貧血である．この状態を**汎血球減少**（はんけっきゅうげんしょう）とよぶ．赤血球の減少による酸素欠乏の症状から，倦怠感や動悸，息切れなどが起きる．また，白血球の減少によって肺炎などの細菌感染症を起こしやすくなり，血小板の減少は出血傾向を招く．血球数は減少するが，多くの場合それぞれの血球の形態や機能などは正常に保たれる．

指標には，未熟な赤血球である**網赤血球数**（もうせっけっきゅう）も用いられる．再生不良性貧血では骨髄の造血能力（赤血球をつくりだす能力）自体が低下するため，網赤血球数は減少する．

4）溶血性貧血

溶血性貧血は，血管の中を流れる赤血球が破壊されること（**溶血**）により起こる．これにより，貧血に伴う息切れやふらつきのほか，眼球が黄色になったり（黄疸），胆石，褐色尿などの症状が出現する．先天性のものでは遺伝性球状赤血球症やサラセミア*などがあり，後天性のものとしては，自己免疫性溶血性貧血や発作性夜間ヘモグロビン尿症などがある．

*サラセミア
ヘモグロビンのグロビン鎖の合成障害が原因で生じる先天性溶血性貧血です．

溶血性貧血では赤血球数が減少する一方で，末梢血液中の赤血球がどんどん破壊されるため，骨髄における赤血球の生成が追いつかず，未熟な状態のまま赤血球が末梢血液中に放出される．これにより網赤血球数が増加する．

3 白血球の検査

Link
白血球と免疫
p.129-131

1. 白血球とは

白血球の主な役割は，体内に侵入した病原微生物や異物から身体を守ること（免疫）である．白血球は形態により**好中球**，**好酸球**，**好塩基球**，**単球**，**リンパ球**の5種類に分類され，それぞれが異なった機序の免疫能をもつ．このうち，好中球，好酸球，好塩基球を**顆粒球**という．白血球のなかで最も多いのは好中球で，次に多いのはリンパ球である（表 3-6）．

病原微生物の侵入などによって体内に炎症が起きると，血液中の白血球はそれぞれがもつ免疫能に応じて，血管外組織へ自発的に移動することができ，これを**遊走能**という．

2. 白血球に関連する検査（表 3-7）

1）白血球数（WBC）

体内に炎症があるときや，血液疾患で数値の変動がみられる．一般に，小児の白血球数は成人より多い．

表 3-6　白血球の種類と役割

種類		細胞形態	役割
顆粒球	好中球		・白血球のなかで最も多い． ・特に細菌感染症で増加する． ・加水分解酵素や活性酸素により細菌を貪食・殺菌する．
	好酸球		・寄生虫感染に対する免疫を担当する． ・アレルギーに関わる．
	好塩基球		・好酸球と同様に寄生虫に対して傷害性をもつ． ・細胞内にヒスタミンなどを含み，アレルギー反応を引き起こすことがある．
単球			・外から侵入した異物を貪食する． ・血液中の単球が組織に遊走するとマクロファージに分化する．
リンパ球			・免疫の中心的役割を果たす． ・T 細胞，B 細胞，NK 細胞に分類される． ・特にウイルス感染症で増加する．

WBC：White Blood Cell（白血球）

Link
桿状核球と分葉核球
p.75

Link
全身性エリテマトーデス
p.140-141

表 3-7　白血球数と白血球分画の基準値

検査項目			基準値（単位）
白血球数（WBC）			3,300 ～ 8,600（/μL）
白血球分画	好中球	桿状核球	2 ～ 13（%）
		分葉核球	38 ～ 58.9（%）
	好酸球		0 ～ 5（%）
	好塩基球		0 ～ 1（%）
	単球		2.3 ～ 7.7（%）
	リンパ球		26 ～ 46.6（%）

表 3-8　白血球分画と異常を示す主な疾患

白血球の種類	増加する疾患	減少する疾患
好中球	細菌感染症 中毒・ストレス ステロイド性抗炎症薬 組織破壊（外傷・心筋梗塞） 悪性腫瘍，慢性骨髄性白血病	再生不良性貧血，急性白血病 ウイルス感染症 全身性エリテマトーデス 抗悪性腫瘍薬，放射線治療 肝硬変
好酸球	寄生虫 薬剤アレルギー アレルギー性疾患 慢性骨髄性白血病	再生不良性貧血 ステロイド性抗炎症薬 ストレス
好塩基球	潰瘍性大腸炎 アレルギー性疾患 慢性骨髄性白血病	
単球	悪性リンパ腫，単球性白血病 炎症性腸疾患	
リンパ球	ウイルス感染症 慢性リンパ性白血病	悪性リンパ腫 AIDS 全身性エリテマトーデス 免疫抑制薬，抗悪性腫瘍薬

（文献 7）より）

2）白血球分画

白血球における好中球，好酸球，好塩基球，単球，リンパ球の割合を**白血球分画**という．一般に，細菌感染では好中球が増加し，ウイルス感染ではリンパ球が，アレルギー疾患や寄生虫疾患では好酸球が増加する（表 3-8）．

3. 白血球の検査に関わる疾患

1）炎症性疾患

誤嚥性肺炎や歯性感染症などの細菌感染症では，白血球の増加が認められ，そのほとんどが好中球である．細菌感染症を含む炎症性疾患では，白血球数のほかCRP なども確認し，総合的に検討することが重要である（詳細は 4 章を参照）．

2）抗悪性腫瘍薬による骨髄抑制

特に抗悪性腫瘍薬によるがん治療（がん化学療法）を受けている患者は，薬の副作用によって骨髄における血球の産生が障害され（**骨髄抑制**），末梢血中の血球が減少することがある．そのうち，特に白血球数が基準値より大幅に減少すると，感染のリスクが非常に高くなる．投与される薬剤の種類や，患者自身の薬剤に対する感受性，薬剤投与回数などにもよるが，おおむね治療開始から７日～14日にかけて，白血球をはじめとする各種血球数が減少する．この時期を**骨髄抑制期**といい，血球数が最も少なくなるときを**ナディア**（Nadir）という（図 3-9）．

3）白血病

白血病とは，いわゆる血液中の血球（主に白血球）のがんである．血球は骨髄でつくられるが，血球の元となる造血幹細胞が骨髄内でがん化し（白血病細胞），増殖する病気を白血病という．白血病細胞が増えることで血小板などの正常な血球が減るため，白血病では皮膚や粘膜に点状の出血斑や鼻出血，歯肉出血が出現し，止血困難になることがある（図 3-10）．血小板数の減少に凝固因子（p.61 参照）の異常を併発することもあるので，血球数以外の検査値の変動にも注意が必要である．

白血病は，血液学的所見や臨床症状の違いから，**急性型**と**慢性型**に区別される．急性白血病（急激に症状が始まる）では，骨髄内でがん化した白血病細胞が未分化（未成熟）な状態で無制限に増殖する．一方，慢性白血病（長期間症状が持続する）では異常な白血病細胞が分化して徐々に増殖するため，成熟はしても，正常な血球と同等の機能を果たすことができないことが多い．

さらに，白血病はがん化する細胞の種類によって，**骨髄性**と**リンパ性**の２種類に大別される．リンパ球ががん化するものをリンパ性，リンパ球を除く好中球などの顆粒球ががん化するものを骨髄性という．

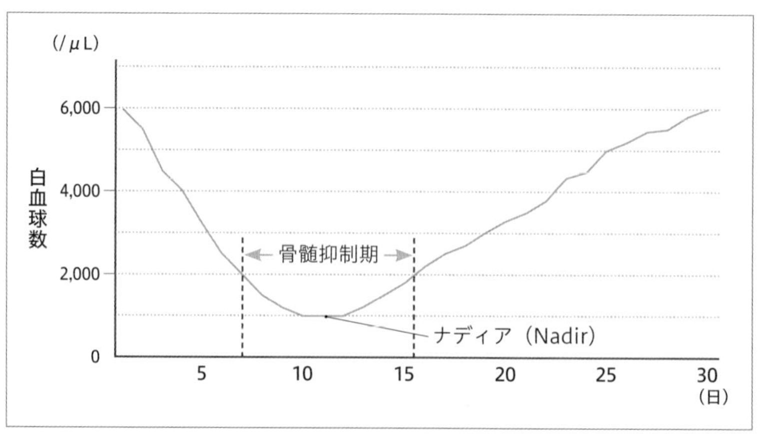

図 3-9　**がん化学療法における白血球数の変化と骨髄抑制期**
一般的に，白血球数が 2,000/μL を下回る時期を骨髄抑制期といい，白血球をはじめとする血球数が最も少なくなる時点をナディア（Nadir）という．

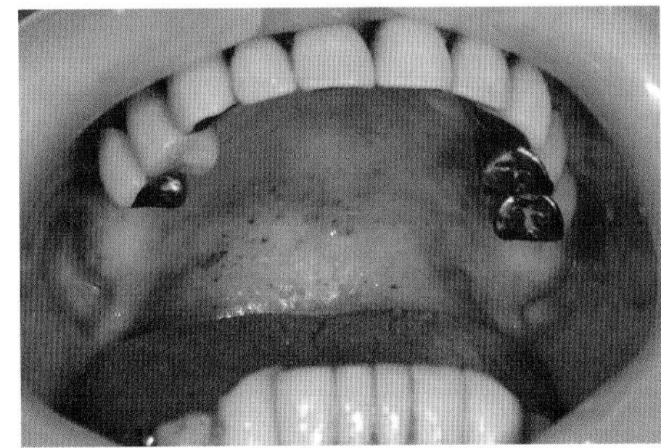

図 3-10 **慢性骨髄性白血病患者の口腔内**
白血球数：1,000/μL，赤血球数：260 万 / μL，血小板数：2,000/μL と，すべての血球が基準値より大きく下がっている．口腔粘膜は白色で貧血様となり，口蓋には点状の出血斑がみられる．舌は乾燥し，舌乳頭萎縮が見られる．血球検査の結果と併せて口腔粘膜の状態を観察することでも血液の異常を疑い，歯科衛生士が行う口腔健康管理に生かすことができる．

*白血病裂孔
急性骨髄性白血病の患者の末梢血においては，分化能を失った多数の幼若な骨髄芽球と，少数の正常な成熟顆粒球のみが見られます．つまり中間の分化段階の顆粒球が欠落しており，この状態を白血病裂孔といいます．

以上のことから，白血病は次に示す 4 つの病型に分けられる．

(1) 急性骨髄性白血病（AML）

急性骨髄性白血病は，骨髄中の骨髄芽球（顆粒球に分化する過程の未熟な細胞）に異常が起こってがん化し，これが未成熟なまま骨髄内で無制限に増殖する疾患である．病気の進行は急激であるため，早期の診断とがん化学療法の開始が重要である．正常な造血機能に回復し，寛解状態にさせることが第一の目標となる．

急性骨髄性白血病では，**白血病裂孔**（れっこう）*の血液像が観察される．

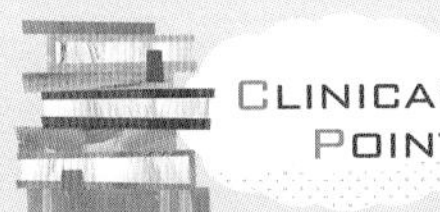

CLINICAL POINT 白血球数の変化を考慮した周術期口腔機能管理

骨髄抑制期には，白血球数＜ 1,000/μL（好中球数＜ 500/μL），血小板数＜ 25,000/μL で感染症などの重篤な症状を起こすおそれが生じます（CTCAE v4.0 による）．これによって治療を中断せざるをえなくなる場合があるため，がん化学療法においては，定期的に採血を実施しながら白血球数をはじめとする検査を行い，患者の全身的な状態を評価する必要があります．

歯科においては，患者の QOL の維持・向上を目的とした周術期口腔機能管理が非常に重要です．がん化学療法が始まる前は，白血球数は正常範囲内にあるので，まだ感染リスクが低いこの時期に患者に口腔衛生指導を行い，患者に合った適切なブラッシングを習得させます（セルフケアの確立）．また，口腔衛生管理として歯石除去，PMTC，栄養指導，感染管理指導を行うことで骨髄抑制期の感染を予防し，治療計画通りに，かつ患者の生活の質を維持したうえで，がん化学療法を完遂することが可能になります．

歯科処置の実施時は，口唇や粘膜を保湿することで保護し，歯科医師の指示のもと，歯周ポケットの洗浄や抗菌薬の塗布，場合によっては抗菌薬の内服投与による感染予防への対策なども必須となります．

また，一般的ながん化学療法では抗悪性腫瘍薬が繰り返し投与されることで，骨髄抑制期間が徐々に伸びていきます．そのため，がん化学療法が複数回実施されている患者への口腔衛生管理では，例えば歯石除去は縁上のみに留めて出血を抑えるなど，さらに慎重な対処が必要となります．

AML：Acute Myeloid Leukemia（急性骨髄性白血病）

(2) 慢性骨髄性白血病（CML）

慢性骨髄性白血病は，骨髄芽球ががん化した状態で成熟し，異常な血球（特に顆粒球）が増殖する病気で，約 10 万人に 1 ～ 1.5 人の割合で発症する．白血病全体の約 20％を占めるが，症状が現れにくいため，健康診断や他の病気の検査で偶然発見されることが多い．多くの患者で**フィラデルフィア染色体**という異常な染色体がみられる．

慢性骨髄性白血病は，急性骨髄性白血病が慢性化した病気ではなく，病気の進行や治療法も異なる．最近の高齢化率の増加と治療の進歩により患者総数は増加傾向である．

(3) 急性リンパ性白血病（ALL）

急性リンパ性白血病は，白血球の一種であるリンパ球が幼若な段階でがん化し，主に骨髄内で無制限に増殖して急速に病状が進行する疾患である．特に小児に多く発症し，成人における年間発症率は約 10 万人に 1 人程度とされている．

(4) 慢性リンパ性白血病（CLL）

慢性リンパ性白血病は，がん化したリンパ球が末梢血液や骨髄，リンパ節，脾臓などで徐々に増殖し，蓄積する疾患である．欧米では最も頻度が高い白血病（全白血病の 30％を占める）だが，日本においては全白血病の 2 ～ 3％に過ぎない．

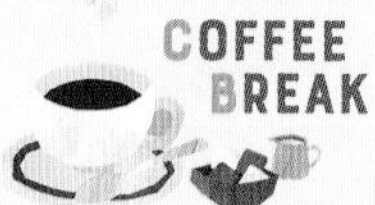

造血幹細胞移植とは

造血幹細胞移植は，血液がんや原発性免疫不全症などに対して完治を目的に行う治療であり，患者（レシピエント）と提供者（ドナー）の HLA （p.147 参照）が適合している必要があります．

患者には移植を実施する 1 週間～ 10 日前より，移植前処置として，大量の抗悪性腫瘍薬の投与や全身への放射線療法を実施し，その後，患者自身およびドナーから事前に採取した造血幹細胞を点滴投与します．この移植前処置によって血液中の腫瘍細胞を破壊し，患者自身の免疫細胞も抑制することでドナーの造血幹細胞が移植後に生着しやすくなりますが，移植前処置は通常のがん化学療法と比較して，非常に強い副作用や合併症が生じることがあります．そのため，造血幹細胞移植の決定に関しては個々の患者ごとに，多職種で慎重な検討が必要です．

造血幹細胞移植を行うと，深い骨髄抑制期が約 3 週間続き，白血球（好中球）数はほぼ 0，血小板数も 1,000/μL 以下となり，連日輸血が実施されます．ドナーから移植された造血幹細胞が患者の骨髄に生着し，新たな血球をつくり出せるまで，歯科衛生士が行う口腔衛生管理は必須です．

CML：Chronic Myeloid Leukemia（慢性骨髄性白血病）
ALL：Acute Lymphocytic Leukemia（急性リンパ性白血病）
CLL：Chronic Lymphocytic Leukemia（慢性リンパ性白血病）

 出血・凝固系検査

1. 出血と凝固（止血）のメカニズム

正常な状態の血液は，血管内で凝固することなく流動性を維持している．しかし，何らかの理由により血管が損傷されると，出血が起こる．そこで生体の正常な反応として，**止血機構**が働く．そのメカニズムの概要は以下の通りである．

1）一次止血

まず出血部位に血小板の凝集が起こり，一次血栓が形成されることを**一次止血**という．一次止血は，血小板の粘着・放出・凝集の 3 つのステップからなる．

(1) 粘着

血管が損傷すると，血管壁のコラーゲン線維が露出する（図 3-11-①，②）．このコラーゲン線維にフォン・ウィルブランド〈von Willebrand〉因子という凝固因子が結合し，その上に血小板が結合して活性化する．

(2) 放出

粘着によって活性化した血小板は，生理活性物質を放出することにより，血管の収縮と血小板凝集を促進させる．

(3) 凝集

血小板同士が，**フィブリノゲン**という凝固因子を介して密に集まり，血栓（一次血栓）を形成する（図 3-11-③）．

2）二次止血

一次血栓は血小板がフィブリノゲンを介して凝集したものであるが，フィブリノゲンによる結合強度が弱く，血小板は容易に分離してしまう．そこで，フィブリノゲンの活性体である**フィブリン**が一次血栓を覆い，より強固な血栓（二次血栓）を形成する（図 3-11-④）．これを**二次止血**といい，この間に血管壁が修復される．

3）線溶

血管壁の修復が終了しても，血栓が残存したままでは血流を阻害してしまうので，不要な血栓は除去する必要がある．そこで**プラスミン**という酵素がフィブリンを分解し，血栓を溶解させる（図 3-11-⑤）．これを**線溶**（線維素溶解）という．

このように，止血の機序は血小板と凝固因子，そしてプラスミンが複雑に関係している．もし血小板が少なかったら，出血は止まらない．また，凝固因子が少なくても一次血栓がすぐに剝がれてしまうため，やはり出血は止まらない．血管壁やプラスミンの働きに異常が起きても同様である．このような異常によって出血しやすい状態のことを**出血傾向（出血性素因）**という．

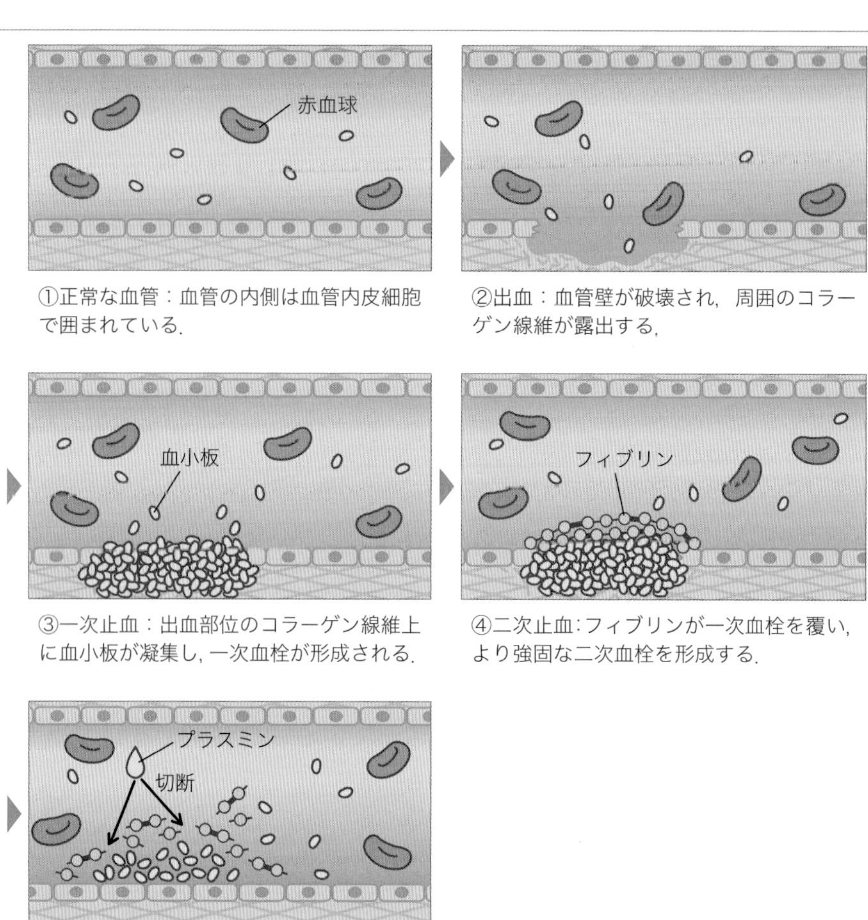

図 3-11　**出血と止血のメカニズム**

2. 血小板の検査

血小板の検査としては，単位容量あたりの血小板の数を調べる検査と，血小板の凝集能と関連する出血時間の検査がある．

1）血小板数（Plt）（表 3-9）

血小板数は赤血球数，白血球数とともに，採血した静脈血を自動血球計数装置で測定する．なお，10 万 /μL 以下で血小板減少，5 万 /μL 以下で出血傾向がみられる．

Plt：Platelet（血小板）

表 3-9　血小板数の基準値と異常を示す主な疾患

	基準値（単位）	異常を示す主な疾患
血小板数（Plt）	15 万～35 万（/μL）	高値：本態性血小板血症 慢性骨髄性白血病
		低値：特発性血小板減少性紫斑病（ITP） 播種性血管内凝固症候群（DIC）

2）出血時間

血小板が主体の一次止血機構の全容を把握できるスクリーニング検査で，出血時間の測定には Duke 法*が用いられる．血小板数が一定以下になると，出血時間はそれに伴い延長する．また，血小板数が正常にも関わらず出血時間が延長すれば，血小板機能の異常が疑われる．

* Duke 法
耳朶（じだ）（耳たぶ）を穿刺し，出血してくる血液を濾紙に吸わせて止血するまでの時間を測定する方法です．穿刺の度合いによって出血量の違いが生じるため信頼性が低く，現在はほとんど実施されていません．

3. 凝固因子の検査

二次止血では，フィブリンが一次血栓を覆うことでより強固な血栓（二次血栓）が形成されるが，このフィブリンを形成する過程において必須となるのが**凝固因子**である．すなわち，フィブリン形成までの過程で凝固因子に異常が生じると，二次止血ができず，出血傾向になってしまう．

凝固因子は全部で 12 種類が知られている（表 3-10）．多くの凝固因子は肝臓で産生され，このうち第Ⅱ，Ⅶ，Ⅸ，Ⅹ因子は産生の際にビタミン K が必須である．そのため，これらはビタミン K 依存性凝固因子とよばれている．

これらの凝固因子が相互に作用して次々に活性化し，最終的にフィブリンを形成して二次止血が起こるが，その過程には**内因系**と**外因系**とよばれる 2 つの経路がある（図 3-12）．内因系は血管内にある因子（第Ⅻ因子）から始まる経路で，外因系は血管外の組織にある因子（第Ⅲ因子）との接触から始まる経路である．凝固因子の検査では，主にこの外因系の異常を調べる検査（PT）と，内因系の異常を調べる検査（APTT）を調べる検査を行う．

1）プロトロンビン時間（PT）

プロトロンビン時間（PT）は，第Ⅲ因子（組織因子）に起因する外因系凝固因子（と共通系凝固因子）の働きを反映するスクリーニングテストである．PT が延長している場合には，先天性凝固障害や，ビタミン K 欠乏症，肝機能障害，大量出血，播種性（はしゅせい）血管内凝固症候群（DIC）などの後天性凝固障害が疑われる．

基準値は 11 ～ 13 秒程度であるが，検査方法が標準化されていないため，試薬・機器による違いがある．

PT：Prothrombin Time（プロトロンビン時間）

表 3-10　**凝固因子**
第Ⅵ因子は欠番となっており存在しない．なお活性体の「a」は activateの頭文字である．

略称	凝固因子	活性体
Ⅰ	フィブリノゲン	フィブリン
Ⅱ	プロトロンビン	トロンビン
Ⅲ	組織因子（TF）	―
Ⅳ	カルシウムイオン	―
Ⅴ	不安定因子（AC グロブリン）	Ⅴa
Ⅵ	欠番	欠番
Ⅶ	安定因子（プロコンバーチン）	Ⅶa
Ⅷ	抗血友病因子（AHF）	Ⅷa
Ⅸ	クリスマス因子	Ⅸa
Ⅹ	スチュアート因子	Ⅹa
Ⅺ	PTA（血漿トロンボプラスチン前駆物質）	Ⅺa
Ⅻ	ハーゲマン因子	Ⅻa
XIII	フィブリン安定化因子	XIIIa

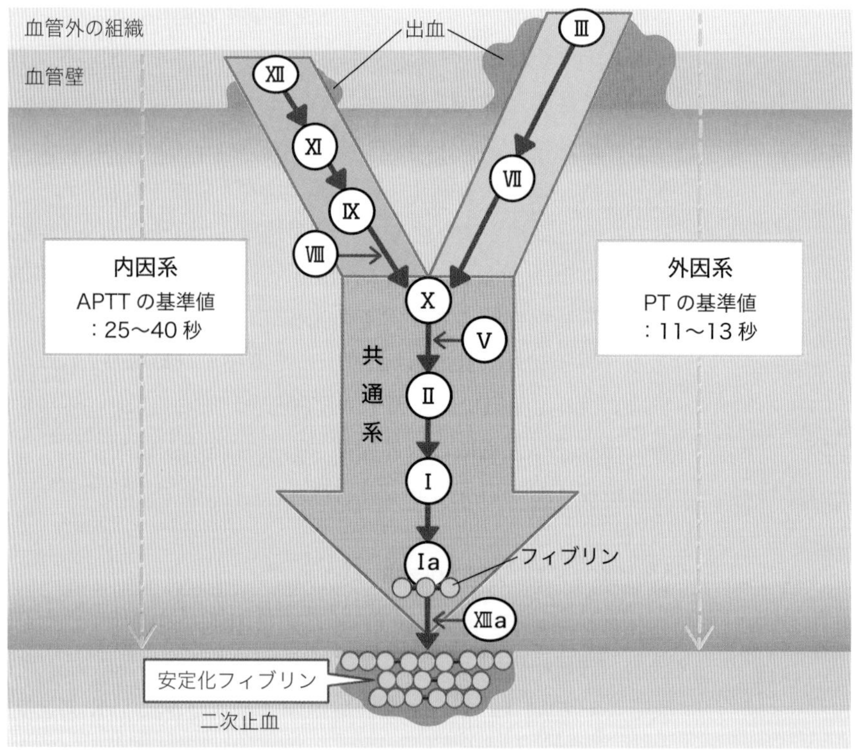

図 3-12　**血液凝固カスケード**
カスケードとは連鎖反応を意味する．カスケードの最後は第Ⅰ因子がフィブリンに変化し，さらに活性化第XIII因子（XIII a）によって安定化フィブリンとなり，二次止血が起こる．第Ⅹ因子以降は内因系・外因系共通の流れであるため，共通系といわれる．

CLINICAL POINT PT-INRとは

プロトロンビン時間（PT）は，主にワルファリンという抗凝固薬の効果を判定する際に測定されていますが，試薬により基準値が異なるという欠点があります．そのため，測定値は国際間や施設間格差のない正確な数値を算出する必要があり，**プロトロンビン時間国際標準比**（PT-INR：PT-International Normalized Ratio）という指標が用いられています．

PT-INRは，患者個別のプロトロンビン時間を正常プロトロンビン時間で割りつけた値（PT比）を，ISI（国際感度指数；International Sensitivity Index）で累乗したものであり，基準値は0.9～1.1です．

日本血栓止血学会では，ワルファリンによる一般的な抗凝固療法を受けている場合はPT-INRを2.0～3.0，心臓に人工弁（機械弁）を用いている場合は3.0～3.5に管理する必要があり，4.0を超えると出血性副作用の危険性が高いとしています．

2）活性化部分トロンボプラスチン時間（APTT）

活性化部分トロンボプラスチン時間（APTT）は，生体内に存在する内因系凝固因子（と共通系凝固因子）の働きをスクリーニングするテストである．APTTが延長している場合には，先天性の凝固因子欠乏症・異常症である血友病や，後天性の病態である肝硬変などによる肝臓のタンパク質合成能の低下，ビタミンK欠乏症，播種性血管内凝固症候群（DIC）などが原因となる．

基準値は25～40秒程度であるが，PT同様，検査方法が標準化されていないため，試薬・機器による違いがある．

4. 線溶系因子の検査

1）フィブリン・フィブリノゲン分解産物（FDP）

二次止血によって生じた血栓のフィブリンや，血液中のフィブリノゲンは，プラスミンによって分解（溶解）される．このとき生じる分解産物の総称を**フィブリン・フィブリノゲン分解産物（FDP）**とよび，血栓形成と線溶反応を反映している（図3-13）．

2）Dダイマー

FDPはD分画とE分画，および**Dダイマー**の3つに分けられる．フィブリノゲンと安定化前のフィブリンはプラスミンによってD分画とE分画に分解されるが，安定化フィブリンに関しては，分解されると二量体であるDダイマーと，E分画

APTT：Activated Partial Thromboplastin Time（活性化部分トロンボプラスチン時間）
FDP：Fibrin/Fibrinogen Degradation Products（フィブリン・フィブリノゲン分解産物）

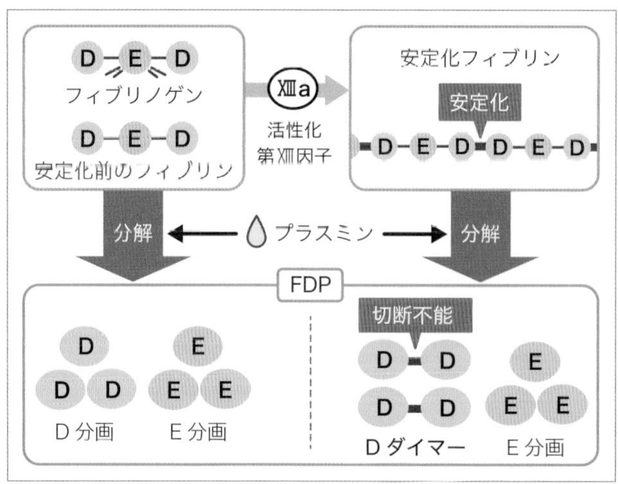

図 3-13　**FDP と D ダイマー**
FDP のなかでも，活性化第XIII因子（フィブリン安定化因子）によって架橋化された安定化フィブリンの分解産物の最小単位を D ダイマーという．

が生じる（図 3-13）．つまり D ダイマーの検査では，FDP 全体の検査とは違って，随時血液中に存在するフィブリノゲンや安定化前のフィブリンの分解産物（D 分画と E 分画）は検出されないため，血液凝固反応の終わりに生成される安定化フィブリンの分解産物に特異性の高い検査といえる．

FDP，D ダイマーともに高値となる疾患は，播種性血管内凝固症候群（DIC），深部静脈血栓症*，肺血栓塞栓症*などである．

***深部静脈血栓症**
深部静脈血栓症は主に下肢，または骨盤の深部静脈に血栓が生じる病態であり，手術，長期臥床，経口避妊薬の服用，血栓性素因，悪性疾患，妊娠などが原因となって生じます．長時間の飛行機内での移動制限によっても発生するため「エコノミークラス症候群」ともよばれています．

***肺血栓塞栓症**
深部静脈血栓が足の静脈から流されて肺の血管に詰まると，肺血栓塞栓症を引き起こします．呼吸困難，息切れ，胸痛といった症状から，意識消失や心停止に至ることもあります．

5．出血・凝固系検査に関わる疾患

1）壊血病

ビタミン C（アスコルビン酸）の欠乏によって起こる疾患で，体内のタンパク質を構成するアミノ酸の合成機能が低下し，組織間をつなぐコラーゲンや象牙質，骨の形成障害から，微小血管の損傷をきたし，出血の原因となる．長期・高度のビタミン C 欠乏により，出血，歯の脱落，創傷治癒の遅延，貧血，易感染性などの症状がみられる．

大航海時代は航海する船中でよく発生したが，現在はビタミン C の投与で治癒する．検査所見としては，出血傾向はきたすものの，血小板数，出血時間，APTT，PT はいずれも正常となる．

2）特発性血小板減少性紫斑病（ITP）

特発性（とくはつせい）血小板減少性紫斑病（ITP）は，免疫学的機序による血小板の破壊亢進が生じた結果，血小板数の減少と出血傾向をきたす自己免疫疾患である．急性型と慢性型に分けられ，急性型は小児に多く，慢性型は成人女性や高齢者に多い．また最近では，必ずしも紫斑（しはん）がみられるわけではないことから，一次性免疫性血小板減少症（primary ITP）ともよばれており，皮下出血（点状出血または紫斑），歯肉などの口腔粘膜からの出血，鼻出血，血便などの臨床症状が出現する．

検査所見としては，血小板数の著しい減少，出血時間の延長がみられ，APTT と PT は正常となる．

3）血友病

血友病は，主に内因系の凝固因子の活性が先天的に低下し，出血傾向をきたす疾患である．X 染色体の 1 本に異常遺伝子がある伴性遺伝病（X 連鎖遺伝病）で，多くは男性に発症する．血友病の 7 割は，原因となる異常遺伝子（X 染色体）を持つ母親（保因者）から男性の子どもに受け継がれて発症し，残りの 3 割は遺伝子の突然変異によって発症する．

特に第Ⅷ因子が欠乏，または機能低下している状態を血友病 A といい，第Ⅸ因子の欠乏，または機能低下によるものを血友病 B という．

検査所見としては，血小板数，出血時間，PT は正常で，APTT が延長する．

4）フォン・ウィルブランド病（vWD）

フォン・ウィルブランド病（vWD）は，フォン・ウィルブランド因子の量的あるいは質的異常によって，血小板の血管内皮下組織への粘着が不良となり，一次止血に障害をきたして出血傾向を生じる疾患である．一部を除き，常染色体顕性遺伝（常染色体優性遺伝）形式をとる．

検査所見としては，出血時間と APTT が延長し，血小板数と PT は正常となる．

5）播種性血管内凝固症候群（DIC）

播種性（はしゅせい）血管内凝固症候群（DIC）は，感染症や悪性腫瘍など種々の基礎疾患の存在下に，全身性かつ持続性の著しい凝固系の活性化が生じ，微小血管内に血栓が多発し，臓器障害が生じる病態である．これに伴って凝固因子，血小板が大量に消費されて減少し，同時に線溶系の活性化もきたすため，出血症状がみられる．

検査所見としては，血小板数が減少し，出血時間，PT が延長，また FDP，D ダイマーも上昇する．

ITP：Idiopathic Thrombocytopenic Purpura（特発性血小板減少性紫斑病）
primary ITP：primary Immune Thrombocytopenia（一次性免疫性血小板減少症）
vWD：von Willebrand Disease（フォン・ウィルブランド病）
DIC：Disseminated Intravascular Coagulation（播種性血管内凝固症候群）

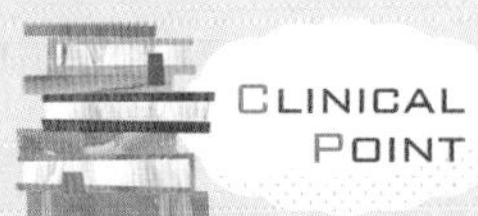

抗血小板薬，抗凝固薬と歯科的観血処置

出血が生じると血小板や凝固因子による止血機構が働きます．これは生体の恒常性維持に必要不可欠な機構ですが，出血もないのに止血機構が働いて，血栓が生じてしまうことがあります．例えば脂質異常症による動脈硬化（および動脈硬化に起因する狭心症，心筋梗塞や脳梗塞），血栓が生じてしまう心房細動，肺血栓塞栓症，深部静脈血栓症などです．このような患者においては，主に血小板の凝集を抑制する**抗血小板薬**，もしくは凝固因子の合成や働きを阻害する**抗凝固薬**が投与されます．

抜歯などの観血処置において，かつては抗凝固薬を一時休薬することが推奨されていました．しかし，抜歯時にワルファリンを休薬すると約1%に重篤な脳梗塞を発症するという報告もあり，そのなかには死亡例も含まれています．抗凝固薬の服用継続下での抜歯については，安全性に関しては複数の報告がされていますが，一時休薬した場合と比較して，臨床的に問題となる出血や小出血は有意に増加しなかったと報告されています．そのため，現在では抗凝固薬や抗血小板薬の服用を継続したまま抜歯することが望ましいとされています．

参考文献

1) 日本臨床検査標準協議会 基準範囲共用化委員会編：共用基準範囲に基づく医学教育用基準範囲─解説書─．2019.
https://www.jccls.org/wp-content/uploads/2019/10/igakukyouikukijyun.pdf
2) 髙久史麿監修：臨床検査データブック 2021-2022．医学書院，東京，2021.
3) 医療情報科学研究所編：病気がみえる vol.5：血液 第2版．メディックメディア，東京，2017.
4) 奈良信雄，和田隆志編：系統看護学講座 臨床検査 第8版．医学書院，東京，2019.
5) 日本臨床検査標準協議会：標準採血法ガイドライン（GP4-A3）．日本臨床検査標準協議会，2019.
6) 日本臨床検査医学会ガイドライン作成委員会：臨床検査のガイドライン JSLM2021．日本臨床検査医学会，2021.
7) 堤 久：高齢者の血球（数）異常（白血病・腫瘍性疾患を除く）［2．主に白血病・腫瘍性疾患以外の病態］．日本老年医学会雑誌，51：517～525，2014.
8) 東原正明，須永真司編：血液内科クリニカルスタンダード 第3版．文光堂，東京，2015.
9) 神田善伸：血液病レジデントマニュアル 第2版．医学書院，東京，2014.
10) 日本口腔ケア学会学術委員会編：治療を支えるがん患者の口腔ケア．医学書院，東京，2017.
11) 山根源之，酒巻裕之，野村武史ほか編：歯科衛生士のための口腔内科．医歯薬出版，2019.
12) 梅田正博，五月女さき子編：エビデンスに基づいた周術期口腔機能管理．医歯薬出版，2018.
13) Wahl MJ：Dental surgery in anticoagulated patients. Arch Intern Med, 158（15）：1610-1616, 1998.
14) 日本循環器学会，日本不整脈心電学会編：2020年改訂版 不整脈薬物治療ガイドライン．2020.
https://www.j-circ.or.jp/cms/wp-content/uploads/2020/01/JCS2020_Ono.pdf
15) 日本血栓止血学会編：von Willebrand病の診療ガイドライン 2021年版．日本血栓止血学会誌，32（4）：413～481，2021.
16) 日本有病者歯科医療学会，日本口腔外科学会，日本老年歯科医学会編：抗血栓療法患者の抜歯に関するガイドライン 2020年版．学術社，東京，2020.

4章 感染症の検査

到達目標

❶ 微生物学的検査を説明できる.
❷ 炎症を評価する検査を説明できる.
❸ 感染症の検査項目の内容を説明できる.
❹ 感染症の検査結果の臨床的意義を説明できる.

1 微生物学的検査

Link
口腔カンジダ症の検査
p.191-193

歯科・口腔外科治療の多くは,「病原微生物による感染の制御」といっても過言ではない. う蝕や歯周炎, 顎骨周囲炎などの細菌感染症から, 口腔カンジダ症などの真菌感染症, 単純ヘルペスや帯状疱疹などのウイルス感染症まで, さまざまな病原微生物が宿主に定着し, 増殖することで感染が成立すると発症する(表 4-1).

本項では, 主に病原微生物の特定と治療のための検査や, 感染症のスクリーニング検査について述べる.

1. 病原微生物の検査

病原微生物が細菌や真菌の場合, 感染症を起こしている部位, および状態を確認し, 細菌が増殖している部分から検体(膿汁(のうじゅう), 粘膜表面のぬぐい液など)を採取して, 培養により原因菌を特定し, 薬剤感受性試験によって有効な抗菌薬を知ることが必要である.

ウイルス(Virus)のような細菌より小さな病原微生物では, 光学顕微鏡での観察が難しいため, 血液や, 含有量の比較的高い分泌物(唾液など)を採取することで感染状況を把握する. この場合, 培養が難しいため, その病原微生物の有無を調べる **PCR 検査**, **抗原検査**, 過去の感染の有無を調べる**抗体検査**によって病原微生物を特定する.

1) 塗抹標本と顕微鏡検査(鏡検)

Link
鏡検
p.149

細菌が繁殖している部分から検体を採取し, スライドガラスに塗抹(とまつ)・染色して, 顕微鏡で細菌の有無や種類を観察する(鏡検(きょうけん)). 細菌の大きさは 0.1 〜 10 μm と

表 4-1 微生物の種類

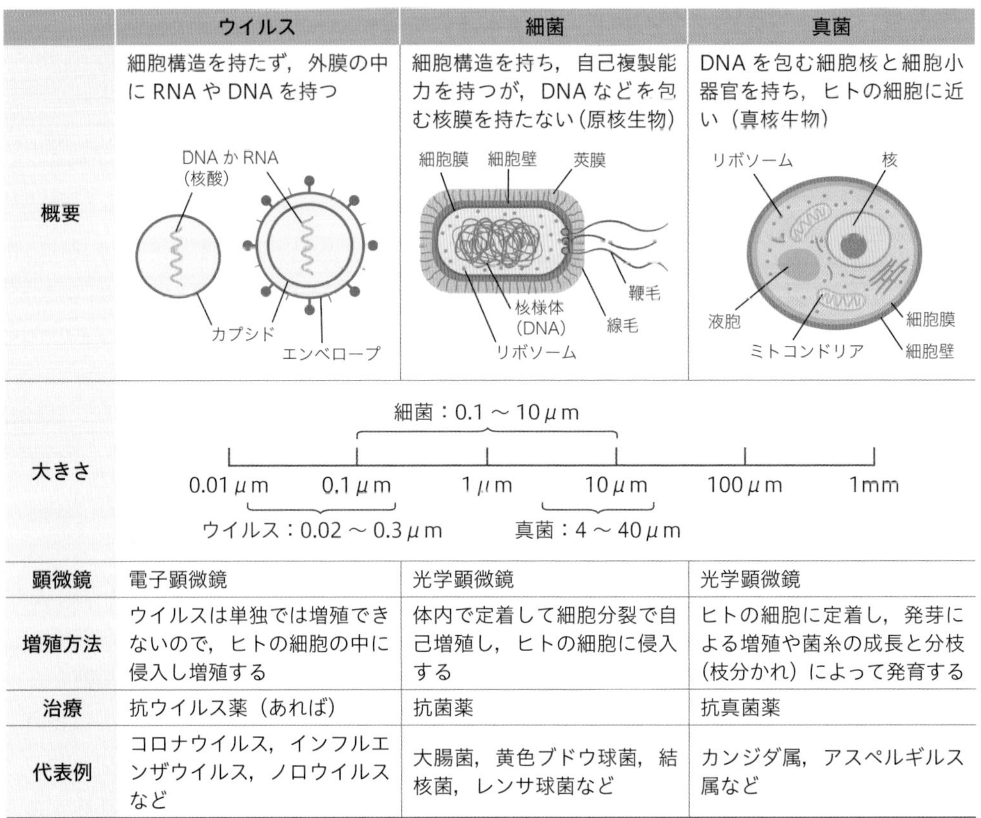

	ウイルス	細菌	真菌
概要	細胞構造を持たず，外膜の中に RNA や DNA を持つ	細胞構造を持ち，自己複製能力を持つが，DNA などを包む核膜を持たない（原核生物）	DNA を包む細胞核と細胞小器官を持ち，ヒトの細胞に近い（真核生物）
大きさ	ウイルス：0.02 〜 0.3 μm	細菌：0.1 〜 10 μm	真菌：4 〜 40 μm
顕微鏡	電子顕微鏡	光学顕微鏡	光学顕微鏡
増殖方法	ウイルスは単独では増殖できないので，ヒトの細胞の中に侵入し増殖する	体内で定着して細胞分裂で自己増殖し，ヒトの細胞に侵入する	ヒトの細胞に定着し，発芽による増殖や菌糸の成長と分枝（枝分かれ）によって発育する
治療	抗ウイルス薬（あれば）	抗菌薬	抗真菌薬
代表例	コロナウイルス，インフルエンザウイルス，ノロウイルスなど	大腸菌，黄色ブドウ球菌，結核菌，レンサ球菌など	カンジダ属，アスペルギルス属など

小さく，肉眼では見ることができないので，染色して顕微鏡で観察する．一般細菌の染色は主に**グラム染色**を，結核菌などの抗酸菌では抗酸菌染色を行う．

グラム染色による細菌の分類は**グラム陽性球菌**（ようせいきゅうきん），**グラム陽性桿菌**（ようせいかんきん），**グラム陰性球菌**（いんせいきゅうきん），**グラム陰性桿菌**（いんせいかんきん）の 4 つに分類される（**表 4-2**，**図 4-1**）．このように染色性が異なるのは，細菌の細胞壁の構造が異なるためであり，この細胞壁の構造の違いは，細菌の性質や抗菌薬に対する反応と関係する．

2）培養・同定

培養は，菌の種類を正確に決定し，その性格を正確に解析するために行われる．細菌が増殖しやすい培地と環境で培養すると，培地の上にコロニー（細菌の集塊）が形成される（**図 4-2**）．培養の環境には，好気培養（酸素がある状態での培養）と嫌気培養（酸素がない状態での培養）があり，それぞれの条件で培養される菌が異なる．コロニーは通常 1 種類の細菌からできており，それを用いて菌の名前や生化学的な性格の決定（菌の同定）が行われる．

なお，培養された菌は，治療に効果的な薬物を選択するために行う薬剤感受性試験にも用いられる（後述）．

表 4-2　**グラム染色による細菌の分類**

	グラム陽性菌	グラム陰性菌
球菌	**グラム陽性球菌** ：ブドウ球菌，レンサ球菌，肺炎球菌など	**グラム陰性球菌** ：ナイセリア属（髄膜炎菌）など
桿菌	**グラム陽性桿菌** ：アクチノマイセス属，クロストリジウム属など	**グラム陰性桿菌** ：緑膿菌，大腸菌，ピロリ菌など

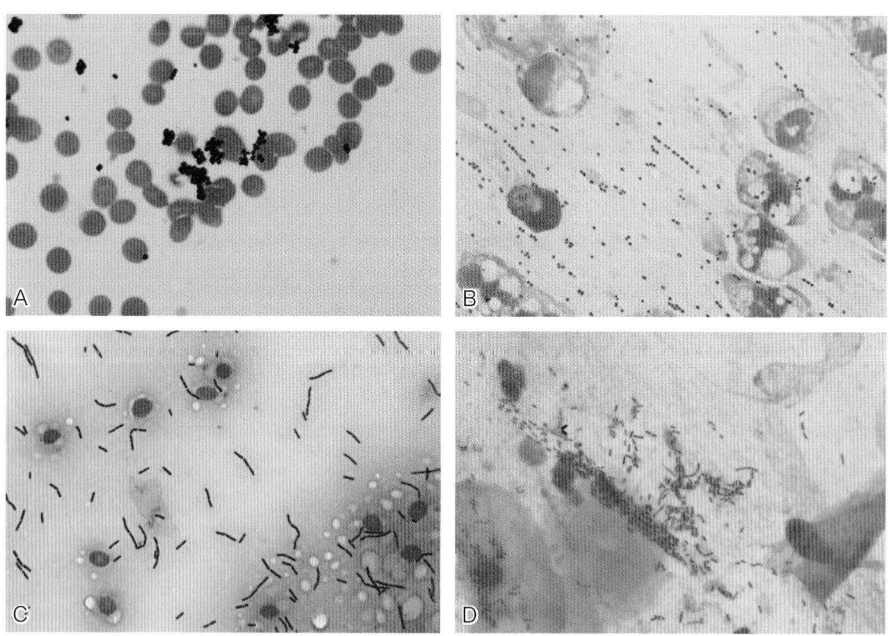

図 4-1　**塗抹標本と鏡検**

細菌が丸形ならば「球菌」，長方形であれば「桿菌」，グラム陽性菌は細胞壁が厚いため紫色に，グラム陰性菌は赤色に染まる．

A：グラム陽性球菌（黄色ブドウ球菌；*Staphylococcus aureus*）
B：グラム陰性球菌（モラクセラ・カタラーリス；*Moraxella catarrhalis*）
C：グラム陽性桿菌（ウェルシュ菌；*Clostridium perfringens*）
D：グラム陰性桿菌（緑膿菌；*Pseudomonas aeruginosa*）

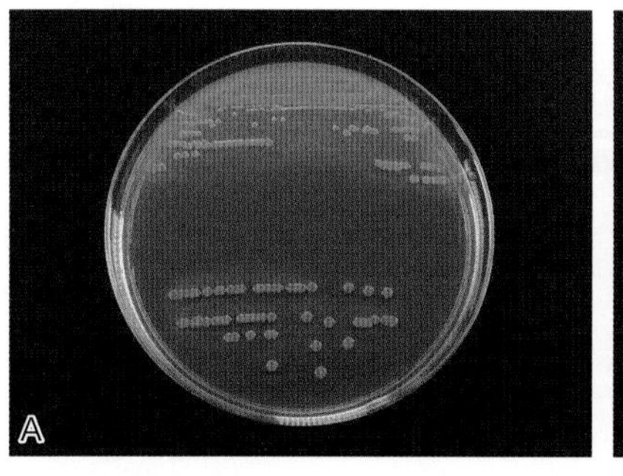

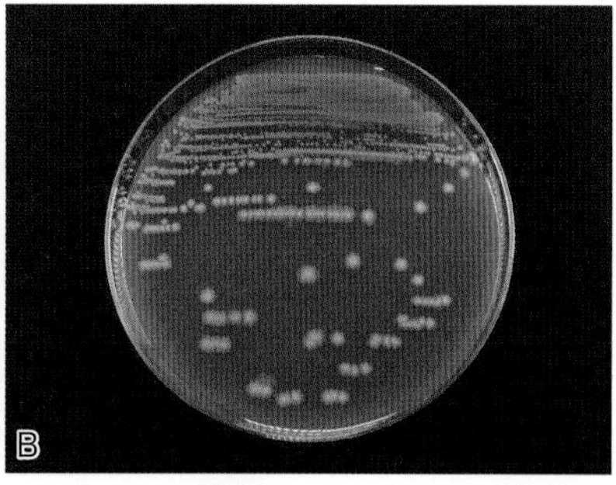

図 4-2　**培地に形成されたコロニー**

A：マッコンキー寒天培地に形成された大腸菌のコロニー．マッコンキー寒天培地ではグラム陰性菌が発育する．
B：血液寒天培地に形成された大腸菌のコロニー．血液寒天培地では溶血反応を見ることができる．写真のコロニーは周囲に溶血帯が生じており，溶血性が認められる．

3）抗体検査（血清学的診断）

抗体検査の主軸である血清学的診断（血清抗体価検査）は，血液を検体として，調査したい病原微生物由来の抗原と混合させ，抗原と反応した抗体を，何らかの標識を用いて抽出する（図 4-3）．それを用いて，感染を疑う患者の体液・血液などから，目標となる病原微生物の抗体を検出する．抗体検査は抗体価の数値が上昇するまでに時間がかかるものの，患者の過去の感染歴を知ることができる．しかし，過去のワクチン接種によっても抗体価は上がることから，感染歴との区別がつかないという欠点もある．

4）抗原検査（抗原定性検査，抗原定量検査）

目標となる病原微生物の抗体に標識をつけて，検体中の病原微生物（抗原）に接触させ，抗原を直接検出する方法である（図 4-4）．定性検査と定量検査があり，定性検査は，目標となる微生物がいるか否かを短時間で知ることができ，検査キットにより比較的簡単に検査できる利点があるが，感度が低いのが難点である．

Link
感度
p.5

一方，定量検査は抗原を検出した量も判明するので，定性検査より精度が高い．

5）PCR 法（遺伝子増幅法）

いわゆる **PCR 検査**のことで，通常の状態では少なすぎて検出できない病原微生

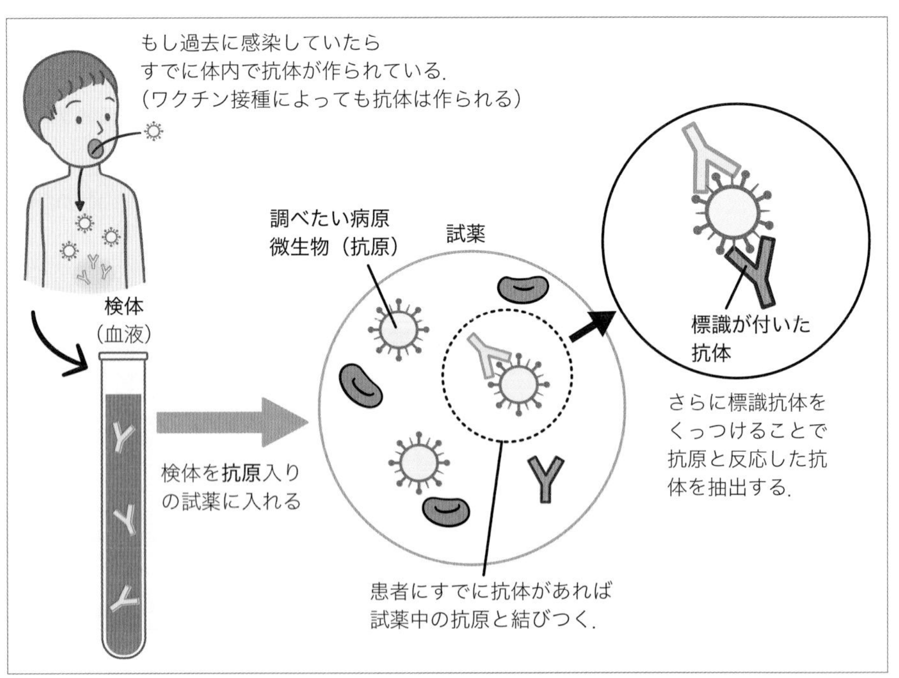

図 4-3　**抗体検査**

PCR：Polymerase Chain Reaction（ポリメラーゼ連鎖反応）

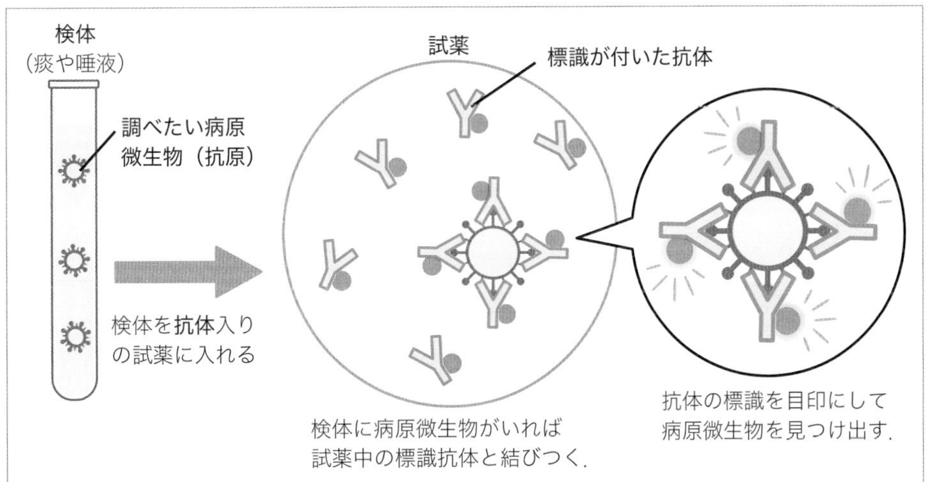

図 4-4　抗原検査

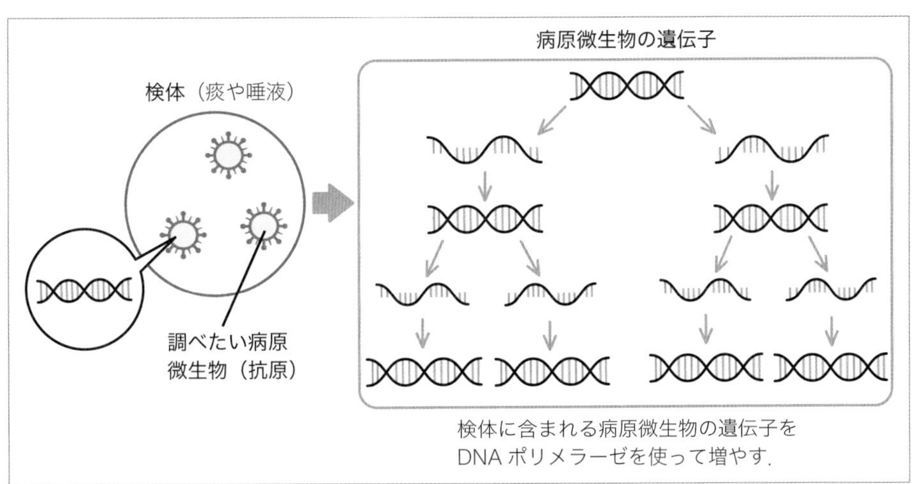

図 4-5　PCR 法（PCR 検査）

物を検出するのに用いられる．目標となる病原微生物の遺伝子（DNA または RNA）を，DNA ポリメラーゼ（DNA Polymerase）という酵素を用いて増やして検出することから PCR 法といわれる（図 4-5）．特別な検査機器が必要で，結果が出るまでに時間を要することが難点である．

2. 検体の採取と運搬

検体には，唾液，うがい液，咽頭ぬぐい液，鼻汁，血液，尿，喀痰（かくたん）などの通常採取できる検体と，排菌している部位からのぬぐいや吸引，膿瘍からの穿刺吸引（せんしきゅういん）や切開排膿（せっかいはいのう）によって採取する検体がある．細菌や真菌などの顕微鏡で見ることができる検体と，ウイルスのように顕微鏡で見ることができない病原微生物があり，検査の方法により検体採取法が異なることに注意したい（図 4-6）.

また，歯科衛生士は採取した検体を検査室へ運搬することがあるが，嫌気的（空気に触れないよう）に維持された細菌検体入り容器を落下させたりすると，空気中の微生物などが入って汚染（コンタミネーション）*が生じ，検査の結果に影響が生じてしまうため，運搬時は十分に注意する必要がある.

*汚染（コンタミネーション）
現場で使用される略語に「コンタミ」という言葉があります．これはコンタミネーション（contamination）の略で，臨床検査の場面では，手指や容器に付着したほかの微生物など，検体に本来混入するべきではない物質が混入することを指します.

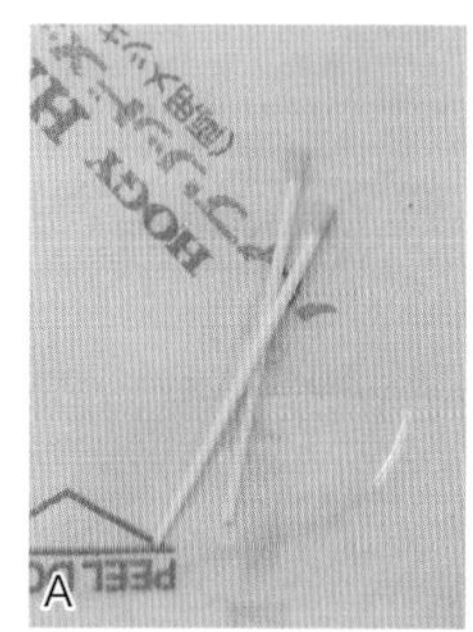
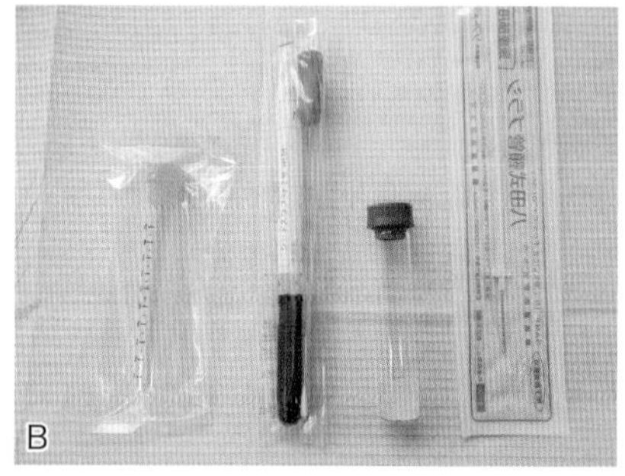
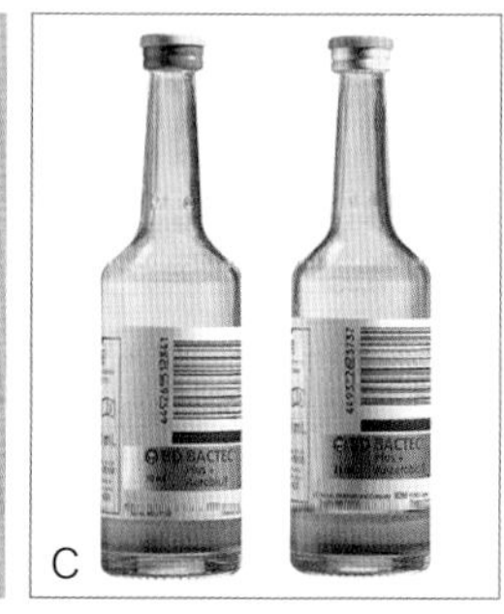

図 4-6　**検体の採取・運搬に使用する器材**
A：ペーパーポイント．歯内治療や歯周治療における細菌検査で，検体採取に使用する.
B：左から分泌物ポーター，ぬぐい棒（スワブ），嫌気的ポーター，擦過ブラシ．ポーターとは検体を採取・運搬する専用容器のことで，分泌物ポーターは唾液や膿汁など，嫌気的ポーターは嫌気性菌の培養・同定を目的とした検体に使用する．スワブと擦過ブラシは病変部を直接ぬぐう，または擦過して検体を採取する際に用いる.
C：血液培養ボトル．主に菌血症の検査に使用し，検出菌が原因菌か，汚染によって混入した皮膚常在菌かを判断するため，好気性菌用（左）・嫌気性菌用（右）のボトルを合計２セット使う.

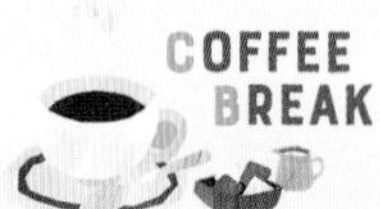

PCR 検査と抗原検査の“精度”とは？

新型コロナウイルス感染症（COVID-19）の流行下において，「PCR 検査」「抗原検査」という言葉を多く耳にするようになりました．各々の検査について「精度が高い / 低い」といわれますが，「精度 99％」という検査は，厳密には「感度 99％」または「特異度 99％」を意味しています.

抗原検査は当初，PCR 検査に比べてその感度の低さが懸念されていました.「感度が低い」とは，「新型コロナウイルス感染症に罹患しているのに陰性と出ることが多い」ということです．しかし厚生労働省の調査によると，抗原検査は感度が低くても特異度が高い（＝罹患していなければ 100％陰性になる）ため，実施頻度を高めることにより，より効果的に感染抑制を達成できる可能性があると示されています[5)].

一方，メディアなどでは「陽性反応的中度」や「陰性反応的中度」が精度として扱われてしまうことがあります．感度と特異度，陽性反応的中度と陰性反応的中度は意味合いが違うため，「精度」の正しい見方には注意が必要です（**詳細は１章を参照**）.

3. 薬剤感受性試験

培養により感染症の原因となる菌が検出された場合には，効果の高い薬剤を選択し，投与することが重要である．そのために，どのような薬剤が有効か，あるいは無効かを調べる検査が**薬剤感受性試験**である．

一般的に用いられる薬剤感受性試験には，最小発育阻止濃度（MIC）を測定する**希釈法**と，**ディスク拡散法**がある．

1）希釈法（最小発育阻止濃度の測定）

（1）方法

検査する薬剤を，一定の濃度に順番に希釈し，それぞれの薬剤を加えた培地に被験菌を接種・培養して，菌の発育を阻止した抗菌薬の最小濃度を調べる．菌がまったく生えてこない抗菌薬の最小濃度を，**最小発育阻止濃度**（MIC）とよび，その細菌に対する薬剤の効果の指標とする．

（2）判定

MIC が小さいということは，低い濃度で菌の発育を抑えられるということである．反対に，MIC が大きければ，その薬剤に対して菌が**耐性**（抵抗性）を有するということになる．

2）ディスク拡散法（図 4-7）

（1）方法

寒天培地の表面に被験菌を接種し，その上に一定量の薬剤（抗菌薬）を含んだ小

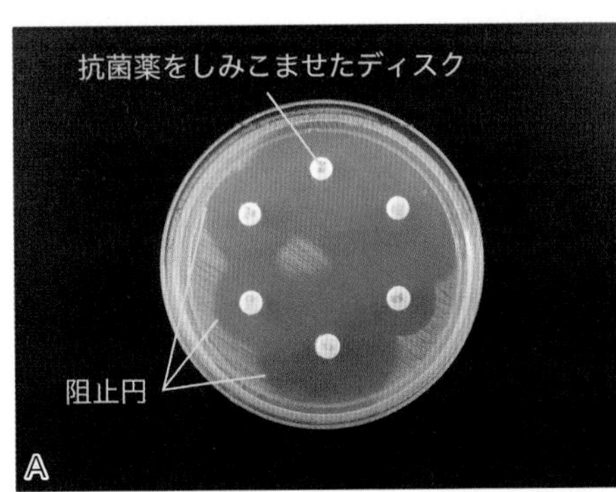

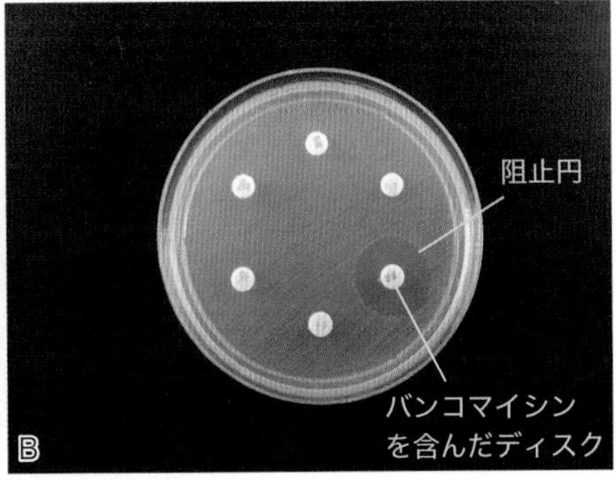

図 4-7　**ディスク拡散法**
A：メチシリン感受性黄色ブドウ球菌（MSSA）の培地．6 つのディスクにしみこませた抗菌薬すべてに感受性がある（＝抗菌薬が有効）．
B：メチシリン耐性黄色ブドウ球菌（MRSA）の培地．6 つのうち 1 つのディスクにしみこませた抗菌薬（バンコマイシン）にのみ感受性がある．バンコマイシンは，この MRSA 感染症の第一選択薬として有名である．

MIC：Minimum Inhibitory Concentration（最小発育阻止濃度）

さな濾紙（ディスク）を複数個置き，一定時間培養する．

(2) 判定

培養すると，ディスクから薬剤が培地に溶けて，その周りに菌の生育しない円形の部分（阻止円）ができる．形成された阻止円の大きさから，薬剤に対する菌の感受性を判定する．なお阻止円が形成されない，あるいは阻止円の中にコロニーが形成された場合は，その薬剤に対して菌が耐性を有することになり，治療に用いるのは不適切である．

4. 耐性菌の検査

耐性菌とは，抗菌薬に対する抵抗性をもった細菌のことを指す．耐性菌ができるメカニズムには2つの側面があり，1つは，菌が抗菌薬に曝露することによって変化が誘導されることである．もう1つは，同一菌種のなかで異なる性質をもった個体がいて，抗菌薬でほかの個体が死滅した結果，その抗菌薬が効きにくかった個体だけが生き残る（選択される）ことである．

現在，重要視されている耐性菌は**メチシリン耐性黄色ブドウ球菌**（MRSA），**多剤耐性緑膿菌**（たざいたいせいりょくのうきん）（MDRP），**バンコマイシン耐性腸球菌**（VRE），**ESBL 産生菌**，**カルバペネム耐性腸内細菌科細菌**（CRE）である．こうした耐性菌は，院内感染を引き起こす主要な原因菌となる．健常者で発症することはまれであるが，入院中の抵抗力が落ちた患者には感染し，重症化することがある．

こうした耐性菌の治療には，薬剤感受性試験の結果に基づいて，効果の高い薬剤を選択し，短期間で原因菌を殺傷する必要がある．これは，さらなる耐性菌の発生を予防するうえで重要なことである．制御に時間がかかれば，別の耐性菌を増加させてしまう．治療薬の量に関しても，前述のMICや最高血中濃度などを目安に決定する．

2 感染症に関わる血液学的検査

感染症においては，病原微生物が体内に侵入することで，何らかの症状（炎症）が現れる．病原微生物は細菌，ウイルス，寄生虫など多岐にわたる．血液学的検査により，感染症の状態を把握することができる．

MRSA：Methicillin-Resistant *Staphylococcus Aureus*（メチシリン耐性黄色ブドウ球菌）
MDRP：Multi-Drug Resistant *Pseudomonas aeruginosa*（多剤耐性緑膿菌）
VRE：Vancomycin-Resistant Enterococci（バンコマイシン耐性腸球菌）
ESBL：Extended-Spectrum β-Lactamase（基質特異性拡張型βラクタマーゼ）
CRE：Carbapenem-Resistant *Enterobacteriaceae*（カルバペネム耐性腸内細菌科細菌）

1. 白血球数

白血球は体内に侵入した異物や細菌などの病原微生物を取り込み，分解する働きがある．そのため，感染による炎症が起きると，白血球数は増加する傾向がある．感染症の種類によって，増加する白血球分画は異なる（表 4-3）．

Link
白血球の検査
p.54-55

2. 細菌感染症における好中球の増加

特に細菌感染症では，白血球のうち好中球数の増加も重要である．好中球数が増加を示す感染症のうち，約 2/3 が細菌感染症である．

また，末梢血中の好中球には桿状（かんじょう）核球と分葉核球があり，桿状核球が成熟（分化）して分葉核球となる．正常な末梢血中にみられるのは，ほとんどが分葉核球である．しかし，細菌感染症などで末梢血中の好中球（分葉核球）の需要が増すと，消費された好中球を補うために，まず幼弱な桿状核球が骨髄で産生・末梢血に動員され，さらに幼弱な後骨髄球や骨髄球も末梢血内に出現する．これを**核の左方移動**といい，細菌感染症でみられる末梢血液像の所見である（図 4-8）．

表 4-3　白血球分画が高値を示す主な感染症

白血球分画	高値を示す主な感染症
好中球	細菌感染症
好酸球	寄生虫感染症
単球	結核
リンパ球	ウイルス感染症，百日咳

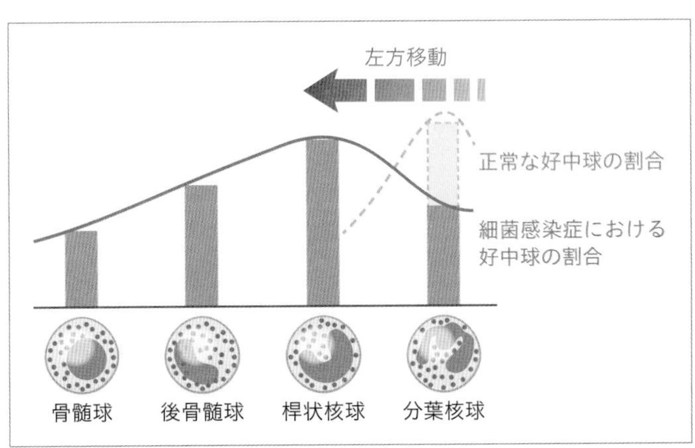

図 4-8　好中球の核の左方移動
好中球は骨髄中で，骨髄芽球から骨髄球→後骨髄球→桿状核球→分葉核球の順で分化（成熟）する．正常な末梢血ではグラフ一番右の成熟した分葉核球がほとんどだが，細菌感染症で分葉核球が消費されると，血中に幼弱な好中球（骨髄球，後骨髄球，桿状核球）が増え，グラフの山が左に動く．これを好中球の核の左方移動という．

3. 赤血球沈降速度

血液に抗凝固剤を加えて放置しておくと，赤血球が沈降する．この沈降する早さを**赤血球沈降速度**（ESR）といい，赤沈または血沈ともよばれる．赤血球の表面は負（−）に帯電しており，炎症が起こると，フィブリノゲンやグロブリンなどの正（+）に帯電しているタンパク質が発現し，赤血球はこれらのタンパク質を介して結合・凝集する．これにより赤血球の沈降速度が亢進するため，赤血球沈降速度は感染症をはじめとする炎症性疾患のスクリーニング検査や評価に使用されている．

赤血球沈降速度は感染症以外にもさまざまな疾患で異常値を示し，疾患の特異性が低いため，ほかの検査データと合わせて評価する必要がある（表 4-4）．

測定方法は，採取した血液に抗凝固剤（3.2%クエン酸ナトリウム溶液）0.4 mL と血液 1.6 mL を混合し，ウェスターグレン管とよばれる内径 2.5 mm のガラス管に入れ，1 時間後に赤血球が何 mm 沈降したかを測定する（ウェスターグレン法）．

4. 炎症マーカー

1）CRP（C 反応性タンパク質）

CRP は，細菌やウイルス感染によって血中に著しく増加するタンパク質である．肺炎球菌の C 多糖体と反応するタンパク質として発見されたことから「C 反応性タンパク質」と名付けられた．

感染症による炎症が生じると，単球・マクロファージから IL-6（インターロイキン 6）というサイトカインが放出される．この IL-6 が肝細胞に作用することで，CRP が産生される．CRP は組織損傷から 6 〜 8 時間で増加し，48 〜 72 時間でピークに達する．

CRP は感染症だけでなく，悪性腫瘍などでも増加し，心筋梗塞でも軽度増加することがある（表 4-5）．このように疾患の特異性はないため，ほかの検査と合わせて判断する必要がある．

表 4-4　赤血球沈降速度の基準値と異常値を示す主な疾患
原因は多岐にわたり，感染症に対する特異性は低い．

基準値	異常を示す主な疾患
男性：2 〜 10 女性：3 〜 15（mm/ 時間）	亢進：感染症，貧血，自己免疫疾患，悪性腫瘍，心筋梗塞，ネフローゼ症候群，妊娠 遅延：多血症，播種性血管内凝固症候群（DIC），脱水

ESR：Erythrocyte Sedimentation Rate（赤血球沈降速度）
CRP：C-Reactive Protein（C 反応性タンパク質）

表 4-5　CRP の基準値と高値を示す主な疾患

基準値	高値を示す主な疾患
0.15 mg/dL 以下	感染症，悪性腫瘍，関節リウマチ，外傷，心筋梗塞

2）プロカルシトニン（PCT）

*敗血症
細菌もしくは細菌が産生した毒素が血液中に侵入し，重篤な臓器障害が引き起こされる状態を敗血症といいます．現在では「感染症に対する制御不能な宿主反応に起因した，生命を脅かす臓器障害」と定義されています．

全身性細菌感染症の特異的なマーカーであり，特に敗血症*で特異的に上昇する．基準値は 0.05 ng/mL 未満で，感染後 2 ～ 3 時間（CRP は 6 時間）で著しく上昇する．また，局所感染症やウイルス感染ではほとんど上昇しないため，CRP と違ってこれらとの鑑別に用いることができる．

健常人の血液中にはほとんど存在せず，敗血症に罹患した場合に，細菌の菌体や毒素などの作用により産生されるサイトカインの刺激で，肝臓や筋肉をはじめ全身の臓器でプロカルシトニンが産生され，血液中に分泌される．非感染性の疾患やウイルス感染症，局所に限局する炎症では，プロカルシトニンの上昇はわずかであるため，敗血症の診断には重要な検査項目である．

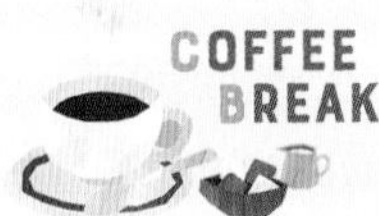

全身性炎症反応症候群（SIRS）とは

全身性炎症反応症候群（SIRS：Systemic Inflammatory Response Syndrome）は，1992 年に定義された臨床概念で（**表**），あらゆる侵襲により発症する非特異的・全身的な炎症反応です．感染症に限らず，外傷，熱傷，膵炎，外科手術なども要因となります．SIRS が重症化，遷延（せんえん）化することで（長引く）ことで，臓器障害を引き起こすとされています（**図**）．

表　SIRS の診断基準
下記の４項目のうち２項目以上を満たすとき SIRS と診断する．

項目
①体温 > 38℃　あるいは < 36℃
②脈拍 > 90 回 / 分
③呼吸数 > 20 回 / 分　あるいは $PaCO_2$ < 32 mmHg
④白血球数 > 12,000/μL　あるいは < 4,000/μL　または幼若球 > 10%

（文献 10）より一部改変）

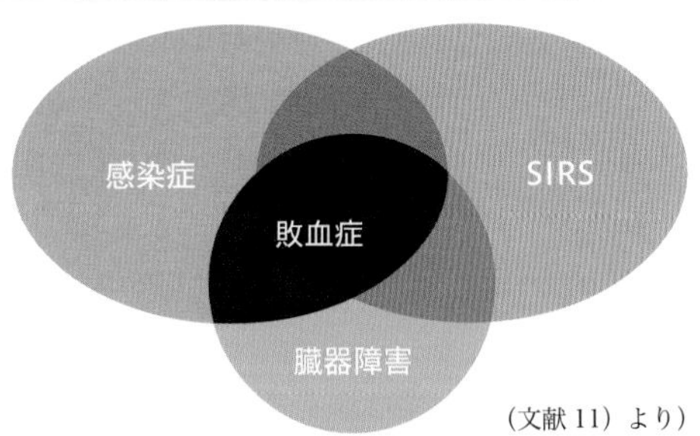

（文献 11）より）

図　感染症と SIRS，臓器障害，敗血症の関連性
以前は敗血症は「感染症における SIRS」と定義されていたが，最新の基準では感染症による臓器障害に着眼しており，「感染症により重篤な臓器障害が引き起こされた状態」と定義され，SIRS を満たさない場合でも敗血症と診断される．

PCT：Procalcitonin（プロカルシトニン）

3 主な感染症の検査

1. B型肝炎

1）B型肝炎とは

B型肝炎は，B型肝炎ウイルス（HBV）による感染症である．肝細胞に特化して感染するウイルスで，血液内に侵入したのちに肝細胞内で増殖する．

感染経路は，垂直感染，水平感染がある．前者は母子感染が原因であることが多く，水平感染は医療従事者などの針刺し事故や，HBVキャリア*からの性感染症が原因としてあげられる．また1988年に厚生省（現・厚生労働省）の指導があるまでは，予防接種やツベルクリン反応検査における注射針や注射筒の使い回しによるHBV感染症が問題となっていた．

*キャリア
感染症の病原微生物（ウイルス）を体内に保有しているが，その病気を発症していない状態のことです．

感染により，70～80％は症状が現れない**不顕性感染**となるが，20～30％で急性肝炎を発症し，約1％で劇症肝炎に移行する．また，出生時にHBV陽性の母親から垂直感染を起こすことで，HBVキャリアの状態となることがある．そのうち10～20％は慢性肝炎へ移行し，肝硬変や肝癌に移行する場合もある．

Link
慢性肝炎，肝硬変
p.98-100

B型肝炎は，ワクチン接種により感染予防が可能である．またB型肝炎患者への歯科治療時には，**スタンダードプリコーション（標準予防策）**の徹底が重要となる．

2）B型肝炎の検査

HBVの構造は，エンベロープとよばれる外殻とコア（カプシド）の二重構造で，コアの内部には不完全な2本鎖環状DNAがある（これをDNAウイルスという）．外殻にHBs抗原，コア表面にHBc抗原がある（図4-9）．

B型肝炎の検査では，主に血液中の**HBs抗原・HBe抗原**と，**抗HBs抗体・抗HBe抗体**を検査する．検出される抗原・抗体によって，病状や感染力の指標が異なる（図4-10）．特に抗HBs抗体はHBV感染を防ぐ**中和抗体**としての働きがあり，

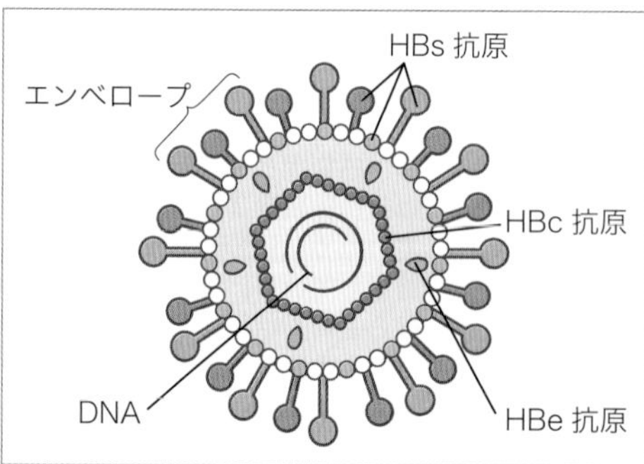

図4-9 HBVの構造
外殻のHBs抗原は感染時に過剰につくられ，血液中に流出するため現在の感染の指標となる．HBc抗原はコアの内部に存在するため，そのまま検出されることはない．間にあるHBe抗原はウイルス増殖時に過剰につくられて血液中に流出するため，HBVの増殖力（感染力）の強さを示す．

HBV：Hepatitis B Virus（B型肝炎ウイルス）

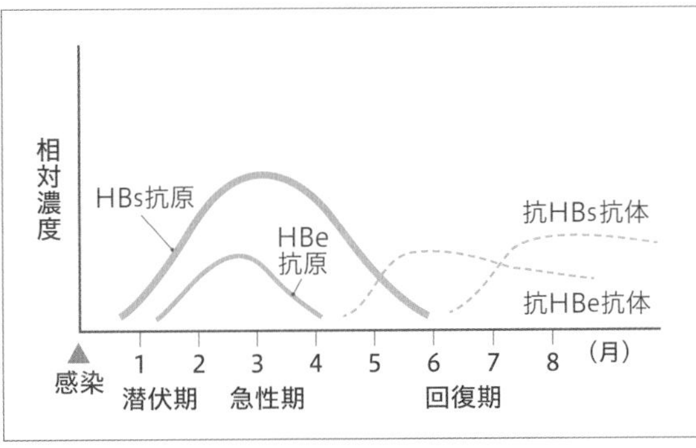

図 4-10　**HBV 感染における抗原・抗体の推移**
抗体は，それぞれの抗原が血中から消える前後に血中に現れる.

表 4-6　**B 型肝炎の検査結果の意味**

検査項目	検査結果の意味
HBs 抗原	陽性であれば HBV に感染している.
抗 HBs 抗体	陽性であれば過去に感染し，その後治癒したことを示す．HBV ワクチン接種によっても陽性となる.
HBe 抗原	陽性であれば HBV の増殖力（感染力）が強いことを示す.
抗 HBe 抗体	陽性であれば HBV の増殖力（感染力）が低下していることを示す.
HBV-DNA	血液中の HBV 量を示す.

重要な検査項目である．また抗原・抗体のほか，近年は血液中の HBV 量を示す HBV-DNA を核酸増幅検査で測定できるようになってきた（表 4-6）.

2. C 型肝炎

1）C 型肝炎とは

C 型肝炎は，C 型肝炎ウイルス（HCV）による感染症である．感染経路は主に輸血，覚醒剤などの薬剤の乱用による注射器の使い回し，刺青（いれずみ）の施術時の針の使い回しなどである．また，医療従事者の針刺し事故も原因となる.

HCV に感染すると，慢性肝炎に移行することが多く（約 70%），さらにそのうち一部が肝硬変や肝癌に推移する．日本人では約 2%が HCV キャリアであり，歯科臨床で最も遭遇する可能性が高いウイルス性肝炎である．現在，予防効果のあるワクチンはない．しかし，近年では内服薬による治療が確立しており，治癒を期待できる疾患になってきている．また B 型肝炎同様，患者への歯科治療時にはスタンダードプリコーションが有効である.

2）C 型肝炎の検査

HCV の構造は，B 型肝炎ウイルスと同じ二重構造だが，コア内の遺伝子は RNA である（これを RNA ウイルスという）.

HCV：Hepatitis C Virus（C 型肝炎ウイルス）

C 型肝炎の検査では，血液中の抗 HCV 抗体を検査する．ただし抗 HCV 抗体は中和抗体ではなく，抗体を獲得していても治癒しているのか，感染が持続しているのかの判断が困難であるため，併せて PCR 法による HCV-RNA 検査（血中の HCV 量の検査）も必要となる．

3. HIV 感染症

1）HIV 感染症と AIDS とは

HIV 感染症は，ヒト免疫不全ウイルス（HIV）による感染症である．HIV は主に免疫で重要な役割をもつ白血球の 1 つである **CD4 陽性 T 細胞（ヘルパー T 細胞）**に感染し，免疫不全を進行させる．感染経路は主に性的接触であり，血液，精液，膣分泌液，母乳などが感染源となる．

ここで大切なのが，「HIV 感染症」といわゆる「**エイズ（AIDS**；後天性免疫不全症候群）」の違いを理解することである．AIDS とは，HIV 感染症であることに加えて，**指標疾患**（ニューモシスチス肺炎，進行性多巣性白質脳症，カポジ肉腫，HIV 脳症など）のうち 1 つ以上が認められる場合に診断される疾患のことである．

2）HIV 感染症の検査

HIV 感染症の検査では，血液中の抗 HIV 抗体とウイルス量（HIV-RNA 量）を検査する．さらに CD4 陽性 T 細胞数が 200/μL 以下になると，**日和見感染症***や AIDS 指標疾患が生じるリスクが上がるため，CD4 陽性 T 細胞数の測定は HIV 感染症の病状の指標として有用である（図 4-11）．

*日和見感染症
免疫機能の低下によって，健康な状態では感染しないような病原微生物に感染することを日和見感染といいます．また，このように感染しやすい状態を易感染状態といいます．

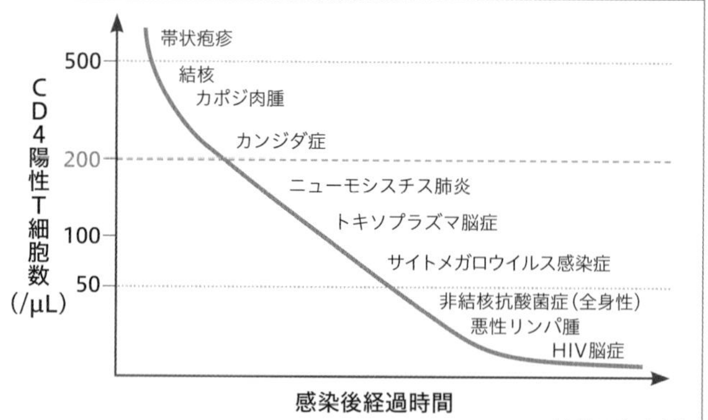

図 4-11　**CD4 陽性 T 細胞数の変化と，併発する代表的な指標疾患の相関**
症状の出現には個人差があるが，CD4 陽性 T 細胞数が 200/μL 以下になると，日和見感染症や AIDS 指標疾患を併発しやすくなる．

HIV：Human Immunodeficiency Virus（ヒト免疫不全ウイルス）
AIDS：Acquired Immunodeficiency Syndrome（後天性免疫不全症候群）

HIV 感染症が無治療のまま経過すると，感染初期（急性期），無症候期を経て，免疫不全による日和見感染を起こし，AIDS 発症期へ移行していく．

(1) 感染初期（急性期）

感染から２～３週後に，HIV-RNA 量は急速にピークを迎える．発熱や頭痛，筋痛，リンパ節腫脹などが出現するが，数日から10週程度経過すると軽快していく．梅毒，淋病（りんびょう），尖圭（せんけい）コンジローマ，クラミジアなどの性感染症（STD）の症状を伴うことがある．

注意すべき点は，HIV 感染から抗体が陽性化されるまで，１～３カ月のウインドウ期（血液検査で感染がわからない期間）があることである．HIV 感染が強く疑われるにも関わらず抗体検査などで陰性となった場合は，この時期を越えてから再検査を行う．

(2) 無症候期

感染後の免疫応答により，６～８カ月後には HIV-RNA 量は減少し，定常となる（セットポイント）．その後，数年～ 10 年ほど無症候期となる．HIV 感染症の特徴的な症状はないが，性感染症や帯状疱疹，ヘルペス，カンジダ症，赤痢アメーバなどが繰り返し発症することがある．

(3) AIDS 発症期

無治療のまま経過すると，CD4 陽性 T 細胞数が急激に減少し，200/μL 以下になるとニューモシスチス肺炎をはじめとする指標疾患への日和見感染がみられるようになる．さらに 50/μL 以下になると，サイトメガロウイルス感染症や悪性リンパ腫など，通常の免疫状態では起こりえないような感染症や悪性腫瘍を発症する（図 4-11）．抗体検査などで HIV 感染が認められたうえで指標疾患が確認されると，AIDS 発症と診断される．

AIDS 発症期において，特に歯科領域では，口腔カンジダ症や壊死性潰瘍性歯肉炎などを発症することが多い（図 4-12）．

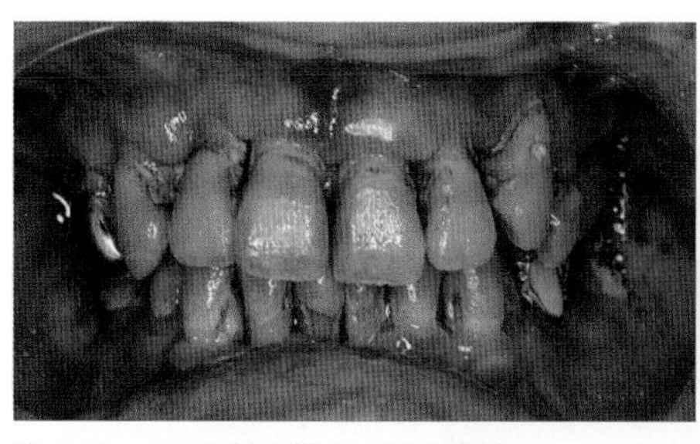
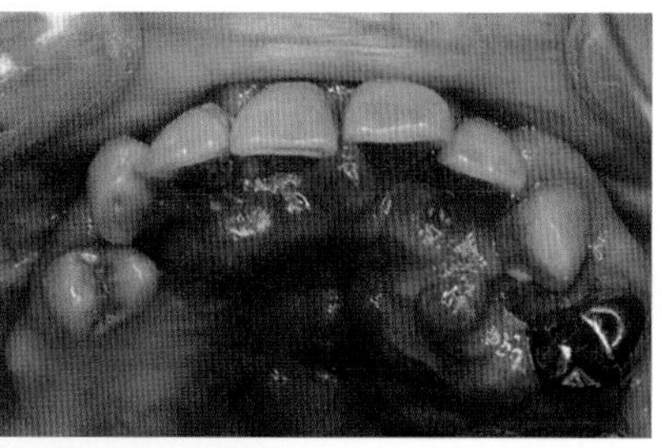

図 4-12 **AIDS 発症期の口腔内症状**
未治療の HIV 感染症（AIDS 発症）に壊死性潰瘍性歯肉炎が併発し，歯肉の腫脹と壊死を認める（HIV 抗体：陽性，CD4 陽性 T 細胞数：69/μL）．また口蓋側にはカポジ肉腫を発症しているが，HIV の治療により消失した．

4. 結核

1）結核とは

結核（結核症）は，結核菌（*Mycobacterium tuberculosis*）の感染による慢性感染症である．**2 類感染症**に分類され，診断した医師はただちに保健所に届け出る必要がある．結核菌は 1882 年にロベルト・コッホにより発見された．

感染経路は空気感染および飛沫感染である．飛沫核として空気中を漂う結核菌を，気道内に吸引することで感染する．多くは無症候性で，発病率は 10 ～ 20％程度である．

多くの場合は初感染に伴い，まず肺に進行性の病巣が形成される（**肺結核**）．この病巣は**結核結節**とよばれ，中心に**乾酪壊死**（かんらくえし）があるのが特徴である．結核菌に感染してそのまま間もなく発病する場合を**一次結核症**といい，感染しても発病せず，免疫が成立した後に数年～数十年の休眠を経て，加齢や免疫力の低下により再燃し発病する場合を**二次結核症**という．

Link
結核結節
『病理学・口腔病理学』
p.49-50

肺結核を発症すると，2 週間以上の継続する咳，血痰，倦怠感，体重減少，発熱などの症状を呈する．しかし，特に高齢者では症状がはっきりしないこともあり，診断困難による感染拡大などに注意を要する．

初感染部位である肺から，結核菌が血行性，リンパ行性に全身のさまざまな器官に及び，組織の破壊を示すことがある．これを**肺外結核**といい，頻度は低いが口腔粘膜に症状が現れる事例もある（1％未満）．潰瘍型，肉芽型，Tuberculoma（結核腫）型の 3 つがあり，潰瘍型が多くを占める（**図 4-13**）．

結核についても，ワクチン接種により発症予防の効果があるとされている．**BCG ワクチン**が有効で，52 ～ 74％程度の発症予防が期待できるとの報告もある．2012 年までは乳幼児期の結核予防効果を高めるため生後 6 カ月までを対象に実施されていたが，BCG ワクチン接種が原因として否定できない骨炎の副反応報告もあり，2013 年以降は生後 5 ～ 8 カ月の間の接種が標準とされている．

2）結核の検査（表 4-7）

結核菌の検出を目的とした検体検査が必要となる．検体となる喀痰の採取は，喀

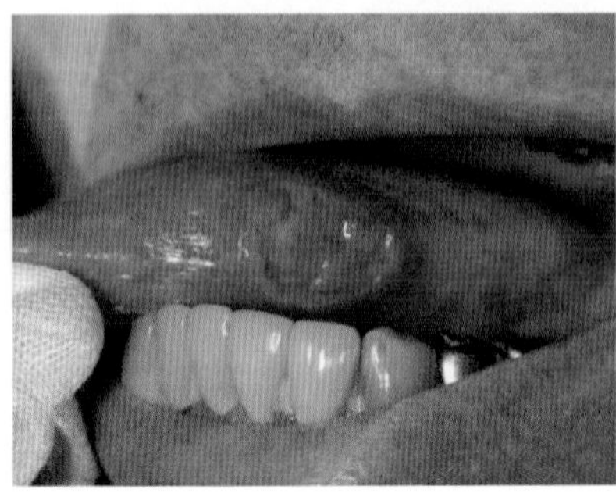

図 4-13　結核による舌の潰瘍
疼痛を伴う潰瘍の状態で，周囲の硬結はない．胸部エックス線写真で陰影があったため，舌癌の肺転移を疑い生検を実施したところ，結核菌が確認され，肺結核と舌結核（肺外結核）と診断された．
（国際医療福祉大学病院・岩渕博史教授ご提供）

表 4-7　結核の検査

検査方法	検査の内容
塗抹検査・培養検査・PCR 検査	結核菌を検出する.
ツベルクリン反応	ツベルクリン溶液を皮内注射し，48 時間後に発赤や硬結の最大径を測定する（陽性：10mm 以上）.
胸部エックス線検査	肺の空洞化や石灰化を確認する.

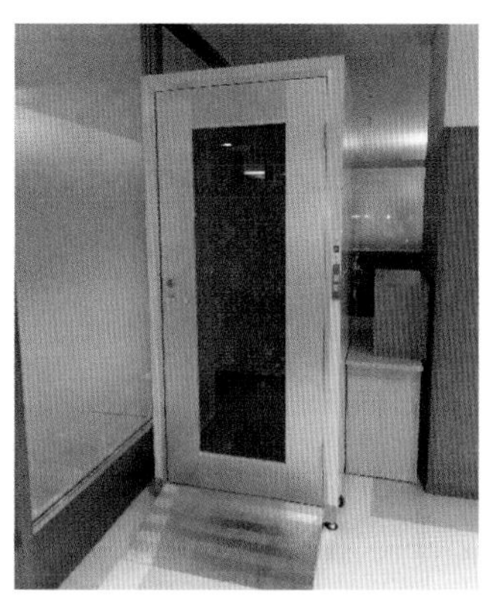

図 4-14　**喀痰採取ブース**
患者は中で喀痰の採取を行い，検体はブースの側面から患者に触れることなく搬出できる．感染拡大しないように陰圧換気が可能である．

痰採取ブース（図 4-14）や屋外，もしくは戸外への換気が可能な個室で施行し，術者は N95 マスクを装着するなどの対応が必要である．検体採取後は，塗抹検査（Ziehl-Neelsen 染色による鏡検）や培養により結核菌の検出を行う．また PCR 検査も効果的である．

その他，ツベルクリン反応や胸部エックス線検査を行う．ツベルクリン反応は，BCG ワクチン接種の効果判定や結核感染の診断に用いられてきたが，血液を検体としたインターフェロンγ遊離試験*の普及により，現在は診断目的での利用は減少している．

***インターフェロンγ遊離試験**
リンパ球を結核菌特異的抗原で刺激したときのインターフェロン - γの産生量を測定することで，結核菌への感染の有無を診断する検査です．

5. 梅毒

1）梅毒とは

梅毒は，梅毒トレポネーマ（*Treponema pallidum*）という細菌の感染により発症する．性感染症の 1 つであり，HIV 感染症で併発の頻度が高い疾患でもあるが，近年患者数の増加が報告されている．**5 類感染症**に分類され，医師は診断後 7 日以内に保健所に報告する．

その進行は緩徐で，感染後の経過期間により 3 期または 4 期に分けられる．病期により症状はさまざまで，診断には多彩な観察が必要である．

(1) 第 1 期

感染後 3 ～ 6 週間の潜伏期間を経て，感染局所に硬結（しこり）や潰瘍（硬性下疳（こうせいげかん））を生じ，所属リンパ節の腫大がみられる．硬結や潰瘍があっても，ともに疼痛は自覚せず，放置していても3～6週間で消失してしまう．口腔咽頭の症状は性器の次に多く見られ，口唇，舌，咽頭に多い傾向がある（図 4-15）．

(2) 第 2 期

感染後3カ月～3年．皮膚や粘膜に梅毒性バラ疹とよばれる赤い発疹や，丘疹(きゅうしん)性梅毒疹，扁平コンジローマなどの症状がみられるようになる．口角周囲の白色のびらんを呈する梅毒性口角炎も現れ，口腔カンジダ症との鑑別を要する．口腔粘膜は紅斑の発症を認め，白色に変化しながら粘膜斑へと拡大していき，やや灰白色の扁平な隆起性病変がみられる．特に扁桃・口蓋弓・軟口蓋・口蓋垂・口腔粘膜・歯肉・舌側裏面に好発する．

(3) 第 3 期

感染後3～10年経過すると，結節性梅毒疹や，皮下組織にゴム腫を生じる．口腔内では，鼻中隔穿孔(びちゅうかくせんこう)，鞍鼻(あんび)，進行例では口蓋穿孔(こうがいせんこう)を生じる．

(4) 第 4 期

無治療の状態が継続すると，感染後10年以降は梅毒による大動脈炎，大動脈瘤(どうみゃくりゅう)，神経梅毒へと進行していく．かつては致命的な障害となっていたが，近年は先進国ではほとんどみられなくなってきている．

2）梅毒の検査（表 4-8）

梅毒の検査としては，梅毒トレポネーマに対する抗体検査，非トレポネーマ抗原検査*，トレポネーマ抗原検査を行う．抗体検査では，感染してから3週程度経過しないと抗体が血液中に産生されないことを理解する必要がある．

***非トレポネーマ抗原検査**
梅毒トレポネーマそのものではなく，感染による組織破壊に伴って産生される自己抗体を検出する検査方法です．

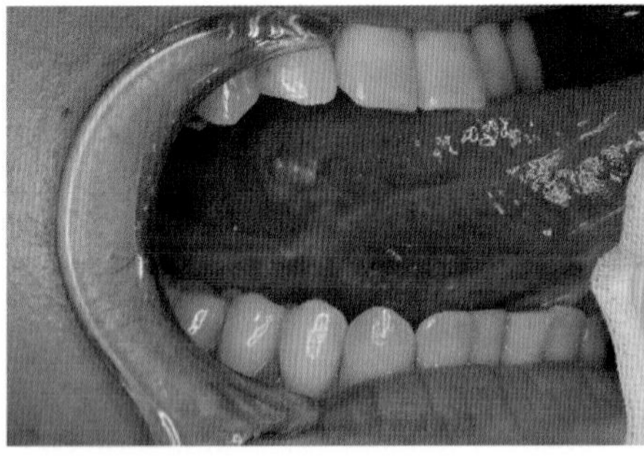

図 4-15　**梅毒による口腔内病変**
右側舌縁に硬結を触れていたものが次第に潰瘍（硬性下疳）を呈するようになり，境界明瞭な約15mmの病変で，自発痛はなく経過していた．
(片倉　朗編:口腔外科のレベルアップ&ヒント，p.21 より転載)

表 4-8　**梅毒の検査結果の意味**

検査項目		検査結果の意味
STS 法	TP 抗原法	
(−)	(−)	梅毒トレポネーマ非感染
(+)	(−)	梅毒トレポネーマ感染初期，生物学的偽陽性
(+)	(+)	梅毒発症，梅毒未治療
(−)	(+)	梅毒治癒後

非トレポネーマ抗原検査（主にSTS法）は精度が高く，感染早期（2～5週）に陽性となり，梅毒による炎症などの状態をよく反映するため，治療効果の判定にも用いられる．

梅毒トレポネーマに対する抗体を検出するトレポネーマ抗原検査（TP抗原法）では，偽陽性はまれであるが，STS法よりも少し遅れて陽性となる．一度陽性化すると生涯陽性となるため，活動性の評価にはならない．

参考文献

1) 日本臨床検査標準協議会 基準範囲共用化委員会編：共用基準範囲に基づく医学教育用基準範囲—解説書—．2019.
https://www.jccls.org/wp-content/uploads/2019/10/igakukyouikukijyun.pdf
2) 高久史麿監修：臨床検査データブック 2021-2022．医学書院，東京，2021.
3) 川端重忠，小松澤　均，大原直也ほか編：口腔微生物学・免疫学 第5版．医歯薬出版，2021.
4) 金井正光監修：臨床検査法提要 改訂第35版．金原出版，東京，2020.
5) 厚生労働省：新型コロナウイルス抗原検査の有用性・注意点，活用方法について—ワクチン・検査パッケージの導入時期を迎えて—．2021.
https://www.mhlw.go.jp/content/10900000/000858746.pdf
6) 三ツ橋雄之：末梢血液像．medicina，47（11）：65～68，2010.
7) 松尾収二：CRP（C反応性蛋白）．medicina，52（4）：156～161，2015.
8) 久志本成樹：プロカルシトニン（PCT）．臨床雑誌内科，125（4）：806～807，2020.
9) 黒川　景：敗血症とバイタルサイン．愛知県立大学看護学部紀要，26：29～37，2020.
10) Bone RC, Balk A, Cerra FB, et al.：Definitions for sepsis and organ failure and guidelines for the use of innovative therapies in sepsis. The ACCP/SCCM Consensus Conference Committee. American College of Chest Physicians/Society of Critical Care Medicine. Chest, 101（6）：1644-1655, 1992.
11) 日本集中治療医学会，日本救急医学会：敗血症情報サイト 敗血症.com
http://xn--ucvv97al2n.com/index.html
12) 西田百代監修：改訂新版 有病高齢者歯科治療のガイドライン 下．クインテッセンス出版，東京，2014，68～90.
13) 厚生労働省：B型肝炎訴訟について．
https://www.mhlw.go.jp/stf/seisakunitsuite/bunya/kenkou_iryou/kenkou/b-kanen/index.html
14) 国立感染症研究所：AIDS（後天性免疫不全症候群）とは．
https://www.niid.go.jp/niid/ja/kansennohanashi/400-aids-intro.html
15) 厚生労働省：結核院内（施設内）感染対策の手引き 平成26年版．2014.
https://www.mhlw.go.jp/file/05-Shingikai-10601000-Daijinkanboukouseikagakuka-Kouseikagakuka/0000046630.pdf
16) 日本結核・非結核性抗酸菌症学会：結核症の基礎知識（改訂第5版）[Ⅰ．結核症の発生病理]．2021.
https://www.kekkaku.gr.jp/books-basic/pdf/1.pdf
17) 余田敬子：口腔咽頭梅毒．耳鼻咽喉科展望，57（5）：246～255，2014.
18) 日本性感染症学会：性感染症診断・治療ガイドライン 2016．日本性感染症学会誌，27（1 Supple）：46～50，2016.
19) 片倉　朗編：口腔外科のレベルアップ＆ヒント．デンタルダイヤモンド社，東京，2019.

5章 肝機能の検査

到達目標

❶ 肝臓の構造を理解できる．
❷ 肝臓の代謝機能を理解できる．
❸ 肝機能の検査の種類を理解できる．
❹ 肝機能の検査の意義を理解できる．

1 肝臓の構造と機能

1. 肝臓の構造（図 5-1）

肝臓は解剖学的に大きく右葉と左葉に分けられ，肝臓内に入り込む肝動脈，肝静脈，門脈，肝内胆管（たんかん）などで構成される．肝臓への流入血管は，酸素を多く含む肝動脈と，胃腸などの腹部臓器の静脈血を集める**門脈**であり，全血流量の 30％程度が

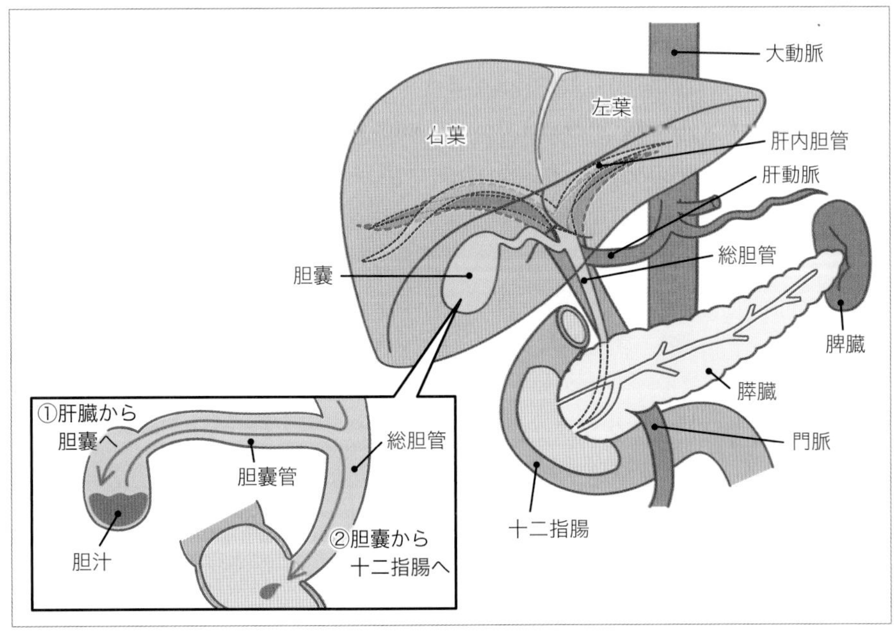

図 5-1　肝臓の構造と胆汁の流れ

肝動脈，70％程度が門脈から肝臓に流入する．肝臓に供給された血液は，肝小葉内の類洞と呼ばれる毛細血管を経て，肝静脈から全身へ送り出される．

右葉，左葉両方から肝内胆管が出ており，さらに**胆嚢**から出ている胆嚢管と合流し，総胆管となる．総胆管は膵臓にある膵管とも合流し，最終的には十二指腸に開口する．肝細胞で生成された**胆汁**は，胆嚢に蓄えられた後，十二指腸に放出され，食物の消化に使用される．この肝臓から十二指腸までの胆汁の通り道を**胆道**という．

2. 肝臓の機能

肝臓の機能には，主に**代謝**，**排泄**，**胆汁・胆汁酸の合成**があげられる．糖質，アミノ酸，脂質，その他薬物などは消化管から吸収され，これらは門脈を通って肝臓に入り，「合成するもの」「貯蔵するもの」「排泄するもの」に分けられる．

肝臓では脂質，タンパク質，胆汁酸などが合成され，糖質や余剰の脂質は貯蔵されて，エネルギー産生が必要な際に分解される．薬物やアルコールは分解などを経て無毒化されて排出される．

1）代謝

代謝とは，生体内で生じるすべての化学変化とエネルギー変換のことで，さまざまな栄養素が合成・分解されていく過程のことである．肝臓では，消化器官から送られてきたさまざまな栄養素を分解し，身体の各器官が必要とする形態や，エネルギー源として合成している．

(1) 糖質の代謝

経口摂取した糖質は，小腸で消化作用により単糖のグルコースなどまで分解された後に，門脈から肝臓に入る．グルコースは，解糖系やクエン酸回路とよばれる代謝経路に入り，エネルギー産生を行う．エネルギー産生に使われなかったグルコースは，グリコーゲンとして肝臓や骨格筋に貯蔵される．血糖値が低下した際は，このグリコーゲンが分解されてグルコースが再合成され，グルコースを血液中に供給することで血糖値を安定させる．

また，グリコーゲンからの再合成以外にも，エネルギー産生経路の途中で生じるピルビン酸や，脂質であるトリグリセライドから分解されたグリセロール，アミノ酸，乳酸からグルコースを合成する経路もある．このように糖質以外の物質からグルコースを合成することを**糖新生**といい，主に肝臓で行われる（図 5-2）．

(2) タンパク質の代謝（合成）

タンパク質は多数のアミノ酸がつながった高分子化合物である．経口摂取したタンパク質は消化された後，遊離アミノ酸や低分子ペプチド*として消化管から吸収され，門脈から肝臓に入った後に，体内で必要なさまざまなタンパク質に再合成される．合成されるタンパク質は，膠質浸透圧の維持に重要な**アルブミン**をはじめ（**p.93，コラム参照**），プロトロンビン（第Ⅱ因子）などの凝固因子や，CRP など

*ペプチド
アミノ酸が 2 ～ 50 個程度つながった化合物のことです．

凝固因子
p.61-62
CRP
p.76-77

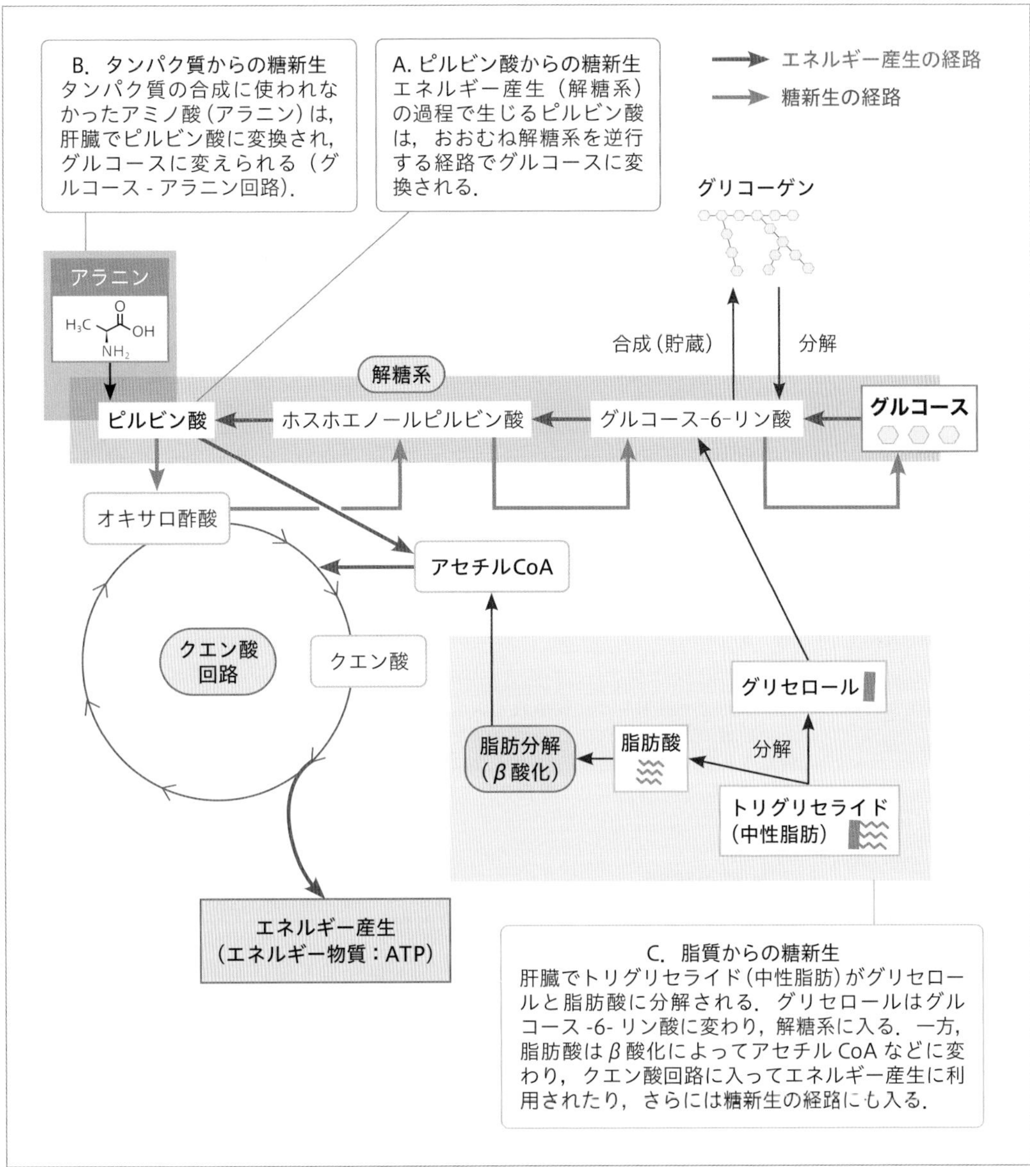

図 5-2 肝臓における代謝の経路
糖質（グルコース）は，解糖系やクエン酸回路とよばれる代謝経路を経てエネルギー産生に使われ，エネルギーに使われないものはグリコーゲンとして貯蔵される．タンパク質（アラニン）と脂質（トリグリセライド）も途中からグルコースの代謝経路に合流し，エネルギー産生に使われたり，糖新生によってグルコースに変換されたりする.

多岐にわたる.

タンパク質の再合成に使われなかったアミノ酸は貯蔵することができず，エネルギー産生に利用されるが，ここでも肝臓と骨格筋がその中心的な役割を担っている．骨格筋から放出されるアミノ酸は主にアラニンであるが，これらは肝臓に運ばれた後に，糖新生を経てエネルギー源となるグルコースに変換される（グルコース - アラニン回路，図 5-2-B，図 5-3).

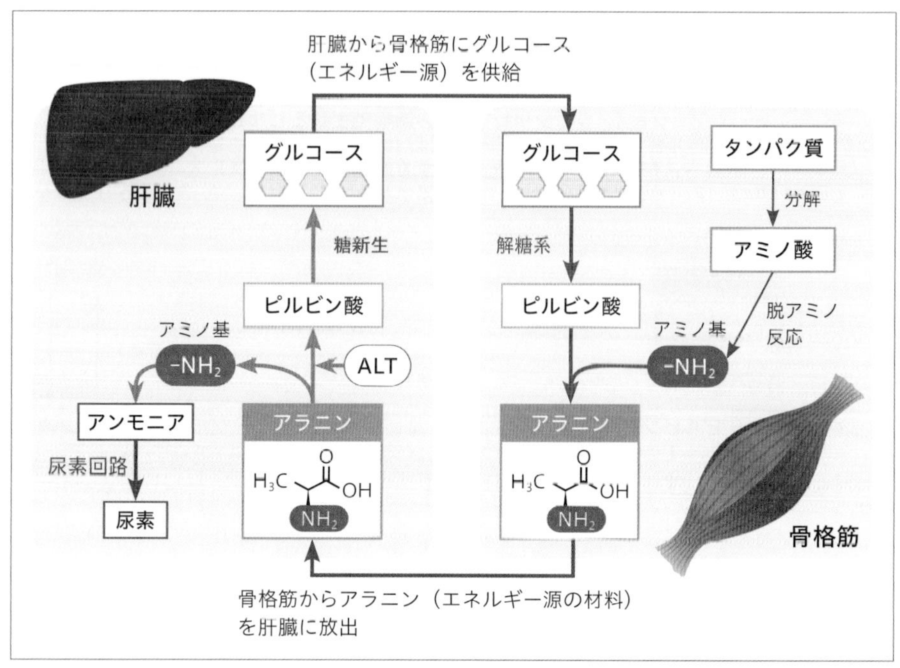

図 5-3　**グルコース－アラニン回路**
エネルギーが不足すると，骨格筋ではタンパク質が分解されてアラニンが生成される．このアラニンが肝臓に送られると，ピルビン酸を経てグルコースに変換され，エネルギー源として骨格筋に供給される．このとき，肝臓でアラニンをピルビン酸に変換させる酵素が ALT（アラニンアミノトランスフェラーゼ）で，重要な肝機能検査項目である．

(3) 脂質の代謝

❶トリグリセライドとリポタンパク質

脂質とは疎水性（＝脂溶性）の物質の総称で，生体に重要なものとしては**トリグリセライド（中性脂肪）**や**コレステロール**，リン脂質などがあげられる．経口摂取する脂質のほとんどはトリグリセライドである．トリグリセライドは，グリセロー

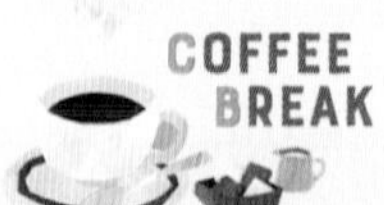

肝障害と易出血性

慢性肝疾患では血小板減少や凝固系の異常が認められます．血小板減少の原因には，血小板増生因子であるトロンボポエチンの産生能の低下や，脾腫大による血小板の破壊亢進・貯留があげられます．

また，プロトロンビンをはじめとする多くの凝固因子は肝臓で合成されます．肝障害が進行すると肝臓におけるタンパク質の合成能が低下するため，タンパク質である凝固因子も減少し，凝固能の低下をきたします．さらに肝臓が生成する凝固因子には，ビタミンKを必要とするものもあり（ビタミンK依存性凝固因子），胆汁うっ滞により胆汁酸の排泄が不良になると，ビタミンKの吸収が阻害され，これらの凝固因子が減少します．

劇症肝炎においては播種性血管内凝固症候群（DIC）を合併することが多く，易出血性となります（詳細は第 3 章を参照）．

ル（グリセリン）という成分に脂肪酸が３分子くっついたもので，トリアシルグリセロールともよばれる．肝臓では，主にこの脂肪酸の代謝によってエネルギーが産生されている*（図 5-2-C）．

一方，コレステロールはステロイドに分類される脂質の一種で，リン脂質とともに細胞膜の構成成分となるほか，胆汁酸やホルモンの材料でもあり，生体内で重要な役割を担っている．肝臓ではトリグリセライドやコレステロール，リン脂質の合成も盛んに行われている．これらの代謝はホルモンなどで調整されている．

トリグリセライドやコレステロールなどの脂質は，疎水性で水（血液中）に溶けないため，アポタンパク質という親水性のタンパク質と結合することで，**リポタンパク質**（複合体）として血中に存在する（図 5-4）．リポタンパク質は，比重*の違いによって**カイロミクロン・超低比重リポタンパク質（VLDL）・低比重リポタンパク質（LDL）・高比重リポタンパク質（HDL）**に分類される．

❷脂質の運搬経路

小腸上皮細胞でトリグリセライドは，コレステロールとともにカイロミクロンを形成し，リンパ管を経由して血流に入る．その後，カイロミクロンは分解されて脂肪酸とカイロミクロンレムナント*になり，カイロミクロンレムナントが肝臓に取り込まれ，脂肪酸はエネルギー源として各組織へ運ばれる．

肝臓では，取り込んだり合成したりしたトリグリセライドとコレステロールなどから VLDL が生成される．VLDL は血中に入り，トリグリセライドが失われて LDL になる．LDL は肝臓や末梢組織に取り込まれ，VLDL や胆汁酸，ステロイド

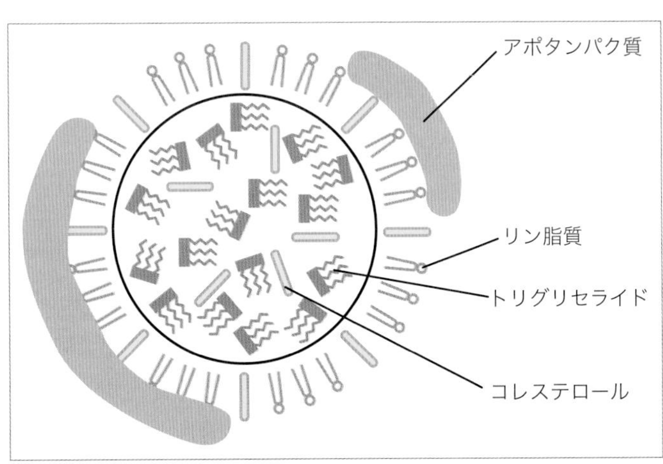

図 5-4　**リポタンパク質の構造**
中に含まれるトリグリセライドやコレステロールの比重の違いによってカイロミクロン，VLDL，LDL，HDL に分けられる．

VLDL：Very Low Density Lipoprotein（超低比重リポタンパク質）
LDL：Low Density Lipoprotein（低比重リポタンパク質）
HDL：High Density Lipoprotein（高比重リポタンパク質）

***脂肪酸の代謝によるエネルギー産生とケトアシドーシス**
インスリンの作用不足によってグルコースの利用障害が生じると，脂肪分解が亢進し，脂肪酸からアセチル CoA が過剰に産生されます．ここで生じたアセチル CoA は肝臓でケトン体に変換され，血中ケトン体が増加します．ケトン体にはアセト酢酸，3-ヒドロキシ酪酸，アセトンがあり，特に 3-ヒドロキシ酪酸が著明に増加し，その過剰な蓄積は血液の酸性化（アシドーシス）をきたします．これをケトアシドーシスといいます．

***比重**
ここでいう比重とは，タンパク質の比重のことです．例えば「低比重リポタンパク質」というのは，タンパク質が少なく，トリグリセライドやコレステロールが多く占めていることを意味します．

***カイロミクロンレムナント**
レムナントとは「残り物」という意味です．つまりカイロミクロンレムナントとは，カイロミクロンから脂肪酸が分解された“残り物”のことです．

ホルモン，リン脂質の合成に利用される．

一方，HDLは肝臓や小腸で合成され，血管壁などの末梢組織から過剰なコレステロールを回収し，主に肝臓に再分配する（p.95参照）．

2）排泄

肝臓には，血液中のアルコールや薬物などを分解して，無毒化する作用がある．たとえば腸から吸収され肝臓に運ばれたアルコールは，肝臓内でアセトアルデヒドから無害な酢酸へと分解され，胆汁に溶けるようにして血液中から排出される．

また，生体内ではアミノ酸の分解により毒性の高いアンモニアが生じるが，このアンモニアを尿素回路によって比較的無毒な**尿素**へと分解する機能も有する（図5-3）．無毒化されたアンモニア（尿素）は，最終的に尿中へ排泄される．

3）胆汁・胆汁酸の合成（腸肝循環）

肝臓では胆汁を生成しており，その組成は胆汁酸，コレステロール，ビリルビンである．胆汁酸はコレステロールから生成され，胆汁中の成分で最も多く，小腸内の脂質や脂溶性ビタミンなどの消化吸収を助ける働きや，コレステロールなどの脂溶性老廃物を胆汁中に溶存させて排泄させる働きがある．胆汁は肝臓から胆囊を経て十二指腸に分泌された後，胆汁成分の一部は主として回腸で再吸収され，門脈を介して肝臓に戻る．これを**腸肝循環**（ちょうかんじゅんかん）といい，胆汁酸はこの腸肝循環をする．

2 肝機能の検査

いずれの項目も，主に血清を検体として検査する．

1．血清タンパク質の検査（表5-1）

1）血清総タンパク質（TP）

血液中に含まれる100種類以上のタンパク質の合計を血清総タンパク質（TP）という．血清総タンパク質は60％の**アルブミン**と20％の**γ-グロブリン**が主成分で，そのほとんどが肝臓で産生される．そのため，肝障害が起こると血清総タンパク質の値が低下する．その他，腎疾患や低栄養状態でも低下する．一方，多発性骨髄腫や自己免疫性肝炎，脱水では高値となる．

TP：Total Protein（総タンパク質）

表 5-1　血清タンパク質検査と異常を示す主な原因

項目	基準値（単位）	異常を示す主な原因
血清総タンパク質（TP）	6.6 ～ 8.1（g/dL）	高値：多発性骨髄腫，自己免疫性肝炎，脱水 低値：肝疾患，腎疾患，低栄養状態
アルブミン（Alb）	4.1 ～ 5.1（g/dL）	低値：肝疾患，ネフローゼ症候群，悪液質，栄養障害，炎症性疾患
アルブミン / グロブリン比（A/G 比）	1.3 ～ 2.2	高値：低γ - グロブリン血症，無γ - グロブリン血症 低値：肝疾患，栄養障害，ネフローゼ症候群，多発性骨髄腫，自己免疫疾患

Link
ネフローゼ症候群
p.103

*悪液質
脂肪量減少の有無に関わらず骨格筋量が減少する，複合的代謝異常の症候群です．がん，慢性心不全，慢性腎不全，自己免疫疾患などの炎症を伴う慢性消耗性疾患で生じます．食欲不振や炎症，インスリン抵抗性，筋タンパク分解が高頻度に生じ，その結果体重減少，虚弱，筋力・活動性の低下などがみられます．

2）アルブミン（Alb）

アルブミン（Alb）は肝臓で合成されるタンパク質で，血清中のタンパク質では最も量が多い．栄養状態を反映するため，栄養指標の 1 つとされている．また血漿の**膠質浸透圧**を維持させ，血液中のカルシウムやマグネシウムなどさまざまな物質の輸送体にもなる．

肝障害によって血清中のアルブミン値は低下し，特に肝硬変では低アルブミン血症に加えて門脈圧亢進が起きるため，腹水の出現率が高まる（**p.98 参照**）．ほかにネフローゼ症候群，悪液質*，栄養障害などでも低値となる．

3）アルブミン / グロブリン比（A/G 比）

血液中の主なタンパク質であるアルブミンとグロブリンの比である．アルブミン値の低下によって A/G 比が低くなっている場合は，肝疾患（肝硬変，慢性肝炎），

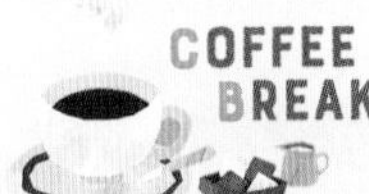

膠質浸透圧とは

血漿中のタンパク質（主にアルブミン）によって生じる浸透圧のことです．通常アルブミンは血管外よりも血管内のほうが多いため，血管内外でアルブミン濃度を同じにしようと，血管外の水分が血管内に引き込まれます．この，血管内に水分を引き込む力を膠質浸透圧といいます（**図**）．

血管内のアルブミン濃度が低下すると膠質浸透圧も低下するため，血管外に水分が漏出し，腹水や浮腫が生じます（p.98 参照）．

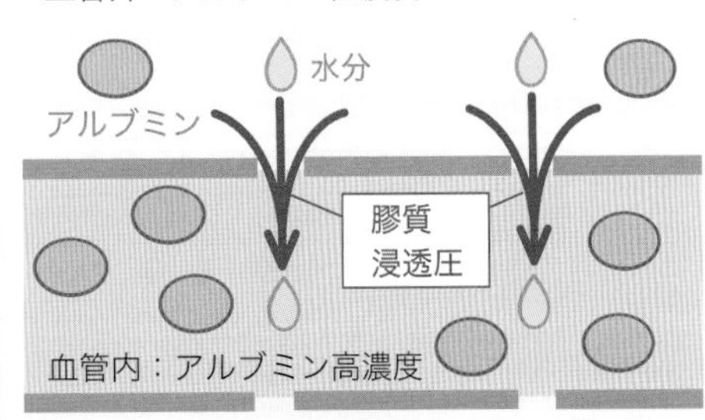

図　アルブミンと膠質浸透圧

Alb：Albumin（アルブミン）

栄養障害，ネフローゼ症候群などが疑われ，グロブリン値の上昇によってA/G比が低くなっている場合は，多発性骨髄腫や自己免疫疾患などが疑われる．高値では低γ-グロブリン血症や無γ-グロブリン血症が疑われる．

2. 肝酵素の検査（表5-2）

代表的な検査項目としては，**アスパラギン酸アミノトランスフェラーゼ（AST）**と**アラニンアミノトランスフェラーゼ（ALT）**があげられる．ともにトランスアミナーゼ（アミノ基転移酵素）という酵素で，ASTは心筋，肝臓，骨格筋，腎臓に広く分布し，ALTはほとんどが肝臓に分布している（図5-3）．

このため，ASTのみが高値の場合は肝臓の機能は保たれていると考えられ，急性心筋梗塞による心筋障害や筋疾患などが考えられる．AST，ALTともに基準範囲より高値で，ALTよりASTの上昇の程度が高い場合は，急性肝炎や肝硬変，アルコール性肝障害など，肝細胞に急激な障害が生じている可能性が高い．一方ALTの上昇の程度が高い場合は，急性肝炎の回復期や慢性肝炎，脂肪肝が考えられる．

*胆汁うっ滞

胆汁は肝臓で生成され，胆嚢に貯蔵されます．食事の刺激で胆嚢が収縮すると，胆汁は十二指腸に分泌され，脂質や脂溶性ビタミンの消化・吸収に関与します．胆汁うっ滞とは，この胆汁の分泌障害が生じて体内に胆汁成分が蓄積する状態のことです．肝臓の中で胆汁の流れが阻害されると肝内胆汁うっ滞が生じ，肝臓の外でで阻害されると閉塞性黄疸が生じます．

3. 胆汁に関連する検査（表5-3）

1）アルカリホスファターゼ（ALP）

胆道系の酵素で，肝細胞でALPの産生が亢進したときと，胆汁うっ滞*が起きたときに上昇する．胆汁うっ滞の場合はγ-GTもともに上昇する．ALPは肝臓以外に骨，胎盤，小腸にも存在する．

表5-2　肝酵素の検査と異常を示す主な疾患

項目	基準値（単位）	高値を示す主な疾患
アスパラギン酸アミノトランスフェラーゼ（AST）	13～30（U/L）	肝疾患，心筋梗塞
アラニンアミノトランスフェラーゼ（ALT）	男性：10～42 女性：7～25（U/L）	肝疾患

表5-3　胆汁に関連する検査と異常を示す主な原因

項目	基準値（単位）	高値を示す主な疾患
アルカリホスファターゼ（ALP）	110～320（U/L）	胆汁うっ滞
γ-グルタミルトランスフェラーゼ（γ-GT）	男性：10～65 女性：10～35（U/L）	胆汁うっ滞，急性胆嚢炎，長期の過剰飲酒，脂肪肝
総ビリルビン（TB）	0.4～1.5（mg/dL）	間接>直接：溶血性貧血，体質性黄疸 直接>間接：胆管閉塞，肝障害

AST：Aspartate aminotransferase（アスパラギン酸アミノトランスフェラーゼ）
ALT：Alanine aminotransferase（アラニンアミノトランスフェラーゼ）
ALP：Alkaline Phosphatase（アルカリホスファターゼ）

2）γ-グルタミルトランスフェラーゼ（γ-GT）

胆道系の酵素で，肝臓での薬物代謝で重要な役割を有する．胆汁うっ滞，急性胆嚢炎，胆石発作時に上昇するが，そのほかにも薬物服用時（薬剤性肝障害），長期の過剰飲酒，脂肪肝でも上昇する．特に男性，高齢者で上昇しやすい．

3）ビリルビン

ビリルビンは，血液中の赤血球に含まれる老廃ヘモグロビンの代謝物質で，血液によってまず肝臓に運ばれ，そこで処理されて胆汁の中に排出される．肝臓に運ばれる前のものを**間接ビリルビン**，肝臓で処理（グルクロン酸抱合）された後のものを**直接ビリルビン**とよび，この2種類をあわせたものを**総ビリルビン**（TB）という．肝臓で処理された直接ビリルビンは，胆汁から十二指腸に排出された後，腸内細菌の働きによってウロビリノゲンになり，大半は便中に，一部は尿中に排泄される．

ビリルビンが上昇し，皮膚・粘膜などが黄染した状態を**黄疸**（おうだん）という（p.99参照）．重要なのは，直接ビリルビンと間接ビリルビンのどちらが優位であるかで，間接ビリルビンが優位であれば溶血性貧血または体質性黄疸が考えられ，直接ビリルビンが優位であれば胆管が閉塞しているか，肝障害が考えられる．

4．脂質の検査（表5-4）

1）LDLコレステロール

LDL（低比重リポタンパク質，p.91参照）に含まれるコレステロールをLDLコレステロールという．LDLは肝臓からコレステロールを血中に運ぶ役割を果たしているが，一般的に「悪玉コレステロール」とよばれ，過剰になると血管壁に蓄積し，**動脈硬化**に進展する．脂質の多い食事で高くなりやすく，野菜や植物性タンパクの摂取量低下も関係している．

2）HDLコレステロール

HDL（高比重リポタンパク質，p.91参照）に含まれるコレステロールをHDLコレステロールという．HDLは血管壁に過剰に蓄積したコレステロールを取り出して肝臓へ回収し，動脈硬化を抑制する作用があるため，一般的に「善玉コレステロール」とよばれる．食事の問題より，運動不足や喫煙が原因で低下するとされる．

3）トリグリセライド（TG）

トリグリセライド（中性脂肪，p.90参照）は体内で最も多い脂質であり，皮下

γ-GT：γ-Glutamyltransferase（γ－グルタミルトランスフェラーゼ）
TB：Total Bilirubin（総ビリルビン）
TG：Triglyceride（トリグリセライド，中性脂肪）

表 5-4　脂質の検査項目と基準値

項目	基準値（単位）
LDL コレステロール（LDL-C）	65 ～ 165（mg/dL）
HDL コレステロール（HDL-C）	男性：40 ～ 90 女性：48 ～ 105（mg/dL）
トリグリセライド（TG）	男性：40 ～ 230 女性：30 ～ 120（mg/dL）

脂肪の大部分を占め，エネルギー源や体温を一定に保つ役割を担う．菓子類の過剰摂取や果物，アルコールによって上昇しやすい．

3 肝機能の検査に関わる疾患

1．脂質異常症

1）脂質異常症とは

脂質にはLDLコレステロール，HDLコレステロール，トリグリセライドなどがあり，血液中の脂質の値が基準値から外れた状態を**脂質異常症**とよぶ．脂質代謝の異常に影響する因子は，摂取するエネルギー量，脂肪の量や質，炭水化物，アルコール，コレステロール，食物繊維，運動不足，喫煙などである．

動脈硬化のうち，特に大動脈など比較的太い動脈に**プラーク（アテローム，粥腫）**ができる**粥状動脈硬化**が，脂質異常症と強い関連がある．脂質異常症や高血圧などの因子が重なると，血管内皮細胞の機能不全が生じ，血液中の脂質（特にLDLコレステロール）が血管内膜へ蓄積する．そこへマクロファージが集積し，血管の慢性的な炎症が生じるが，これが進行するとプラークが形成される．炎症性サイトカインの産生が亢進し，プラークが不安定化・破裂すると，血小板が凝集して血栓が形成され，虚血性心疾患や脳梗塞（アテローム血栓性脳梗塞）の原因となる（図 5-5）．

Link
虚血性心疾患
p.27-29
アテローム血栓性脳梗塞
p.206

2）症状

自覚症状はほとんどなく，既往歴や生活習慣を把握することが重要となる．身体所見はほとんどないが，家族性高コレステロール血症でみられるアキレス腱の肥厚（黄色腫，アキレス腱にコレステロールなどが蓄積したもの）は，重要な身体所見である．

3）診断基準

脂質異常症の診断基準を表 5-5 に示す．これが治療開始の基準ということではなく，ほかの危険因子も考慮して治療開始時期を決定する．

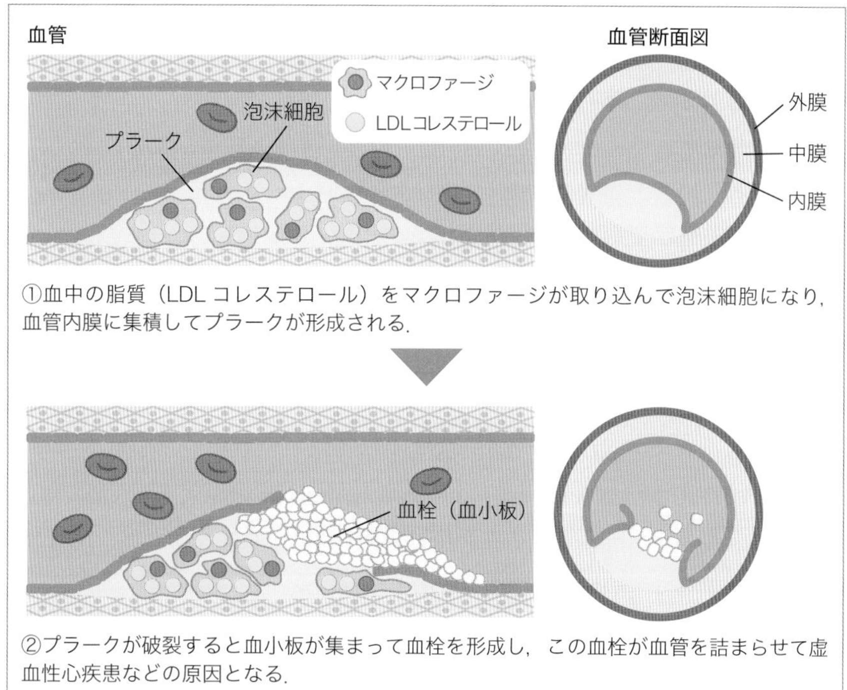

図 5-5　**粥状動脈硬化が起こるメカニズム**

表 5-5　**脂質異常症の診断基準**

検査項目	診断基準	
LDL コレステロール	140 mg/dL 以上	高 LDL コレステロール血症
	120 ～ 139 mg/dL	境界域高 LDL コレステロール血症**
HDL コレステロール	40 mg/dL 未満	低 HDL コレステロール血症
トリグリセライド	150 mg/dL 以上(空腹時採血*)	高トリグリセライド血症
	175 mg/dL 以上（随時採血*）	
Non-HDL コレステロール※	170 mg/dL 以上	高 non-HDL コレステロール血症
	150 ～ 169 mg/dL	境界域高 non-HDL コレステロール血症**

※総コレステロールから HDL コレステロールを引いたもの．LDL コレステロール以外も含むすべての悪玉コレステロールを含んでいる．
＊トリグリセライドの基準値は空腹時採血と随時採血により異なる．基本的に 10 時間以上の絶食を「空腹時」とする．ただし水やお茶などカロリーのない水分の摂取は可とする．空腹時であることが確認できない場合を「随時」とする．
＊＊スクリーニングで境界域高 LDL コレステロール血症，境界域高 non-HDL コレステロール血症を示した場合は，高リスク病態がないか検討し，治療の必要性を考慮する．

（日本動脈硬化学会：動脈硬化性疾患予防ガイドライン 2022 年版より一部改変）

4）治療法

脂質異常症自体が虚血性心疾患やアテローム血栓性脳梗塞のリスクであることから，最終的にはこれらの予防が目標となる．脂質異常症以外のリスク因子が加わると相乗的にリスクが増大するため，リスクレベルに従って予防目標が設定されている．

主な治療法は食事療法，運動療法，薬物療法である．食事療法と運動療法でも改善しなかった場合に，薬物療法へ移行する．

2. 慢性肝炎と肝硬変

1）慢性肝炎・肝硬変とは

慢性肝炎は「6カ月以上の肝機能異常とウイルス感染が持続している病態」と定義されている．高度な肝機能異常を伴わないことが多く，自覚症状も少ない．ときに全身倦怠感や食欲不振，熱感などの症状が出現することがある．

肝硬変は，慢性肝炎など慢性に進行する肝障害の終末像である．慢性的に肝細胞が障害されると肝細胞が死と再生を繰り返すようになるが，次第に肝細胞が壊死して再生不全となり，内部には線維化，偽小葉*，血管構築などの大きなゆがみが生じ，肝硬変へと移行する．

*偽小葉
再生した肝細胞の集団を，線維が壁のように取り囲んだような状態のことです，再生結節ともいいます．

日本における肝硬変の原因で最も多いのはC型肝炎とB型肝炎のウイルス性肝炎で，そのなかでもC型が大半を占める．その他の原因としてはアルコール性肝障害，非アルコール性脂肪性肝疾患/非アルコール性脂肪肝炎（NAFLD/NASH），自己免疫性肝炎，胆汁うっ滞などがあげられる．

Link
ウイルス性肝炎
p.78-80

2）症状

肝硬変になると，腹水，門脈圧亢進症，肝不全による肝性脳症，肝細胞癌，食道胃静脈瘤（じょうみゃくりゅう）などを合併する．

(1) 門脈圧亢進症

肝臓が線維化して硬くなることで，血液が門脈を通って肝臓に流入しにくくなり，門脈内の圧力（門脈圧）が異常に亢進した状態になる．これを門脈圧亢進症という．門脈圧が亢進すると静脈血は押し出されて逆流し，門脈－大循環系に側副血行路という肝臓を経由しない新たな血管の別ルートを形成する．

門脈内の圧力が上がると血液（水分）が門脈の外の腹腔へ漏出する（腹水貯留）．ほかにも，肝性脳症，食道胃静脈瘤，脾臓のうっ血による脾腫大などが生じる．

(2) 浮腫・腹水

腹腔内や皮下に水分が溜まる状態のことで，主な原因としては①肝臓におけるアルブミンの産生低下による膠質浸透圧の低下（p.93，コラム参照），②門脈圧亢進，③内分泌的バランスの崩壊による腎臓でのNaと水の再吸収亢進があげられる．

(3) 肝性脳症

肝臓の働きが低下することで，アンモニアなどの有害物質が代謝されずに脳に入り込み，脳神経機能が低下して，意識障害や異常行動が現れる．これを肝性脳症という．意識障害には自覚症状がないものから昏睡状態までさまざまあり，5段階に分類される．進行すると，羽ばたき振戦という手首の羽ばたくような震えを伴うことがある．

NAFLD：Non-Alcoholic Fatty Liver Disease（非アルコール性脂肪性肝疾患）
NASH：Non-Alcoholic Steatohepatitis（非アルコール性脂肪肝炎）

診断の指標として用いられるのは血漿アンモニア値で，臨床的には薬物療法や食事療法が行われる．

(4) 黄疸

ビリルビンが血液中に増加することで，眼球結膜や皮膚が黄染する状態である（図 5-6）．肝硬変以外でも黄疸を引き起こす疾患はあり，間接ビリルビンもしくは直接ビリルビンのどちらが上昇しているかで病態は異なるが，肝硬変に伴う黄疸ではおおむね直接ビリルビン，間接ビリルビンいずれも上昇していることが多い．

(5) 食道胃静脈瘤

門脈圧亢進に伴い側副血行路が形成され，正常よりも多くの血液が胃や食道の血管に流れるようになる．その結果，血管がこぶのように腫れ，静脈瘤が形成される．破裂し出血が多量となると致死的になるので，外科的な治療の対象となる．

(6) その他，肝硬変でみられる代表的な身体所見

主に手掌紅斑（しゅしょうこうはん）とクモ状血管腫があげられる．両者ともに肝硬変に伴う内分泌異常，特に女性ホルモンであるエストロゲンの代謝異常により，血中のエストロゲンが上昇し血管が拡張することで生じる．

❶ 手掌紅斑

手掌，特に母指球，小指球および指の基節部に認める紅斑である．圧迫すると消失し，圧迫を解除するとすぐにまた赤くなる．紅斑が局在するため，相対的に手掌の中心部は白くなるという特徴がある．

❷ クモ状血管腫

直径数 mm ほどの丘状の紅斑（細動脈）を中心に，多数の毛細血管がクモの巣状に伸びたもので，顔面・頸部・胸部・上腕などの上半身でしばしばみられる．

3) 診断

診断するには，リスク因子（原因）や身体症状（黄疸や腹水など）の確認，血液生化学検査，肝線維化診断，肝生検，画像検査（腹部超音波検査や CT，MRI など）を行う．

(1) 血液生化学検査

慢性肝炎であれば，6 カ月以上持続する肝酵素，特に ALT の上昇がみられる．

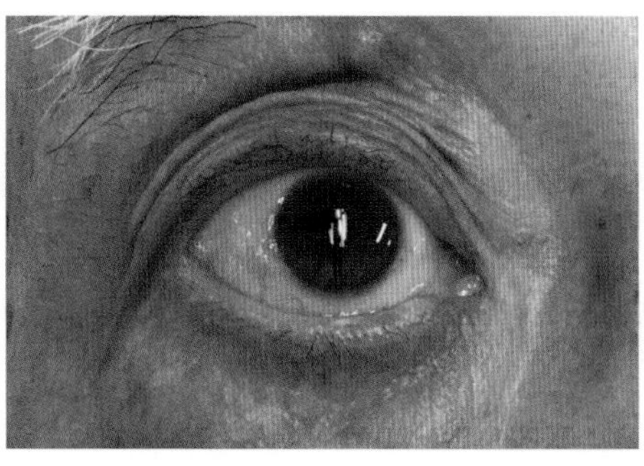

図 5-6　肝硬変患者の眼球結膜に生じた黄疸

肝硬変に進展すると，アルブミン値の低下とγ-グロブリン値の上昇，血小板数の低下，プロトロンビン時間の延長，ビリルビンやアンモニアの上昇などを認める．肝酵素はそれほど高値を示さないことが多く，AST ＞ ALT のパターンを示す．胆道系酵素（ALP, γ-GTP など）の上昇も軽度である．

（2）肝線維化診断

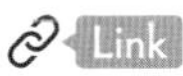

生検
p.154

***エラストグラフィ検査**
超音波検査やMRI検査を応用して，組織の硬さを画像化する検査です．

慢性肝炎と判断された場合，肝病変の進展度として肝臓の線維化を評価する必要がある．一般的には肝生検が行われるが，侵襲的で，適切に検査部位を採取できない場合があるため，近年は非侵襲的に肝臓の線維化や硬さを診断できるエラストグラフィ検査*が注目されている．

血液検査でも肝線維化の評価は可能で，検査項目としてはヒアルロン酸やコラーゲンなどがある．

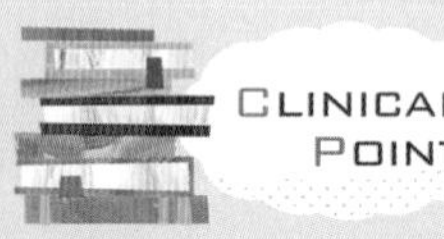

肝硬変患者への歯科治療

肝硬変の症状として注意が必要なのが，重度の肝障害に起因する血小板減少や凝固異常です．易出血性であると，スケーリング後，数時間経っても歯肉出血が止まらないことがあります．歯肉に触れるような歯科治療や観血的歯科治療を行う際は，必ず血液検査のデータを確認し，医科の主治医とも連携する必要があります．場合によっては，必要最低限の輸血を行って治療を行うこともあります．

また，著明な腹水の貯留によって仰臥位を維持できないことや，肝性脳症で意識状態が悪いこともあります．患者からの申告が十分に得られなかった場合でも，腹水や黄疸，内出血斑，肝性口臭（メチルメルカプタンなどが主体の口臭）などがあれば，肝疾患の有無についてこちらから患者に問い直すことも必要です．

参考文献

1）日本臨床検査標準協議会 基準範囲共用化委員会編：共用基準範囲に基づく医学教育用基準範囲―解説書―．2019.
https://www.jccls.org/wp-content/uploads/2019/10/igakukyouikukijyun.pdf
2）与芝　真監修：一目でわかる肝臓病学 第2版．メディカル・サイエンス・インターナショナル，東京，2003.
3）矢崎義雄ほか編：内科学 第12版［第3巻：消化管・腹膜／肝・胆道・膵／リウマチ・膠原病・アレルギー・免疫］．朝倉書店，東京，2022.
4）矢崎義雄ほか編：内科学 第12版［第4巻：腎・尿路系／内分泌系／代謝・栄養］．朝倉書店，東京，2022.
5）南学正臣ほか編：内科学書 第9版［Vol.4 消化管・腹膜疾患／肝・胆道・膵疾患］．中山書店，東京，2019.
6）坂井田功企画：最新医学別冊 診断と治療のABC131 肝硬変．最新医学社，大阪，2018.
7）日本動脈硬化学会：動脈硬化性疾患予防ガイドライン2022年版．日本動脈硬化学会，2022.
8）日本動脈硬化学会：動脈硬化性疾患予防のための脂質異常症診療ガイド2018年版．日本動脈硬化学会，2018.
9）日本肝臓学会編：慢性肝炎・肝硬変の診療ガイド2019．文光堂，東京，2019.

6章 腎機能の検査

到達目標

❶ 腎臓の機能を理解できる.
❷ 腎機能の検査の種類を理解できる.
❸ 主な腎機能の検査の意義を理解できる.

1 腎臓の構造と機能

腎臓は，腹部の背側にある“そら豆”の形をした左右 1 対の臓器である．主な働きは，①水分や老廃物の排泄，②電解質のバランス維持，③血圧の調節，④赤血球の産生促進，⑤骨強度の維持，の 5 つである（表 6-1）.

1．腎臓の構造と尿の生成

腎臓で尿を生成するための基本単位を**ネフロン**とよぶ．ネフロンは**糸球体**(しきゅうたい)*（および それを包む**ボウマン嚢**(のう)）と**尿細管**から構成され，左右の腎臓に約 100 万個ずつ存在する．

これらネフロンの一つひとつから尿が生成（濾過）され，尿細管を通って尿管に集まり，膀胱に溜まる．尿細管では，生成した尿（原尿という）に含まれる水分のおよそ 80%が体内に再吸収される．この際，電解質（主にナトリウムイオン：Na^+やカリウムイオン：K^+など）の一部も再吸収される（図 6-1）.

このように腎臓は，尿の生成を通して，水分や老廃物を排泄するだけでなく，体内の電解質バランスや酸塩基平衡*の調整を行い，体液の恒常性維持に大きな役割

*糸球体
毛細血管が毛糸玉のように丸まってできている集合体のことをいいます.

*酸塩基平衡
酸性とアルカリ性のバランスを保とうとする身体の仕組みで，肺と腎臓で調整されています.

表 6-1 **腎臓の主な役割**
腎機能が低下すると，全身にさまざまな異常をきたす.

① 水分や老廃物を尿として排泄する.
② 電解質のバランスを保つ（尿細管による再吸収）.
③ 血圧の調節をする（レニン - アンギオテンシン系による液性調節）.
④ 赤血球の産生を促進する（造血因子：エリスロポエチンの分泌）.
⑤ 骨強度を保つ（ビタミン D の活性化によるカルシウムの吸収促進）.

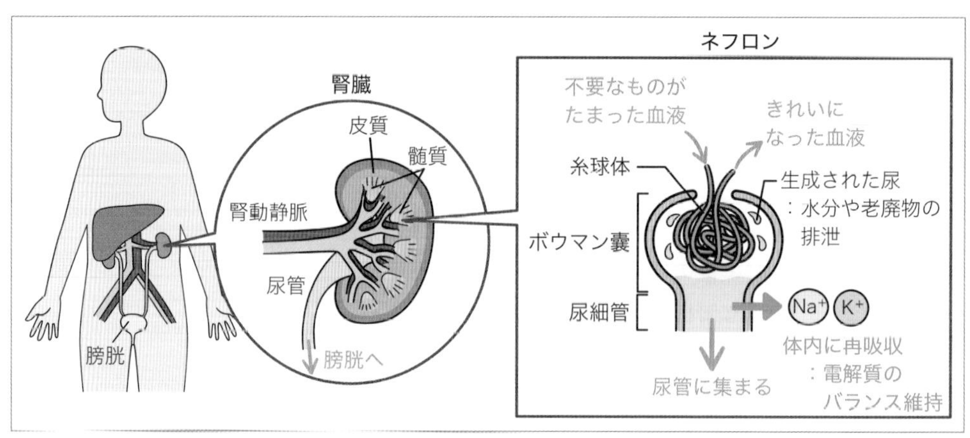

図 6-1　**腎臓の構造と尿の生成**

を果たしている．そのため腎機能が低下すると，体内の水分の排泄や電解質バランスに異常をきたし，浮腫（むくみ）や高血圧を発症する．

また，尿素やクレアチニンなどの窒素代謝産物の排泄ができなくなると尿毒症*を発症し，全身の臓器に重大な影響を及ぼすことがある．病態によっては数時間または数日で急激に腎機能が低下することもあり，緊急に人工透析が必要になることもある（p.109 参照）．

腎機能が極度に低下し，**腎不全***まで進行した場合は高カリウム血症，心不全，重症感染症などにより死亡することもあるので注意が必要である．

***尿毒症**
腎臓の働きが極度に低下して起こる全身の異常であり，そのまま治療をしなければ生命に関わる，緊急を要する状態です．

***腎不全**
腎臓の機能が著しく低下した状態を腎不全といいます．一般的には腎臓の働きが正常の 30％以下に低下した状態を指し，いったん腎不全になると腎機能は回復不可能となります．

2. その他の機能

1）血圧の調節

腎臓から分泌される酵素であるレニンは，アンギオテンシンやアルドステロンに作用して，ナトリウムの再吸収とカリウムの排泄を促し，血圧を上げる働きをもつ．血圧の変動に応じて，腎臓からのレニン分泌を調節することで，体内水分量や血圧を調整している（図 6-2-A）．このため，腎機能が低下すると血圧の異常をきたす．

2）赤血球の産生促進

腎臓から産生，分泌されるエリスロポエチンは，赤血球の生成を促すホルモンである（図 6-2-B）．エリスロポエチンの産生は動脈血中の酸素分圧に応じて調節されるが，腎機能が低下すると赤血球の産生量が低下し，貧血を呈する（腎性貧血（じんせいひんけつ））．

3）骨強度の維持（カルシウムの吸収促進）

ビタミン D は，腎臓の尿細管で活性型ビタミン D に変換され，カルシウムの腸管での吸収や尿細管での再吸収を促進し，血中のカルシウム濃度を上げる（図 6-2-C）．そのため，腎機能が低下することにより活性型ビタミン D がうまく作られなくな

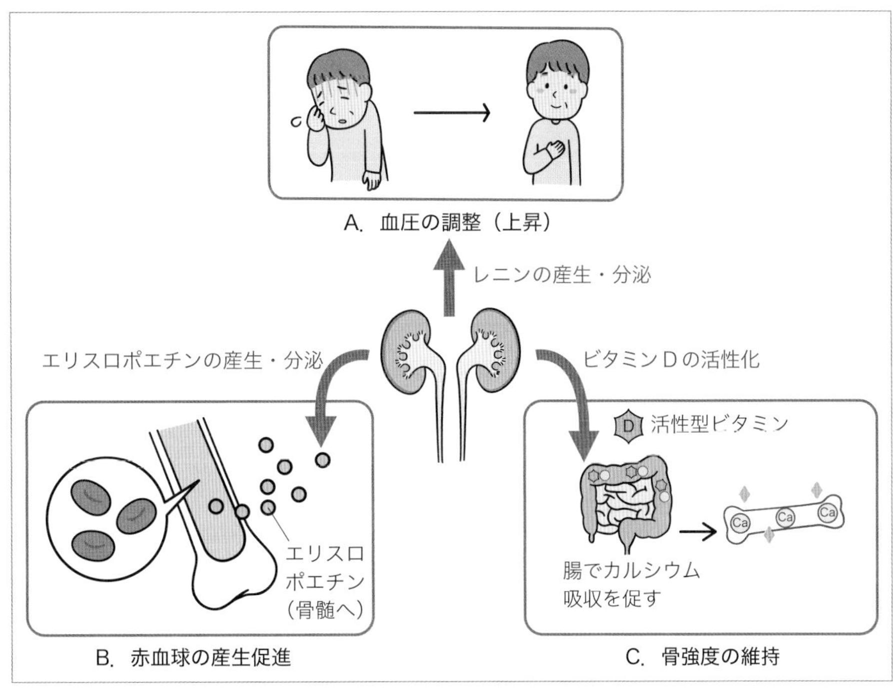

図 6-2 **腎臓におけるさまざまな働き**

ると，カルシウムが体内に吸収されなくなり，血中のカルシウム濃度が低下する．すると，血中のカルシウム濃度を保とうとして骨からカルシウムが遊離するため，骨量の低下をきたし，骨粗鬆症（こつそしょうしょう）が進行して骨折しやすくなる．

Link
骨粗鬆症
p.167-169

慢性腎不全により人工透析を行っている患者は，このように骨代謝異常をきたすため，歯槽骨が吸収しやすくなり歯周病が進行する．

2 主な腎臓の検査

腎臓の検査には，一般的に尿検査，血液生化学検査，腎機能検査が広く行われている（表 6-2）．また，腎疾患の診断に必要なその他の検査として画像検査，腎生検などがある．これらの検査を行うことにより，腎・尿路系疾患をはじめ，高血圧や糖尿病などの全身疾患や，その重症度を判定することができる．

1. 尿検査

1）尿検査の意義

尿検査は簡便で，多くの情報を得ることができる．特にネフローゼ症候群*をはじめとする腎疾患や，糖尿病を判定するために重要な検査である．スクリーニングの目的で日常的に行われるのは**尿一般検査**であり，尿試験紙法により簡便に判定す

***ネフローゼ症候群**
尿中に大量のタンパク質（主にアルブミン）が排泄されるため低タンパク血症となり，その結果浮腫などの全身症状が起こる病態をいいます．重症化すると，肺や心臓にも障害を引き起こします．糖尿病などの全身疾患が原因で糸球体に障害をきたすものを二次性ネフローゼ症候群といい，明らかな原因がないものを一次性ネフローゼ症候群といいます．

表 6-2　**主な腎臓の検査項目**

①尿検査

②血液生化学検査
- 尿素窒素（UN）
- 血清クレアチニン（Cr）
- 水・電解質の検査

③腎機能検査
- 糸球体濾過量（GFR）
- クレアチニンクリアランス（Ccr）
- 推算糸球体濾過量（eGFR）

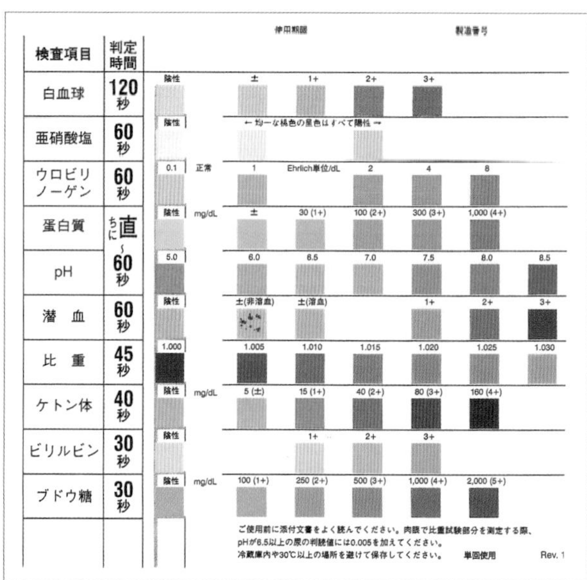

図 6-3　**尿試験紙法**
試験紙を尿に浸したのち，所定の時間後に写真右の比色表と対比させて判定する．

ることができる（図 6-3）．

尿一般検査以外には，尿化学検査，尿細菌検査，尿妊娠反応，尿細胞診などがある．

2）採取方法

尿検査を行うにあたり，正確な採取を行うことが重要である．まず時間帯として，早朝第一尿が良いとされ，排尿途中に採取する中間尿採取が基本である．また，保存により性状が変化しやすいため，採尿後速やかに検査を実施する必要がある．

3）尿検査の項目（表 6-3）

(1) 色調と尿量

尿の色調は，通常淡黄色または黄褐色で透明である．尿路感染や泌尿器系疾患，生理中の患者では尿が混濁し血尿を認めることがある．尿量は，一般的に成人で 1 日 1,000 ～ 1,500 mL である．入院下で 24 時間を通して排泄される尿をすべて採取し，1 日の尿量を測定することを**蓄尿**（ちくにょう）とよぶ．

表 6-3　尿一般検査と異常を示す主な疾患

検査項目	基準値	異常を示す主な疾患
尿量	800～1,600 mL/日	腎不全，尿崩症
尿糖	陰性（−）	陽性（+）：糖尿病，腎性尿糖
ビリルビン	陰性（−）	陽性（+）：肝障害，胆道閉鎖
ケトン体	陰性（−）	陽性（+）：重度糖尿病，飢餓状態
比重	1.006～1.030	高値：ネフローゼ症候群，脱水 低値：腎不全
潜血	陰性（−）	陽性（+）：糸球体疾患，尿路腫瘍，ミオグロビン尿
pH	5～6	酸性：腎疾患，脱水，糖尿病 アルカリ性：尿路感染症，嘔吐
尿タンパク	陰性（−）	陽性（+）：多くの腎疾患（特にネフローゼ症候群）
白血球	陰性（−）	陽性（+）：尿路感染症
細菌	陰性（−）	陽性（+）：尿路感染症

1日の尿量が100 mL以下になることを無尿，400mL以下になることを乏尿（ぼうにょう），2,500 mL以上となることを多尿とよぶ．無尿の原因は，大量出血，ショックなどによる血圧低下（腎前性無尿）と，薬物や腎毒性物質などによる腎臓の機能障害（腎性無尿）に分かれる．一方，乏尿の主な原因は，下痢，嘔吐，高度発汗などによる循環血漿量の減少や，腎疾患，尿道狭窄，前立腺肥大などがあげられる．また，多尿の主な原因としては，コントロールされていない糖尿病，慢性腎不全の初期，尿崩症（にょうほうしょう）*，多飲などがあげられる．

*尿崩症
1日の尿量が3,000mL以上に増えてしまう病態で，脳の下垂体にある尿量を調節する抗利尿ホルモン（バソプレシン）の分泌低下により発症します．症状としては口喝や多飲を認め，原因としては遺伝や脳腫瘍，脳外科手術，炎症などがあげられます．

（2）尿糖

尿糖（にょうとう）（ブドウ糖）が陽性になると糖尿病が疑われるが，健常者でも食後では尿糖が陽性になることがある．

（3）ビリルビン

ビリルビンは，寿命を終えた赤血球（約120日）が脾臓（ひぞう）で分解されることにより産生される代謝産物である．ビリルビンは，肝臓でグルクロン酸抱合を受けたのち（直接ビリルビン），多くは胆汁に排泄され，腸管内でウロビリノゲンになり，便とともに排泄される．その一部が排泄されずに血中に放出され，尿中のビリルビン（主に直接ビリルビン）が陽性になれば，肝・胆道系疾患を疑う．

Link
直接ビリルビン
ウロビリノゲン
p.95

Link
ケトン体
p.91

（4）ケトン体

尿ケトン体は，脂肪がエネルギーとして利用され，分解する際に産生される代謝産物である．重度糖尿病のように，糖質が体内でうまく利用できない状態や，飢餓（きが）状態の際に陽性となる．

（5）比重

尿比重は，腎機能低下や脱水の指標になり，高値になるとネフローゼ症候群や脱水が疑われる．

（6）pH

糖尿病の患者では，重症になると代謝性アシドーシスになる（血液のpHが酸性に傾く）ため，尿の pH も酸性に傾く．さらに，熱中症などの脱水状態でも，尿の pH が酸性に傾く．

(7) その他

尿タンパクや白血球，細菌が検出されると，さまざまな腎疾患や尿路感染が疑われる．また，血液腫瘍の 1 つとして知られる多発性骨髄腫（形質細胞ががん化した疾患）を診断する際には，尿検査が重要な役割をもち，尿中の Bence Jones タンパク*の証明が診断の決め手となる．

*Bence Jones タンパク
腫瘍細胞が産生するタンパク質で，免疫グロブリンの断片化した一部（軽鎖）が尿中に出現することで診断されます．

2. 血液生化学検査

腎機能が低下すると，尿の生成に支障をきたし老廃物の排泄が困難となるため，血液の中に老廃物が増加してしまう．このため血液（血清）中の老廃物を測定することで，腎機能の低下を知ることができる（表 6-4）．

1）尿素窒素（UN*）

*UN と BUN
かつて尿素窒素の測定には血清ではなく全血が用いられていたことから，臨床現場では「BUN（Blood Urea Nitrogen）」という略称が使われることもあります．

血液中の尿素に含まれる窒素の値を測定する．タンパク質の代謝産物である尿素は，通常尿から排泄されるため，これが血中にどのくらい残っているかで腎機能の評価ができる．また，尿素窒素の血中濃度は腎機能の低下だけでなく，感染症，がん，糖尿病などでも上昇する．異常高値では尿毒症が疑われる．

2）血清クレアチニン（Cr）

クレアチニンとは，筋肉の収縮によって産生される老廃物（最終代謝産物）であ

表 6-4　腎機能に関わる血液生化学検査と異常を示す主な疾患

検査項目	基準値（単位）	異常を示す主な疾患
尿素窒素（UN）	8 ～ 20（mg/dL）	上昇：糸球体腎炎，腎不全，心不全，脱水
血清クレアチニン（Cr）	男性：0.65 ～ 1.1 女性：0.45 ～ 0.8（mg/dL）	上昇：腎不全，ネフローゼ症候群，尿路閉塞，脱水
ナトリウム（Na）	138 ～ 145（mmol/L）	上昇：尿崩症，脱水症，嘔吐，下痢 低下：ネフローゼ症候群，腎不全，心不全
カリウム（K）	3.6 ～ 4.8（mmol/L）	上昇：腎不全，糖尿病 低下：嘔吐，下痢
クロール（Cl）	101 ～ 108（mmol/L）	上昇：脱水症，下痢 低下：腎不全
カルシウム（Ca）	8.8 ～ 10.1（mg/dL）	上昇：悪性腫瘍の骨転移，副甲状腺機能亢進症，多発性骨髄腫 低下：ビタミン D 欠乏症，腎不全

UN：Urea Nitrogen（尿素窒素）
Cr：Creatinine（クレアチニン）

り，筋肉のエネルギー源であるクレアチンがクレアチニンに変換され，血中に放出される．このクレアチニンは腎臓で濾過されて尿から排泄されるため，腎臓に障害があると排泄量が低下して，クレアチニンの血中濃度が上昇する．

ただし，先述したようにクレアチニンは筋肉で産生されることから，特に筋肉が発達したアスリートや若い男性などは異常がなくてもクレアチニンが高くなりやすい．

3）水・電解質の検査

(1) ナトリウム（Na）

代表的な電解質で，細胞外イオンの約90％を占める．体内にはNaCl（食塩）として取り込まれる．血清Na濃度は，血漿浸透圧を決める大きな因子であり，塩分の過剰摂取は循環血液量を増やし，高血圧の原因となる．そして，高血圧になると腎臓でのNaの再吸収が抑えられ，尿中に排出される．

血清中のNaは，ほかの電解質とともに水分や浸透圧，酸塩基のバランスの調整に重要な役割を果たしている．血清Na濃度が上がって高ナトリウム血症になると，脱水症・嘔吐・下痢などの全身の異常を生じる．

(2) カリウム（K）

細胞内の主たる電解質で，体内では約90％が細胞内にあり，わずか0.4％が血清中に含まれる．腎不全，糖尿病，下痢などで異常値を示し，高カリウム血症になると，神経・心筋などの機能障害を引き起こす恐れがある．

(3) クロール（Cl）

電解質成分の1つで，血清総陰イオンの約70％を占める．Naと同様に，主にNaCl（食塩）の形で経口摂取され，血清Cl濃度は通常，血清Na濃度と並行して変動する．

(4) カルシウム（Ca）

生体内にあるCaの99％はリン酸カルシウムの形で骨に，残りの1％が細胞内や血液中に存在する．血清中のCa濃度の約半分は，神経や筋肉などの細胞機能の維持・調整に重要な役割を担っている．残りはアルブミンを主とした血清タンパク質と結合している．慢性腎不全では血清Ca濃度が低下する．

3. 腎機能検査

腎機能のなかでも，糸球体の濾過機能を評価することが重要である．血液に含まれる電解質や代謝産物，薬物などのさまざまな成分は，糸球体と尿細管を経て尿中に排出される．この糸球体の濾過機能を評価する指標が**糸球体濾過量（GFR）**であり，臨床的には**クレアチニンクリアランス（Ccr）**と**推算糸球体濾過量（eGFR）**が用いられる*．

*GFRとeGFR

本来，糸球体濾過量（GFR）を正確に測定するためには，クレアチニンクリアランス（Ccr）を調べる必要があります．しかし，Ccrの検査には入院下での正確な蓄尿を必要とし，患者への負担が大きいため，最近ではCcrの代わりに簡便な計算式で求められる推算糸球体濾過量（eGFR）が一般的に用いられます．

1）クレアチニンクリアランス（Ccr）

腎機能の代表的な指標である糸球体濾過量（GFR）を反映する検査として，クレアチニンクリアランス（Ccr）がある．血清中と尿中のクレアチニンの量を測定，比較し，糸球体の老廃物の濾過機能を把握することにより，腎機能を評価する．

Ccr が低値を示す場合には，心不全，糸球体腎炎，腎硬化症，糖尿病性腎症，自己免疫疾患（膠原病），尿管閉塞などを疑う．異常の指標として，50 ～ 70 mL/ 分で軽度，30 ～ 50 mL/ 分で中等度，30 mL/ 分以下で高度の腎機能障害を疑う．通常 Ccr を測定する場合，GFR を正確に測定するために蓄尿を行い，1 日の尿量を正確に測定する必要がある．

2）推算糸球体濾過量（eGFR）

推算糸球体濾過量（eGFR）は，Ccr と同様に腎機能を評価するために行われる検査である．この検査は，血清クレアチニン値（Cr）と年齢，性別から計算式を用いて算出する方法で，腎機能障害を簡便に評価することができる．

3 腎機能の検査に関わる疾患

1．腎機能障害とは

Link
糖尿病性腎症
p.120

腎機能障害の原因としては，糖尿病，高血圧，免疫異常の 3 つが代表的である．この中で，糖尿病が原因である**糖尿病性腎症**が最も頻度が高い．コントロール不良の糖尿病が長期にわたると慢性腎不全を引き起こし，人工透析に移行する．

また高血圧が長期間続くと，動脈硬化に伴う腎機能障害が発現し，腎硬化症を発

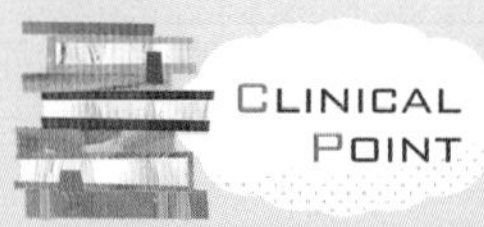

腎機能障害と歯科的対応

腎臓は，薬物の主たる排泄経路であることから，薬剤による障害を受けやすい臓器です．腎機能障害を起こしている患者への歯科治療では，ペニシリン系抗菌薬，アムホテリシン B などの抗真菌薬，非ステロイド性抗炎症薬（NSAIDs）の投与に注意が必要で，患者の腎機能を考慮して投与量や投与方法を調節する必要があります．

Ccr：Creatinine clearance（クレアチニンクリアランス）
GFR：Glomerular Filtration Rate（糸球体濾過量）
eGFR：estimated Glomerular Filtration Rate（推算糸球体濾過量）

症する．IgA 腎症など免疫系の異常による糸球体腎炎も，腎機能障害の原因の 1 つとして知られている．

2. 慢性腎臓病

1）慢性腎臓病（CKD）とは

近年，腎臓病の早期診断に向けて，**慢性腎臓病（CKD）**という疾患概念が誕生した．CKD とは，慢性に経過するすべての腎臓病のことをいい，わが国では CKD 患者は推定 1,330 万人いるといわれている[10]．

原因としては，糖尿病や高血圧，慢性糸球体腎炎（タンパク尿が長期間持続する疾患）などがあげられる．また，CKD は喫煙やメタボリックシンドロームとも関連が深く，進行すると夜間尿，浮腫（むくみ），貧血，倦怠感，息切れなどの症状が発現し，**人工透析**の適応となる．

Link
メタボリックシンドローム
p.123

2）慢性腎臓病の検査と診断

CKD の診断基準を表 6-5 に示す．通常，CKD の診断に必要な GFR には，簡便な指標である eGFR が用いられる．

3）人工透析

CKD が進行して慢性腎不全になると，腎臓の機能を人工的に代替する治療法として，人工透析が行われる．人工透析の適応は，厚生労働省の基準で「腎機能が正常の 10 〜 15％以下」とされている．現在わが国では，約 35 万人の透析患者がいる[11]．人工透析に移行する原因で最も多いのが糖尿病性腎症であり，次いで慢性糸球体腎炎である．

人工透析には腹膜透析と血液透析があるが，日本ではほとんどが血液透析である．まず，腕の血管の動脈と静脈をつなぎ合わせるシャント手術が行われ，そこから穿

表 6-5　CKD の診断基準
以下のいずれかが 3 カ月を超えて存在した場合に CKD と診断される．

腎障害の指標	・アルブミン尿 （尿中アルブミン排泄率≧30 mg/24 時間，尿アルブミン /Cr 比≧30 mg/g Cr） ・尿沈渣の異常 ・尿細管障害による電解質異常やそのほかの異常 ・病理組織検査による異常，画像検査による形態異常 ・腎移植
GFR※低下	GFR ＜ 60（mL/ 分 /1.73m^2） ※日常診療では eGFR が用いられる．

（日本腎臓学会編：エビデンスに基づく CKD 診療ガイドライン 2018 より）

CKD：Chronic Kidney Disease（慢性腎臓病）

刺して血液を体外に取り出す（p.110，コラム参照）．そしてダイアライザーとよばれる透析器に血液を通すことによって，血液中の余分な水分や老廃物を取り除き，浄化された血液を再び体内に戻す（図 6-4）．

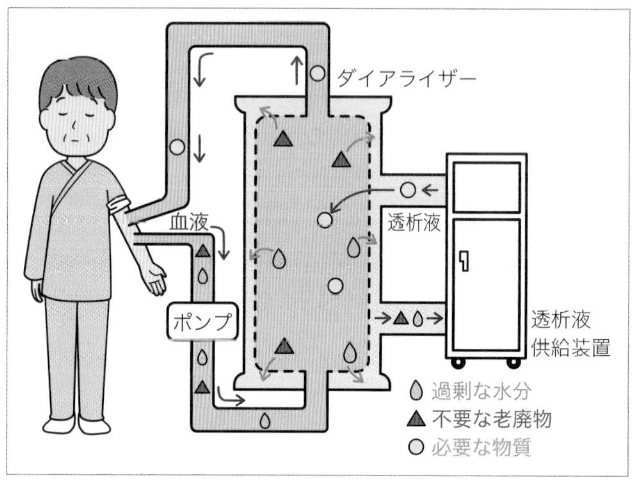

図 6-4　**人工透析のしくみ**
人工透析では体内の血液を体外に取り出し，透析器（ダイアライザー）を介して浄化する．このとき，血液が固まらないよう抗凝固薬であるヘパリンを用いる．

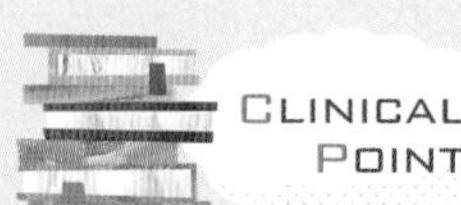
CLINICAL POINT

人工透析患者の歯科治療上の注意点と合併症

人工透析では抗凝固薬（ヘパリン）を使用するため，透析日は出血しやすい状態になります．したがって，透析日の歯科治療は避け，透析翌日に行うようにする必要があります．

また，人工透析では大量の血液を取り出すため，手術で動脈と静脈をつないで動脈から十分な量の血液を静脈に流します．このつないだ血管を**シャント**といい，シャントから流れる静脈を毎回穿刺して透析治療を行うため，シャント側の腕で血圧測定や採血を行わないよう注意します．

さらに人工透析患者は，糖尿病などの全身疾患やB型肝炎，C型肝炎などの感染症に罹患していることが多いので，問診による確認が必要となります．主な口腔内の合併症としては，口腔乾燥，味覚障害，う蝕・歯周病の重症化，口腔内出血などがあげられます（**表**）．

表　人工透析に伴う主な合併症

① 全身的合併症
- 骨，ミネラル代謝異常
- 易感染性
- 創傷の治癒遅延
- 高血圧
- 貧血
- 合併症（糖尿病，B 型肝炎，C 型肝炎）

② 口腔内の合併症
- 口腔乾燥
  （飲水制限，透析による除水（脱水）による）
- 味覚障害
  （唾液減少に伴う食物の消化・水解不全）
- う蝕，歯周病の重症化
  （骨代謝異常，口腔乾燥による）
- 口腔内出血（抗凝固薬ヘパリンの使用による）
- アミロイドーシス（線維状の異常タンパク質が舌などの口腔粘膜に沈着したもの）

（文献 12）より）

このため，常に適切な人工透析が行われているか，合併症の発症が予防できているかなどを評価するため，定期的に腎機能検査や電解質の検査，貧血に関する検査，そのほかにも脂質異常症，骨障害に関わる検査や，体重・血圧測定などが行われる．

参考文献

1) 日本臨床検査標準協議会 基準範囲共用化委員会編：共用基準範囲に基づく医学教育用基準範囲—解説書—．2019.
https://www.jccls.org/wp-content/uploads/2019/10/igakukyouikukijyun.pdf
2) 髙久史麿監修：臨床検査データブック 2021-2022．医学書院，東京，2021.
3) 中原一彦監修：パーフェクトガイド検査値事典 第2版．総合医学社，東京，2014.
4) 飯野靖彦監修：一般臨床医（プライマリケア）のための検尿の考え方・進め方．日本腎臓学会，東京，2003.
5) 古沢新平，橋本博史，金山正明編：臨床検査診断マニュアル 改訂第2版．永井書店，大阪，2005.
6) 大平整爾編：インフォームドコンセントのための図説シリーズ 透析医療法 改訂3版．医薬ジャーナル社，大阪，2013.
7) 奈良信雄，和田隆志編：系統看護学講座 臨床検査 第8版．医学書院，東京，2019.
8) 山根源之，酒巻裕之，野村武史ほか編：歯科衛生士のための口腔内科．医歯薬出版，2019.
9) 山根源之，草間幹夫，久保田英朗ほか編：口腔内科学．永末書店，京都，2016.
10) 日本腎臓学会編：エビデンスに基づくCKD診療ガイドライン 2018．東京医学社，東京，2018.
11) 花房規男，阿部雅紀，常喜信彦ほか：わが国の慢性透析療法の現況（2020年12月31日現在)．日本透析医学会雑誌，54（12）：611～657，2021.
12) 東京歯科大学学会歯科学報編集部編：月刊「歯界展望」別冊 臨床のヒント Q&A．医歯薬出版，2017.

6章 腎機能の検査

7章 糖尿病の検査

到達目標

❶ 糖代謝のメカニズムを説明できる．
❷ 糖尿病の検査を説明できる．
❸ 糖尿病の病態を説明できる．

1 糖代謝のメカニズム

1. 糖の役割と血糖値

ヒトは，食物を消化して作られるブドウ糖（グルコース）を主なエネルギー源としている．グルコースは，身体の機能維持に不可欠な重要なエネルギー源で，血液によって全身に運ばれる．血液中に含まれるグルコース濃度を**血糖値**という．

空腹時や絶食時などで血糖値が低下すると，食事により腸管から糖分を吸収するほか，肝臓や腎臓での糖新生や，肝臓でのグリコーゲンの分解が促進し，グルコースを血液中に放出することで，血糖値を上昇させる．逆に血糖値が上昇した場合には，グルコースは脳や神経組織でエネルギー源となったり，グリコーゲンに合成されて筋肉や肝臓に貯蔵されたり，脂肪組織に取り込まれて脂肪酸の合成に使われたりする（図 7-1）．

Link
糖新生
p.88-89

2. 血糖値の調節に関わるホルモン

1）血糖値を低下させるホルモン（インスリン）

血糖値の調整には多くのホルモンが関連しているが，血糖値を低下させるホルモンは，膵臓のランゲルハンス島にあるβ細胞（B 細胞）から分泌される**インスリン**のみである．

インスリンは，筋肉や脂肪組織でグルコースの細胞内への取り込みを促進させることで，血糖値を低下させる．また，肝臓がアミノ酸などからグルコースを生成する糖新生を抑制したり，グリコーゲンの合成を促進することでも血糖値を低下させる（図 7-2）．

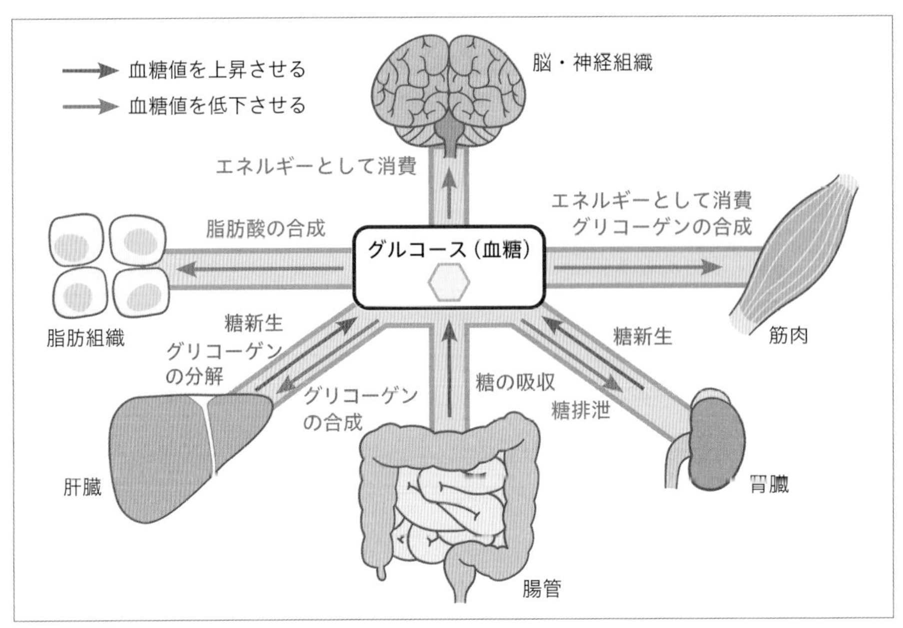

図 7-1　**糖代謝の流れ**

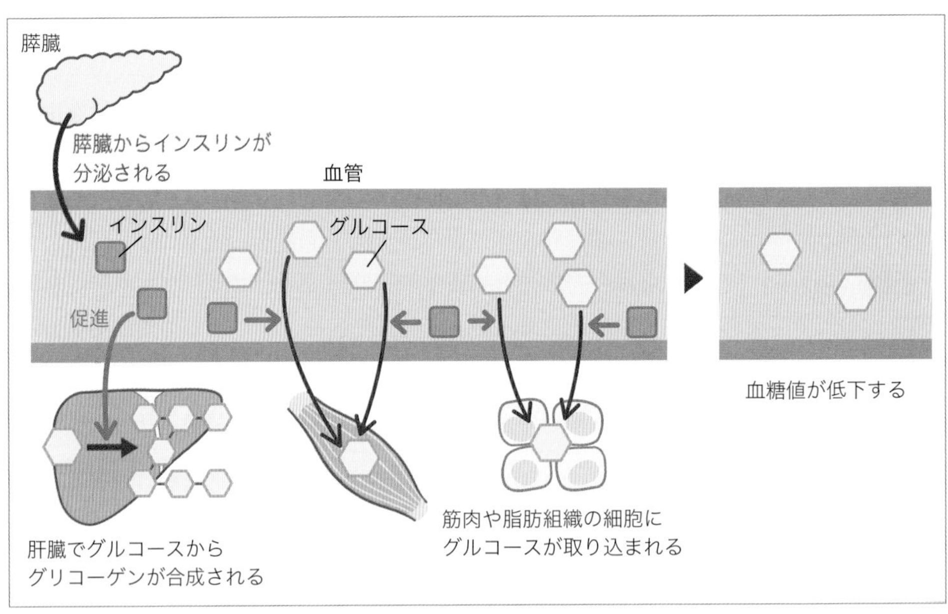

図 7-2　**インスリンの作用と血糖値の低下**

2）血糖値を上昇させるホルモン

血糖値を上昇させるホルモンは，膵臓のランゲルハンス島にあるα細胞（A 細胞）から分泌される**グルカゴン**のほか，下垂体前葉から分泌される成長ホルモン，副腎皮質から分泌される糖質コルチコイド（コルチゾールなど），副腎髄質から分泌されるアドレナリンなど複数ある．これらは空腹時や絶食時など血糖値が下がったときに働き，主にグリコーゲンの分解と糖新生を促進することで血糖値を上げる．

血糖を低下させるホルモンがインスリンだけであるのに対して，血糖上昇に複数のホルモンが関与し，制御しているのは，低血糖を回避するためである．生命維持に重要な中枢神経系はエネルギーのほとんどをグルコースに依存し，特に脳は循環血液中の総グルコース量に相当する3～5gのグルコースを1時間で消費する．つまり，低血糖は生命の危機につながるためである（p.119参照）．

2 糖尿病の検査

糖尿病の診断には，血糖値とHbA1cの測定による「糖尿病型」の判定が必須である（表7-1）．初回検査で「糖尿病型」と認められたもののうち，血糖値とHbA1cの両方が「糖尿病型」となったもの，もしくは血糖値のみが「糖尿病型」となり，口渇，多飲，多尿，体重減少などの典型的な糖尿病の症状や糖尿病網膜症がある場合は，1回の検査で「糖尿病」と診断される*．測定にはいずれも血液を検体として用いる．

***糖尿病の診断のための検査の流れ**
1回目の検査でHbA1cのみが糖尿病型であった場合は再検査を行い，再検査で血糖値が「糖尿病型」となれば糖尿病と診断されます．

1. 血糖値

糖尿病の診断に用いる血糖値には，空腹時血糖値と随時血糖値，75g OGTT 2時間値がある．

1）空腹時血糖値

126 mg/dL以上で「糖尿病型」と判定され，基準値は73～109 mg/dLである．空腹時血糖値の測定を行う場合には，検査前10時間以上の絶食を指導する．採血後も血中のグルコースは解糖（グルコースからのエネルギー産生）の進行により消費されるため，解糖阻止剤（フッ化ナトリウム）の入った採血管を使用する．

血糖値は，ほかにも薬物により変動する場合があり，採血部位によっても値に差が生じる．また，運動やストレス，シックデイ*では，通常よりも高値になりやすいので注意を要する．

Link
解糖
p.88-89

***シックデイ**
糖尿病患者が治療中に発熱，下痢，嘔吐をきたしたり，または食欲不振のため食事ができない状態をさします．このような状況下では，著しい高血糖やケトアシドーシスに陥ることがあり，特別な注意を要します．

表7-1 糖尿病の診断における「糖尿病型」の判定基準

糖尿病型	血糖値	空腹時血糖値≧126 mg/dL
		75g OGTT 2時間値≧200 mg/dL
		随時血糖値≧200 mg/dL
	HbA1c	≧6.5%

（日本糖尿病学会編・著：糖尿病診療ガイドライン2019，p.5，南江堂，2019より）

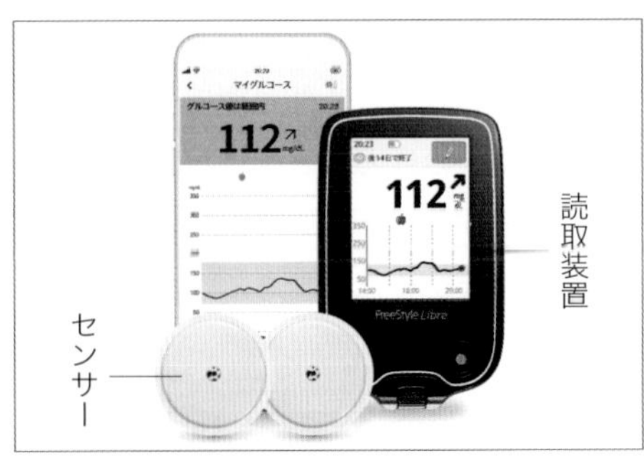

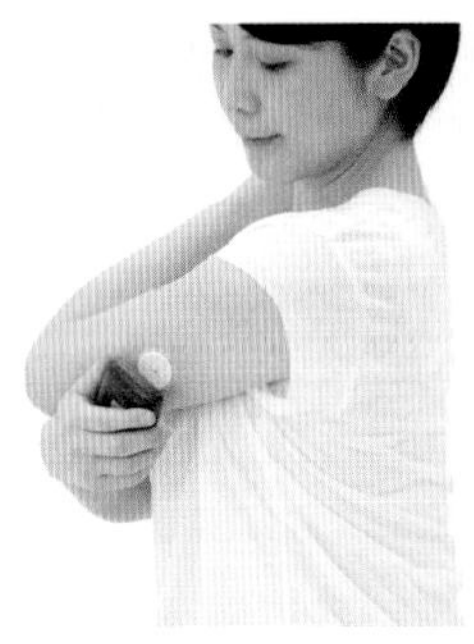

図 7-3　**持続血糖モニター（CGM）**　（画像提供：アボットジャパン合同会社）
中心に針が付いたセンサーを上腕後部に装着し，皮下の間質液中のグルコース濃度を1～5分間隔で3～6日程度，24時間自動的に記録することができる．また専用の読取装置やアプリをダウンロードしたスマートフォンをセンサーに近づけると，センサーに記録された血糖値のデータが表示される．

2）随時血糖値

食事内容や，食事からの経過時間に関係なく採血した際の血糖値で，200 mg/dL 以上で「糖尿病型」と判定される．近年では持続血糖モニター（CGM）*が開発され，血糖値の日内変動や，特に深夜や早朝などの低血糖の把握に有用とされている（図 7-3）．

***持続血糖モニター（CGM）**
測定結果を医療機関で解析するタイプのものと，患者自身がリアルタイムに確認できるものがあり，日本では 2018 年 12 月よりリアルタイム CGM が保険適用となりました．

3）75g OGTT 2 時間値

200 mg/dL 以上で「糖尿病型」と判定される．糖尿病が疑われる患者に対し，糖質を 150 g 以上含む食事を 3 日以上摂取したのち，10 ～ 14 時間の絶食後，75 g のグルコースを水溶液として飲んでもらい，その 2 時間後の血糖値を測定するものである．この方法は，**経口ブドウ糖負荷試験**（OGTT）とよばれる．著しい高血糖状態では，さらなる高血糖を引き起こし有害となるため，実施は避ける．

試験中は，原則として静かに座位を保つ．臥位（がい）（寝た状態）だと，座位よりもわずかに血糖値が上昇する．負荷試験中の喫煙は，自律神経系の変動により高血糖を招くため，禁止する．また，検査数日前の食事摂取の不足，栄養の偏った食事，大量の飲酒，過度な運動，精神的ストレス，検査値に影響する薬物の服用は避ける．ほかにも，検査前の絶食が 20 時間以上になると耐糖能（血糖値が高くなったときに正常値まで下げる能力）が低下する．

2. HbA1c

6.5%以上で「糖尿病型」と判定され，基準値は 4.9 ～ 6.0%である．HbA1c（ヘモグロビンエーワンシー）は，赤血球中のヘモグロビンとグルコースが結合した糖化タンパクの 1 つである．HbA1c は，採血時から過去 1 ～ 2 カ月間の平均血糖値

CGM：Continuous Glucose Monitoring（持続血糖モニター）
OGTT：Oral Glucose Tolerance Test（経口ブドウ糖負荷試験）

*異常ヘモグロビン症
ヘモグロビンの構造に異常が生じる疾患で，多くは無症状ですが，溶血性貧血などを起こす場合があります．

を反映し，糖尿病の診断に用いられるとともに，血糖コントロールの指標となる．

HbA1c は赤血球の寿命と関連があるため，出血状態や鉄欠乏性貧血の回復期，溶血性貧血や肝硬変などで低値となる．また，異常ヘモグロビン症*でも平均血糖値と乖離した値になるので注意を要する．

3 糖尿病とは

1．原因と病態

糖尿病とは，**インスリンの分泌低下**や，インスリンが十分に分泌されていても肝臓や筋肉でのインスリンの働きが悪くなる**インスリン抵抗性**によって，血糖値が高い状態が続くことで生じる代謝性疾患である（図 7-4）．

原因や病態から 4 つに分類され，わが国では **2 型糖尿病**が最も多い（表 7-2）．

1）原因

1 型糖尿病は，膵臓の β 細胞が何らかの要因で破壊され，インスリンが絶対的に不足することが原因である．成因別には，自己免疫性と特発性（原因不明）がある．

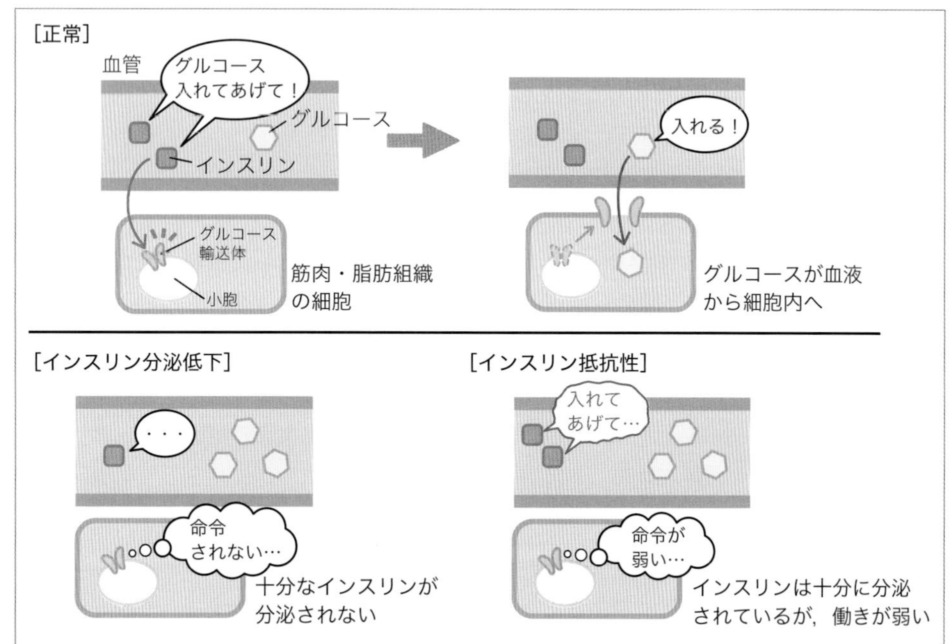

図 7-4 **インスリン分泌低下とインスリン抵抗性**
正常な状態であれば，インスリンの作用によって筋肉・脂肪組織の細胞内のグルコース輸送体が細胞膜へ移動し，血液中のグルコースが細胞内に取り込まれる．インスリン分泌低下やインスリン抵抗性の状態ではこの反応が起きず，血液中のグルコースが筋肉・脂肪組織の細胞内に取り込まれないため，血糖値が上がる．

表 7-2　糖尿病の分類

分類	原因・機序
1 型糖尿病	膵臓のβ細胞破壊による絶対的インスリン欠乏 （自己免疫性，特発性）
2 型糖尿病	インスリン分泌低下 インスリン抵抗性
その他の特定の機序，疾患によるもの	遺伝子異常 他の疾患，条件に伴うもの
妊娠糖尿病	妊娠中に生じたもの

（文献 5）より）

近年では，がん治療に用いられる免疫チェックポイント阻害薬の使用による 1 型糖尿病が報告されている．

2 型糖尿病は，わが国の糖尿病の 90％を占める代表的な生活習慣病である．インスリン分泌低下やインスリン抵抗性が原因であり，食べ過ぎや運動不足といった生活習慣の乱れや，遺伝などが関わっている．肥満（特に内臓脂肪型）や高血圧，高トリグリセライド血症や低 HDL コレステロール血症では，インスリン抵抗性が高いことが報告されている．

2）病態

(1) 症状

高血糖状態になると体液バランスが崩れ，グルコースの尿中排泄を増加させるために浸透圧性利尿（しんとうあつせいりにょう）*が生じる．これにより，多尿，多飲，口渇（口の渇き）などの糖尿病特有の症状を引き起こす．またエネルギー代謝障害の結果，体重減少が生じる．さらに，創傷の治癒遅延や易感染性を伴い，合併症がある場合には，それに伴う症状も現れる．

*浸透圧性利尿
高血糖により血液の浸透圧が高まり，血管外の組織の水分が血管内へ移動することで，多量の体水分が尿中へ放出される状態のことです．

これらの症状は，空腹時血糖値 250 mg/dL 以上の重度の高血糖で出現し，それ以下でははっきりとした自覚症状がないため，放置されていることも多い．糖尿病の診断時には進行した状態であることが多いため，早期の検査・治療を要する．

(2) 急性合併症

代謝異常に基づく病態で，糖尿病のいかなる時期にも起こりうる．重症になると意識障害や昏睡の原因となるため，的確な対処が必要である．

❶ 高血糖（糖尿病性ケトアシドーシス）

血中にグルコースが過剰にあっても，インスリンの不足によりグルコースを細胞に取り込めない状態が生じると，代わりのエネルギー源として体内の脂肪を分解して利用することになり，血中にケトン体が増加する．これをケトーシスといい，血液の酸性化（**ケトアシドーシス**）を引き起こし，意識障害をきたす．特に 1 型糖尿病に多く，ただちに輸液とインスリンの投与が必要となる．

Link
ケトアシドーシス
p.91

❷ 低血糖

低血糖は，一般的に空腹時血糖値が 70 mg/dL 未満の状態を指し，糖尿病の治療中にみられる頻度の高い緊急事態である．特に，血糖降下薬やインスリン注射で血糖コントロールをしている患者に発症しやすく，食事のタイミングのずれ，治療薬の誤った使用，アルコール多飲により生じることが多い．

自律神経症状として動悸，発汗，脱力，振戦，空腹感などが現れ，血糖値が 50 mg/dL 未満まで低下すると，大脳皮質へのグルコース供給が低下するため，眠気，錯乱，視野の異常，意識レベルの低下をきたし，深刻な生命危機の状態を招く．また，高齢者や自律神経障害を疑う患者では，自覚症状のないまま意識消失などの重篤な低血糖症状に至り，無自覚性低血糖を引き起こすことがある．高齢者の低血糖による異常行動は，認知症と間違われることがあるため注意を要する．

経口摂取が可能な場合は，グルコース（10 g）またはグルコースを含む飲料（150 〜 200 mL）を摂取させる．10 g のグルコース摂取で，約 50 mg/dL の血糖値の上昇が見込まれる．経口摂取が不可能な場合は，グルカゴン製剤*があれば 1 バイアル（1 mg）を注射して，ただちに医療機関へ連絡をとる．

*グルカゴン製剤

現在は注射製剤だけでなく，1 回使い切りの点鼻粉末剤（バクスミー）もあります．

医療機関で対応する場合には，簡易迅速検査機器で低血糖を確認後，50％グルコース注射液 20 mL を静脈内注射する．

(3) 慢性合併症

慢性合併症は，高血糖の持続による血管性合併症が重要となる．主な合併症には，糖尿病の三大合併症である**網膜症**（もうまくしょう），**腎症**，**神経障害**の微小血管障害（びしょうけっかん）や，大血管障害，糖尿病性足病変，歯周病がある（図 7-5）．

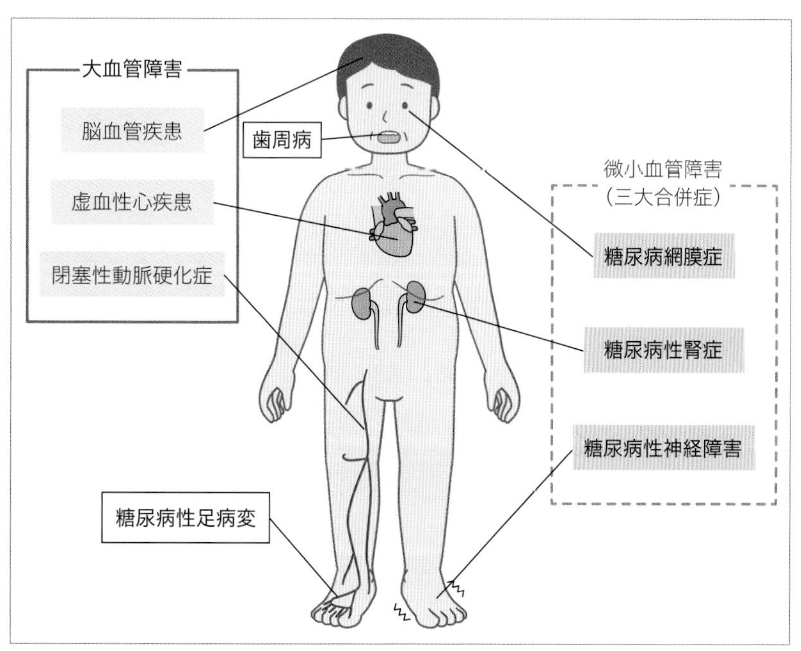

図 7-5　**糖尿病の慢性合併症**

❶ 糖尿病網膜症

網膜の細小血管が障害され，視覚低下を生じる．糖尿病患者の約４割に併発し，進行すると失明の原因にもなる．

❷ 糖尿病性腎症

腎臓の糸球体に硬化性病変が生じる．初期は無症状であるが，進行すると下腿・眼瞼浮腫や貧血，全身の倦怠感などが生じる．進行すると人工透析が必要となる．糖尿病は，わが国の人工透析導入の原因の１位となっている．

Link
人工透析
p.109-110

❸ 糖尿病性神経障害

三大合併症のうち最も早期に出現し，頻度が高い．感覚神経や自律神経が障害され，下肢のしびれや痛み，発汗異常などが生じる．

❹ 大血管障害

糖尿病患者では，動脈硬化が生じやすいことから，虚血性心疾患，脳血管疾患，閉塞性動脈硬化症などが発現するリスクが高い．

❺ 糖尿病性足病変

神経障害と血流障害に外傷や感染が加わり，爪白癬（水虫），足の変形，潰瘍，壊疽などの病変を生じる．進行すると足の切断を要する．

❻ 歯周病

血糖コントロールが不良であるほど歯周病が重度になることが報告されており，歯周病は糖尿病の第６の合併症とされている．健常者と比較して，糖尿病患者は歯周病のリスクが２～３倍高い．特に，２型糖尿病は歯周病の危険因子とされている．

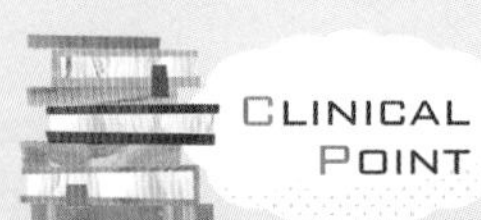

糖尿病と歯科治療

糖尿病は歯周病と相互にリスクファクターとなる密接な関係にあります．歯周病に罹患した歯周組織から産生されるサイトカインが，血管内のインスリンの機能を低下させることによって，糖尿病を悪化させていることが明らかにされています．

日本糖尿病学会は 2008 年発行の糖尿病治療ガイドラインで初めて「歯周病が糖尿病合併症の１つである」と掲載しました．そして 2016 年には，２型糖尿病では歯周治療により血糖値が改善する可能性があるとして歯周治療を推奨し，2019 年には「弱い推奨」から「強い推奨」へとグレードが上げられました．歯科は，糖尿病患者の治療に貢献できる専門領域として期待されています．

糖尿病患者は臨床的特徴として易感染性，創傷治癒遅延があり，特に血糖コントロール不良の患者ではその危険性が高まるため，抜歯などの観血処置においては十分な感染対策を行う必要があります．また，血糖降下薬を服薬中の患者では低血糖を引き起こすことがあるため，空腹時の歯科治療を避け，午前あるいは午後の早い時間帯に予約をとるようにします．

2. 治療

日本糖尿病学会は，血糖コントロールの目標値を定めている（表7-3）．糖尿病は治癒する疾患ではないため，治療は「糖尿病の血管合併症の発症，伸展を防止し，日常生活の質の維持と健康寿命を確保すること」を目的に行われる．

糖尿病の治療には，食事療法，運動療法，薬物療法がある．日本糖尿病協会が糖尿病連携手帳を配布しており，患者自身が状況を把握できるよう，検査数値や治療状況を主治医が記入できるようになっている．これは，他の医療機関を受診する際にもデータを反映するために活用できる．このように糖尿病は，多職種連携による治療が進められている．

1）食事療法

患者の病態・治療や嗜好を考慮して，医師，管理栄養士による食事指導が行われる．摂取エネルギーの適正化により，体内でのインスリン需要が減り，インスリン作用不足が改善される．

一般的には，エネルギーの40～60％を炭水化物から摂取し，さらに食物繊維が豊富な食物を選択する．タンパク質は20％までとし，残りを脂質とするが，脂質が25％を超える場合には飽和脂肪酸を控え，多価不飽和脂肪酸（n-6系，n-3系）や一価不飽和脂肪酸を含む食品を選択して，脂肪酸の組成に配慮する．

2）運動療法

運動療法は，グルコースや脂肪酸の利用が促進され，血糖値が低下する効果がある．また，運動を継続することにより，インスリン抵抗性の改善が期待できる．

運動強度は，一般的に中強度の有酸素運動（最大酸素摂取量の50％前後のもの）が推奨され，歩行運動では1回15～30分，1日2回，1日の運動量としては約1万歩，消費エネルギーとしては160～240 kcal程度が適当とされている．

ただし，糖尿病のコントロールが極端に悪い場合や，腎不全や虚血性心疾患などの進行した合併症がある際は，医師と相談のうえで実施する．

表7-3　**血糖コントロール目標**

治療目標は年齢，罹病期間，臓器障害，低血糖の危険性，サポート体制などを考慮して個別に設定する．65歳以上の高齢者については別途「高齢者糖尿病の血糖コントロール目標」が定められている．

目標	血糖正常化を目指す際の目標	合併症予防のための目標	治療強化が困難な際の目標
HbA1c（%）	6.0未満	7.0未満	8.0未満

（日本糖尿病学会編・著：糖尿病治療ガイド2022-2023，p.34より）

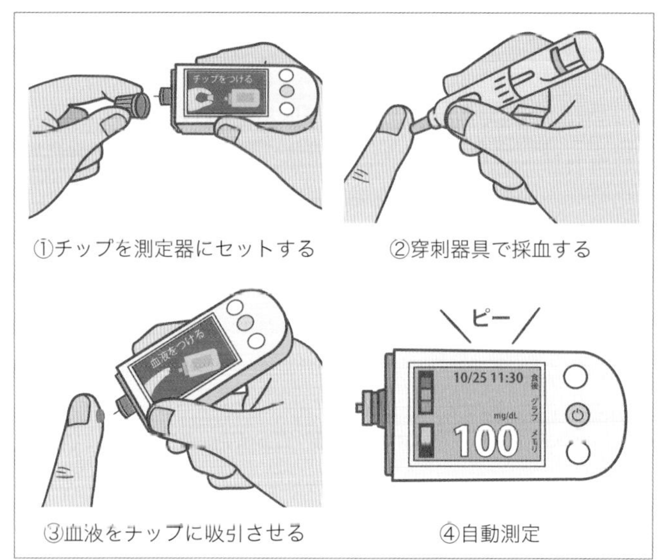

図 7-6　**血糖自己測定**
（文献 16）より）

3）薬物療法

根本治療ではなく，インスリンの作用不足を改善して，血糖値の上昇を抑制することが目的となる．食事療法，運動療法を行っていても，血糖コントロールが不十分な場合に薬物療法が適用される．インスリン分泌非促進型，インスリン分泌促進型，インスリン製剤の３種類の治療薬があり，患者の病態，合併症の有無，薬剤の作用特性により選択される．投与方法には，経口薬とインスリン製剤を用いる注射薬がある．経口薬のスルホニル尿素薬（SU 薬）や注射薬のインスリン製剤では，低血糖を起こしやすいため注意が必要である．

注射薬によるインスリン療法は，１型糖尿病では不可欠な治療である．決められた時間に自身で皮下注射して投与する．注射部位は，上腕外側部，腹，臀部（でんぶ），太もも上半分の外側とする．前回注射した部位より指１本(約２ cm)離して注射する．

特に注射薬を使用している患者は，医療機関で指導を受け，血糖自己測定（SMBG）を行っている（図 7-6）．血糖値を日々記録することで，コントロール状態を把握するだけでなく，血糖値に応じてインスリンなどの注射量を調整し，自己注射を実施している．

3．糖尿病と関連の深い疾患

Link
脂質異常症
p.96-97

1）脂質異常症

糖尿病に脂質異常症が加わると，動脈硬化の進行が早まり，心筋梗塞や脳血管疾患などの大血管障害の発症率を高めるため，管理が必要である．

SMBG：Self-Monitoring of Blood Glucose（血糖自己測定）

2）メタボリックシンドローム

2005 年に日本内科学会などの８つの医学系の学会が合同して診断基準が策定された，内臓脂肪症候群のことである．ウエスト周囲径（おへその高さの腹囲）が男性 85 cm 以上，女性 90 cm 以上で，かつ脂質異常・高血圧・高血糖の３項目のうち２項目以上を満たすと，「メタボリックシンドローム」と診断される（図 7-7）．

内臓脂肪の蓄積によって，過剰な中性脂肪を含み肥大化した脂肪細胞は，マクロファージなどの免疫細胞を刺激して，慢性的な炎症を引き起こす．このときに産生されるアディポサイトカインがインスリン抵抗性を引き起こすことから，メタボリックシンドロームの患者は２型糖尿病を発症するリスクが高い．

また，日本糖尿病学会では，高血糖の判定区分を「糖尿病型」「境界型」「正常型」の３つに分類している（表 7-4）．「境界型」とは，「糖尿病型」にも「正常型」にも属さない血糖値の群を示し，境界型と判定された場合は３～６カ月後に再度検査を実施し，経過観察することが推奨されている．境界型ではメタボリックシンドロームを呈することが多いため，糖尿病型でなくても注意が必要である．

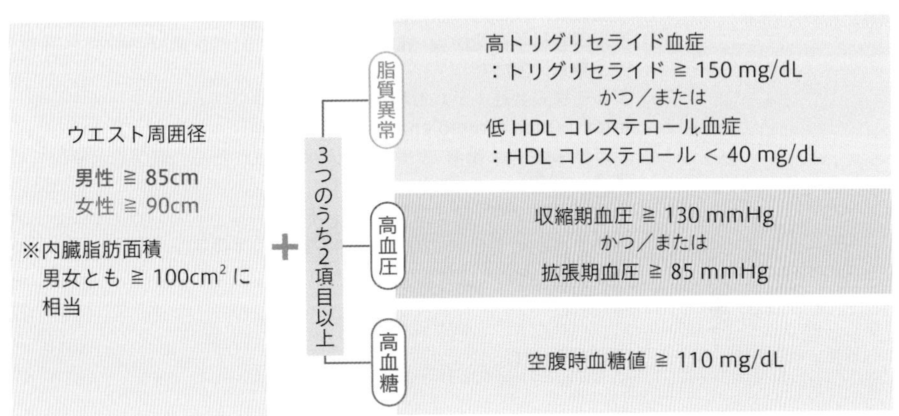

図 7-7　メタボリックシンドロームの診断基準　（メタボリックシンドロームの定義と診断基準，2005 より）

表 7-4　糖代謝異常の判定区分と判定基準

判定基準	判定区分
① 早朝空腹時血糖値 ≧126 mg/dL ② 75g OGTT 2 時間値 ≧200 mg/dL ③ 随時血糖値 ≧200 mg/dL ④ HbA1c ≧ 6.5%	①～④のいずれかが確認された場合は「**糖尿病型**」と判定する．
「糖尿病型」にも「正常型」にも属さないもの：「**境界型**」と判定する．	
⑤ 早朝空腹時血糖値 ＜ 110 mg/dL ⑥ 75g OGTT 2 時間値 ＜ 140 mg/dL	⑤および⑥の血糖値が確認された場合には「**正常型**」と判定する．

（日本糖尿病学会編・著：糖尿病治療ガイド 2022-2023，p.24 より）

参考文献

1）奈良信雄，和田隆志編：系統看護学講座別巻　臨床検査．医学書院，東京，2021．
2）全国歯科衛生士教育協議会編：最新歯科衛生士教本－人体の構造と機能２－栄養と代謝．医歯薬出版，2020．
3）本田佳子編：臨床栄養学新臨床栄養学 栄養ケアマネジメント 第４版．医歯薬出版，2021．
4）日本糖尿病学会編・著：糖尿病診療ガイドライン 2019．南江堂，東京，2019．
5）日本糖尿病学会 編著：糖尿病治療ガイド 2022-2023．文光堂，東京，2022．
6）日本糖尿病学会，日本老年医学会 編著：高齢者糖尿病治療ガイド 2021．文光堂，東京，2021．
7）山根源之，野村武史ほか編：歯科衛生士のための口腔内科．医歯薬出版，2019．
8）西田　亙：全医療従事者が知っておくべき歯周病と全身のつながり．医歯薬出版，2020．
9）日本歯周病学会編：糖尿病治療患者に対する歯周治療ガイドライン改訂第２版 2014．医歯薬出版，2020．
10）糖尿病標準診療マニュアル 2022（一般診療所，クリニック向け 18 版）
http://human-data.or.jp/wp/wp-content/uploads/2022/03/DMmanual_18.pdf
11）全国歯科衛生士教育協議会編：最新歯科衛生士教本　歯科予防処置論・歯科保健指導論 第２版．医歯薬出版，2020．
12）メタボリックシンドローム診断基準検討委員会：メタボリックシンドロームの定義と診断基準．日本内科学会雑誌，94（4）：794～809，2005．
13）日本臨床検査標準協議会 基準範囲共用化委員会編：共用基準範囲に基づく医学教育用基準範囲―解説書―．2019．
https://www.jccls.org/wp-content/uploads/2019/10/igakukyouikukijyun.pdf
14）千葉俊美，山田浩之編：歯科医師のための内科学．医歯薬出版，2021．
15）医療情報科学研究所編：病気がみえる vol.3：糖尿病・代謝・内分泌 第５版．メディックメディア，東京，2017．
16）テルモ株式会社：テルモ糖尿病ケアサイト
https://mds.terumo.co.jp/diabetes/lifestyle/article01.html
17）日本糖尿病学会 編著：患者さんとその家族のための糖尿病治療の手引き改訂第58版．南江堂，東京，2020．
18）麻生好正編：徹底解説！糖尿病合併症　管理・フォローアップ．文光堂，東京，2021．
19）浅原哲子：脂質異常症診療の最新知識 メタボリックシンドローム．臨床と研究，99（1）：58～64，2022．

8章 代謝・内分泌疾患の検査

到達目標

❶ 主な金属（微量元素）の検査を説明できる.
❷ ビタミンの検査を説明できる.
❸ 主なホルモンの検査を説明できる.

1 金属（微量元素）の検査

血液中には，鉄，亜鉛，銅などの金属（微量元素）が存在し，生体組織の構成成分や生体機能の調整因子として，さまざまな代謝に関与している．いずれも検査では，主に血清を検体に用いる．

Link
代謝
p.88

1. 鉄

鉄（Fe）は，体内に 3 ～ 4 g あり，そのうちの約 70％は赤血球のヘモグロビンに存在している（**ヘム鉄**）．残りは，血清中の**血清鉄**，脾臓・肝臓・骨髄における**貯蔵鉄**，筋肉中のミオグロビンや酸化還元の酵素などの**ヘムタンパク質**として存在する．

Link
ヘム鉄
p.50

1）血清鉄

血清中の鉄結合タンパク質である**トランスフェリン**は，全体の約 35％が鉄と結合している．このトランスフェリンと鉄が結合したものを**血清鉄**といい，基準値は 40 ～ 190 μg/dL である．

一方，鉄と結合していないトランスフェリンを**不飽和鉄結合能**（UIBC）という．したがって，血清中のすべての鉄と結合できるトランスフェリンの総和は「血清鉄＋UIBC」で表され，これを**総鉄結合能**（TIBC）という．この TIBC に対する血清

UIBC：Unsaturated Iron-Binding Capacity（不飽和鉄結合能）
TIBC：Total Iron-Binding Capacity（総鉄結合能）

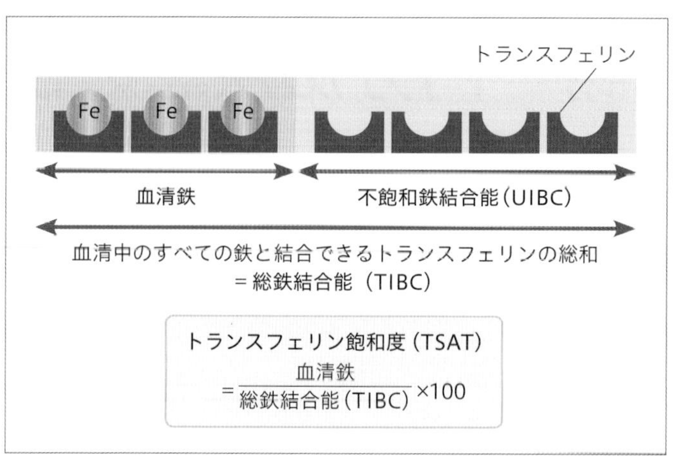

図 8-1 **不飽和鉄結合能と総鉄結合能，およびトランスフェリン飽和度**

鉄の割合が，**トランスフェリン飽和度**（TSAT）となる（図 8-1）.

これらの数値は，貧血などで鉄欠乏が疑われる場合に検査する.

2）フェリチン

鉄と結合することで鉄の貯蔵を担う重要なタンパク質が**フェリチン**である．フェリチンと結合した鉄を**貯蔵鉄**という．血清フェリチン値は，鉄欠乏性貧血の診断と治療の指標となる.

Link
鉄欠乏性貧血
p.52

2. 亜鉛

亜鉛（Zn）は体内に約 2 g 存在し，多くは骨および筋肉に貯蔵されている．血清中の亜鉛濃度の基準値は 80 ～ 130 μg/dL で，亜鉛は味蕾（みらい）細胞の産生に必須であるため，不足すると味覚障害を起こす．また，インスリンの構造維持に必須であるため，不足すると糖代謝にも影響を及ぼす．鉄や銅の摂りすぎによって欠乏状態に陥ることがある.

3. 銅

銅（Cu）は体内に約 100 mg 存在する．血清中の銅の濃度の基準値は男性で 70 ～ 140 μg/dL，女性で 80 ～ 155 μg/dL で，そのうちの 95％はセルロプラスミンというタンパク質に結合している．残り 5％は，アルブミンと結合している.

銅は，赤血球のヘモグロビン形成に必須で，鉄の代謝に関与する．臨床的にはウィルソン病*の診断に重要である.

***ウィルソン病**
先天性銅代謝異常症で，肝臓をはじめ脳や角膜，腎臓などに銅が過剰に蓄積し，それらの臓器障害によってさまざまな症状が出現します.

TSAT：Transferrin Saturation（トランスフェリン飽和度）

2 ビタミンの検査

ビタミンは生体の代謝機能を維持するのに必須な栄養素だが，体内で合成されない，あるいは合成が不十分であるため，食物などから摂取する必要がある．

脂溶性ビタミンと水溶性ビタミンに大別され，直接のエネルギー源や身体の構成成分にはならないが，体内の物質代謝や生理機能に，補酵素や調節因子として関与している．そのため不足を生じると，各ビタミン特有の欠乏症が現れる（表 8-1）．

検査には血清もしくは血漿を用いる．ビタミンの欠乏症などが疑われる場合に検査を行うが，清涼飲料やサプリメントにより大量のビタミンを摂取している場合も検査値に影響するため，検査前に確認が必要である．主な基準値は付章 1 に示す（p.215 参照）．

表 8-1　ビタミンの主な作用と欠乏症状・関連疾患

	名称	主な作用	欠乏症状と関連疾患
脂溶性	ビタミン A	視覚，成長・発達，上皮組織の維持	夜盲（やもう），角膜乾燥，成長障害
	ビタミン D	カルシウムの吸収促進，骨形成	くる病，骨軟化症
	ビタミン E	抗酸化作用	溶血性貧血，未熟児の浮腫，脱毛
	ビタミン K	血液凝固	出血傾向，メレナ
水溶性	ビタミン B_1	糖代謝における補酵素	脚気（かっけ），ウェルニッケ脳症
	ビタミン B_2	酸化還元反応の補酵素	口角炎，口内炎，舌炎，脂漏性（しろうせい）皮膚炎，羞明（しゅうめい）・流涙
	ナイアシン	酸化還元反応の補酵素	ペラグラ
	パントテン酸	アシル基転移反応	四肢のしびれ，足の灼熱感
	ビタミン B_6	アミノ酸代謝における補酵素	貧血，多発性末梢神経炎，脂漏性皮膚炎，口角炎，舌炎
	ビタミン B_{12}	核酸代謝（核酸の合成）	巨赤芽球性貧血，ハンター舌炎，末梢神経炎
	葉酸	アミノ酸代謝と核酸代謝における補酵素	巨赤芽球性貧血，下痢，舌炎
	ビオチン	カルボキシル化反応の補酵素	脂漏性皮膚炎，舌炎，悪心・嘔吐
	ビタミン C	結合組織（コラーゲン）形成，抗酸化作用	壊血病

3 ホルモンの検査

ホルモンとは，さまざまな組織から分泌され，細胞間の情報伝達の役割をもつ微量物質を指す．このホルモン作用の異常が，内分泌疾患である．

ホルモンは内分泌腺から分泌され，血流により標的細胞まで運ばれるため，ホル

Link
蓄尿
p.104

モンの検査は主に血清，もしくは血漿を検体に実施される（一部，蓄尿を用いる場合もある）．生活リズムによって血中濃度が変動するものがあるため，検査においては考慮する必要がある．表 8-2 に代表的なホルモンの検査項目と目的を示し，主な基準値は付章 1 に示す（p.218 ～ 219 参照）．

表 8-2　主なホルモン検査

検査項目		検査目的
下垂体前葉	成長ホルモン	低身長や下垂体性巨人症，先端巨大症（アクロメガリー）の診断
	甲状腺刺激ホルモン	甲状腺ホルモンとともに検査
	プロラクチン	月経異常などの性腺機能低下，乳汁漏出症の評価
	副腎皮質刺激ホルモン	副腎皮質ホルモンとともに検査
	黄体形成ホルモン	卵巣機能，精巣機能の診断 月経異常や不妊症の診断
	卵胞刺激ホルモン	
下垂体後葉	抗利尿ホルモン（バソプレシン）	尿崩症などの多尿性疾患，抗利尿ホルモン不適合分泌症候群の診断
甲状腺	サイロキシン	分泌亢進：バセドウ病の診断 分泌低下：橋本病，クレチン病の診断
	カルシトニン	甲状腺髄様がんの腫瘍マーカー 腎不全，高カルシウム血症の評価
副甲状腺	パラトルモン	カルシウム代謝異常に関わる疾患の診断
副腎皮質	コルチゾール	分泌亢進：クッシング症候群*の診断 分泌低下：アジソン病*の診断
	アルドステロン	
副腎髄質	アドレナリン	交感神経および副腎髄質機能の評価
	ノルアドレナリン	
精巣	テストステロン	男性性腺の機能異常の診断
卵巣	エストロゲン	不妊症，更年期障害の診断
	プロゲステロン	黄体機能，胎盤機能の指標

*クッシング症候群
副腎皮質からのコルチゾール分泌が慢性的に過剰になり，特異的な症状を呈する状態です．治療は腫瘍摘出が一般的で，その他放射線治療，薬物療法があります．

*アジソン病
慢性原発性の副腎皮質機能低下症です．コルチゾール，アルドステロンなどのすべての副腎皮質ホルモンが低下するため，生涯にわたり副腎皮質ステロイド補充が必要となります．

参考文献

1）日本臨床検査標準協議会 基準範囲共用化委員会編：共用基準範囲に基づく医学教育用基準範囲一解説書一．2019.
https://www.jccls.org/wp-content/uploads/2019/10/igakukyouikukijyun.pdf
2）高久史麿監修：臨床検査データブック 2021-2022．医学書院，東京，2021.
3）奈良信雄，和田隆志編：系統看護学講座 臨床検査 第 8 版．医学書院，東京，2019.
4）全国歯科衛生士教育協議会監修：最新歯科衛生士教本 栄養と代謝．医歯薬出版，2010.
5）全国歯科衛生士教育協議会監修：最新歯科衛生士教本 臨床検査．医歯薬出版，2012.
6）山根源之，酒巻裕之，野村武史ほか編：歯科衛生士のための口腔内科．医歯薬出版，2019.
7）日本臨床検査医学会ガイドライン作成委員会編：臨床検査のガイドライン JSLM2018 検査値アプローチ / 症候 / 疾患．宇宙堂八木書店，東京，2018.
8）医療情報科学研究所編：病気がみえる vol.3：糖尿病・代謝・内分泌 第 5 版．メディックメディア，東京，2017.
9）清水教一：ウイルソン病の診断と治療のポイント一日本版ガイドラインの発表をふまえて一．臨床神経学，59（9）：565 ～ 569，2019.

9章 免疫・血清学的検査

到達目標

❶ 免疫の仕組みを説明できる.
❷ アレルギー検査を説明できる.
❸ 自己免疫疾患の検査を説明できる.
❹ 輸血に関する検査を説明できる.
❺ 悪性腫瘍（腫瘍マーカー）の検査を説明できる.

1 免疫・血清学的検査とは

免疫とは，文字どおり「疫（えき）（＝流行病）」を「免（まぬが）れる」という意味に由来する.われわれ人間が病気を免れるために長い時間をかけて獲得した，きわめて重要な自己防衛システムであり，「自分自身の身体を構成する成分＝**自己**」にとっての異物，つまり「自己以外のもの＝**非自己**」を排除し，自己を攻撃しないことが免疫系の主な役割である.

このとき，非自己とみなされる物質を**抗原**といい，抗原に対して産生され，特異的に働くタンパク質を**抗体**という.免疫・血清学的検査は，この抗原と抗体による特異的な反応を応用した検査法である.過剰な免疫反応が起こる病態であるアレルギーや自己免疫疾患には，免疫・血清学的検査が有用である.また，輸血のための検査や腫瘍マーカー検査でも抗原抗体反応を利用するため，本章で紹介する.

なお，抗原抗体反応を利用した細菌やウイルスの検出，感染症の検査については**4 章「感染症の検査」**（p.67 ～）で解説する.

1. 免疫のシステム

正常な免疫は，**自然免疫**と**獲得免疫**とよばれる２つのシステムの連携によって成り立っている.自然免疫は防御の初期段階として早期に非自己を大雑把に認識するが，獲得免疫は時間をかけてより精密，強力に働く免疫システムとして考えるとわかりやすい（表 9-1）.

1）自然免疫

自然免疫とは，生まれつき備わっている免疫システムで，先天性免疫ともよばれ

表 9-1　自然免疫と獲得免疫の比較

	自然免疫	獲得免疫
主な担当細胞	マクロファージ 好中球，好酸球などの顆粒球 NK 細胞 樹状細胞	ヘルパー T 細胞 キラー T 細胞 B 細胞 形質細胞
反応時間	速やか	時間を要する
多様性	限定的	多様
特異性	低い	高い

る．体表面のバリアが破られ，組織内に細菌やウイルス，真菌，寄生虫などの異物が侵入すると，**パターン認識受容体**（Toll 様受容体など）を介した生体防御反応としての炎症が惹起（じゃっき）される．細菌に対しては，主に**食細胞**（好中球，マクロファージ）による貪食・殺菌が行われる．この際，**補体**という物質が炎症を促進し，食細胞の貪食を助けるように働く（図 9-1-A）．

ウイルスに対しては，主にナチュラルキラー細胞（NK 細胞）による感染細胞の破壊や，樹状（じゅじょう）細胞などが放出するインターフェロン（IFN）というサイトカイン*による抗ウイルス作用が働く．

*サイトカイン

免疫細胞から分泌され，細胞間の情報伝達を担うタンパク質です．免疫機能のバランスを保つために重要で，免疫細胞を活性化させたり抑制したりする働きがあります．

2）獲得免疫

自然免疫を経て，体内ではより強力な免疫システム（獲得免疫）が働き始める．獲得免疫では，まず病原体（抗原）などが侵入した部位で樹状細胞（抗原提示細胞）が抗原を捉え，その抗原情報を**ヘルパー T 細胞**へ伝達する（**抗原提示**）．その後，B 細胞やキラー T 細胞が活性化する．このように獲得免疫では，リンパ球（B 細胞，T 細胞）が起点となる．

獲得免疫は大きく**液性免疫**と**細胞性免疫**に大別される（図 9-1-B）．

(1) 液性免疫

抗原情報を受け取ったヘルパー T 細胞は，リンパ節などで B 細胞へ抗原提示を行う．B 細胞はサイトカインの働きを受けて形質細胞へと分化し，最終的に侵入した抗原に対する抗体を大量に分泌する．この抗体が中心となる免疫反応が液性免疫である．抗体は，抗原に結合して食細胞が貪食しやすいようにする作用（オプソニン化）や，ウイルスや毒に結合して感染力や毒性を減弱させる作用（中和）などにより，生体を防御している．

抗体は**免疫グロブリン**（**Ig**）ともよばれ，構造の違いにより IgM，IgG，IgE，IgA，IgD の 5 つのクラスに大別される．免疫グロブリンは作用部位や機能がそれぞれ異なり，例えば IgA は唾液中に分泌される．

液性免疫は主にⅠ～Ⅲ型アレルギーに関与する（p.132 参照）．

Ig：Immunoglobulin（免疫グロブリン）

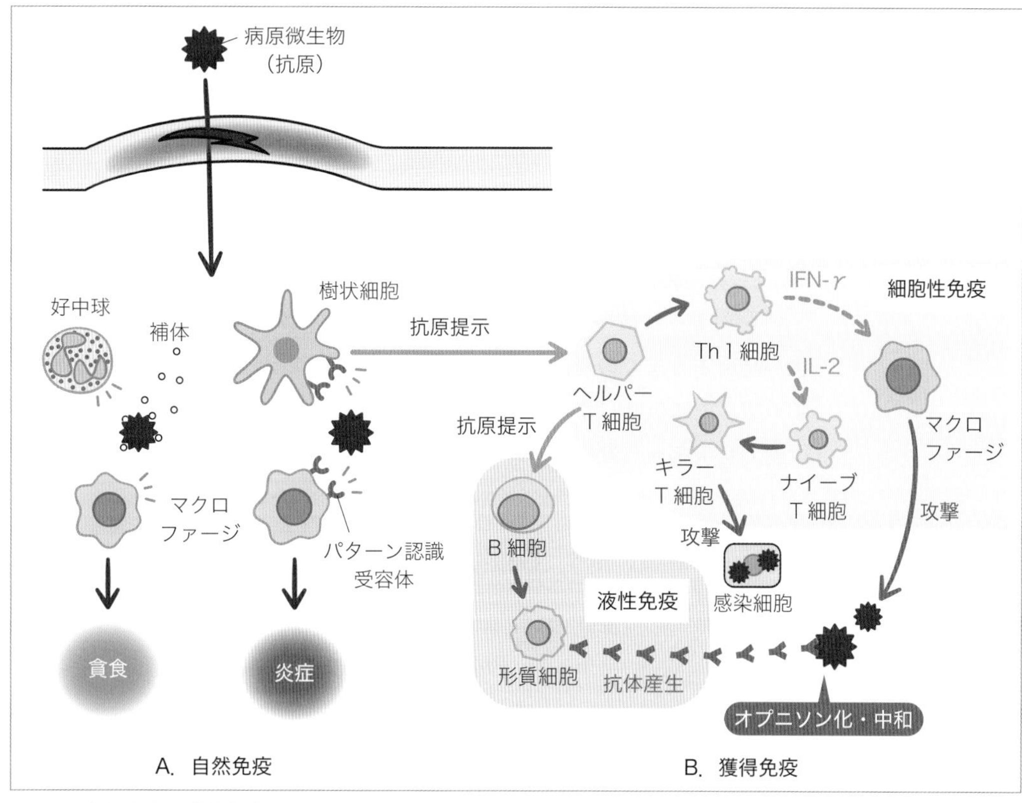

図 9-1　**自然免疫と獲得免疫のシステム**
A：自然免疫では，補体と結合した抗原をマクロファージや好中球が認識して貪食したり，マクロファージや樹状細胞の表面にあるパターン認識受容体が抗原と反応して炎症を引き起こしたりする．
B：獲得免疫では，抗原提示細胞である樹状細胞が抗原を捉え，ヘルパー T 細胞に抗原情報を提示する．その情報をもとに，液性免疫や細胞性免疫が活性化され，抗原に対する免疫反応が生じる．

（2）細胞性免疫

細胞性免疫では，細胞成分が中心となる．抗原提示を受けたヘルパー T 細胞は，分化して Th1 細胞とよばれる細胞になり，インターフェロン γ（IFN-γ）というサイトカインを分泌してマクロファージ（食細胞）を活性化し，細菌や真菌などを殺菌させる．

さらに幼弱なナイーブ T 細胞（抗原情報をまだ受け取っていない T 細胞）は，Th1 細胞から分泌されるインターロイキン 2（IL-2）というサイトカインによって**キラー T 細胞**（**細胞傷害性 T 細胞**）へと分化し，ウイルス感染細胞や腫瘍細胞を傷害する働きをもつ．細胞性免疫は，主にⅣ型アレルギーに関与する（p.132 参照）．

以上のように獲得免疫は，①どんな異物にも対応が可能な**多様性**，②より精密な反応が可能な**特異性**，③一度侵入した非自己を記憶することが可能な**免疫記憶**を有し，これらは自然免疫にはみられない特徴である．

2 アレルギー検査

1. アレルギーとは

病原微生物などの有害な非自己のみを排除し，自己を攻撃しないことは，免疫システムの重要な役割である．しかし，無害な非自己に対して過剰な免疫反応が起こり，自身の身体に害をおよぼす現象が**アレルギー**である．

アレルギーは機序の違いにより大きく4つのタイプに分類される（表9-2）．症状が発現するまでの時間で分類すると，短時間で発症するタイプはⅠ～Ⅲ型アレルギーで，主に抗体による液性免疫が関与する．一方，反応に時間を要するタイプがⅣ型アレルギー（遅延型アレルギー）で，細胞性免疫が関与する．

2. アレルギー検査

本項ではⅠ型（即時型）とⅣ型（遅延型）アレルギーの検査について述べる．Ⅱ型，Ⅲ型アレルギーの検査については❹**自己免疫疾患の検査**（p.138～）に委ねる．

表9-2　アレルギーの分類（Coombs と Gell の分類）

	Ⅰ型アレルギー（即時型，アナフィラキシー型）	Ⅱ型アレルギー（細胞傷害型）	Ⅲ型アレルギー（免疫複合体型）	Ⅳ型アレルギー（遅延型）
主に働く免疫	液性免疫			細胞性免疫
反応時間	数分～30分	数分～数時間	4～8時間	24～48時間
発症機序	肥満細胞の表面にあるIgE（抗体）が抗原と接触し，活性化された肥満細胞からヒスタミンなどが放出され，症状が発現する． 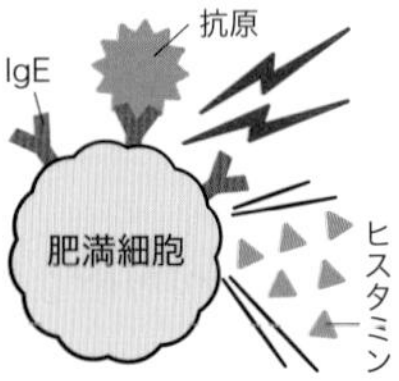	表面に抗原を有する自己の細胞（自己抗原）とIgGまたはIgMが反応してしまうことで，自己細胞や組織が傷害される． 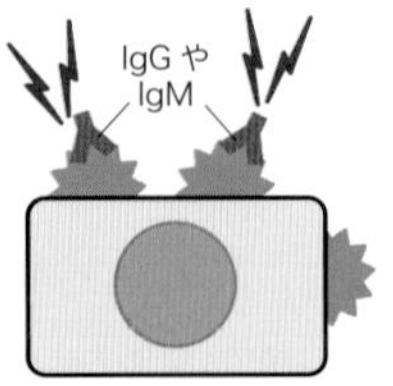	抗原にIgGやIgMが結合した抗原抗体複合物（免疫複合体）が組織に沈着し，その場で補体や好中球が活性化することで組織が傷害される． 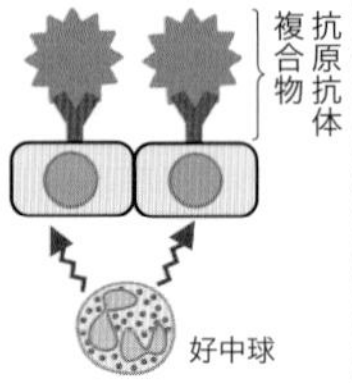	特定の抗原と反応したことのあるT細胞が再び抗原に出会うことで細胞性免疫が誘導され，組織が傷害される． 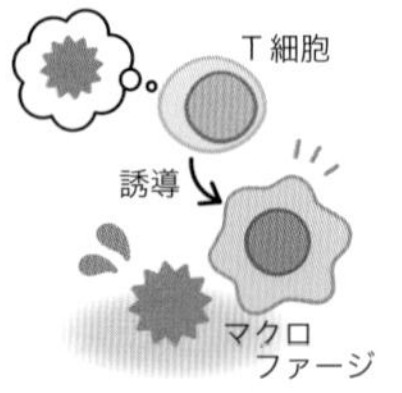
代表的な疾患	アナフィラキシーショック，気管支喘息，花粉症，蕁麻疹，食物・薬物アレルギー	溶血性貧血，特発性血小板減少性紫斑病（ITP），バセドウ病	関節リウマチ，全身性エリテマトーデス	金属アレルギー，重症薬疹，ツベルクリン反応，移植における拒絶反応

1）即時型アレルギーの検査

即時型アレルギー（Ⅰ型アレルギー）にはアナフィラキシーショックや，気管支喘息，アトピー性皮膚炎や蕁麻疹（じんましん）などがある．即時型アレルギーでは，まず原因物質となる抗原（**アレルゲン**）に対してIgEという抗体が作られ，肥満細胞に結合し感作*が成立する．その後，侵入したアレルゲンと肥満細胞上のIgEが結合すると，即時（数分～30分程度）に肥満細胞からケミカルメディエーターとよばれる化学伝達物質（ヒスタミンやロイコトリエン）が放出されて誘発が起こり，アレルギー症状が惹起される．

*感作
アレルギーでは，アレルゲンに対して産生されたIgEが肥満細胞上に結合し，アレルゲンの再侵入に備えます．このように免疫がアレルゲンに対して敏感な状態になることを「感作が成立する」といいます．

特に**アナフィラキシーショック**は，呼吸困難に伴うショック症状などを引き起こし，死に至ることもある．アレルゲンとして代表的なものは，抗菌薬や造影剤，キシロカインなどの歯科用麻酔薬といった薬剤をはじめ，蜂などの昆虫毒，そば，小麦やナッツ類などの食物や，ラテックス（いわゆる天然ゴム）などがある．

即時型アレルギーが疑われる場合，アレルゲンを同定するために血液検査や皮膚検査が行われる．

(1) 血清IgE検査

血液検査の一項目で，血清中の総IgEを測定する検査と，特定のアレルゲンに対する特異的IgE測定があるが，主に特異的IgE測定が行われる．しかし，特定のアレルゲンに対するIgEが検出されても，必ずしもアレルギー疾患の存在を意味するものではない．

(2) プリックテスト（skin prick testing）

アレルゲン溶液を健常な皮膚に滴下し，プリックテスト専用針にて滴下した溶液部を通して皮膚を刺す（単刺：prick）ことで，少量のアレルゲンを皮膚に入れ，15分後以降の反応をみて判定する（図9-2）．

(3) スクラッチテスト（scratch test）

専用針または細い針などで皮膚を軽く引っかく（掻破（そうは）：scratch）ことで，皮膚に傷をつける．その後，引っかいた部位に少量のアレルゲン溶液を滴下し，15分後以降の反応をみて判定する（図9-3）．

(4) 皮内テスト

アレルゲン溶液（皮内エキス）を，ツベルクリン注射針にてごく少量（0.02mL）皮内注射し，15分後以降の反応をみて判定する（図9-4）．体内に入るアレルゲンの量は，プリックテストやスクラッチテストより多く，アナフィラキシーショックを起こす可能性がある．そのため，行う際には救急処置の準備が必要になる．

2）遅延型アレルギーの検査

遅延型アレルギー（Ⅳ型アレルギー）には**重症薬疹（やくしん）***や金属アレルギーなどをはじめ，多くの疾患が含まれる．

*薬疹
薬剤に対するアレルギー反応によって引き起こされる症状で，皮膚や粘膜に発症し，その重症度は軽度から重度までさまざまです．

(1) パッチテスト

パッチテストの対象疾患は，遅延型アレルギーである金属アレルギー，重症薬疹，

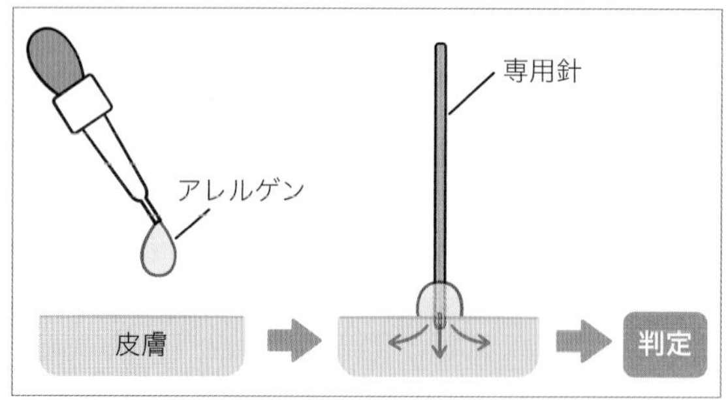

図 9-2　**プリックテスト**

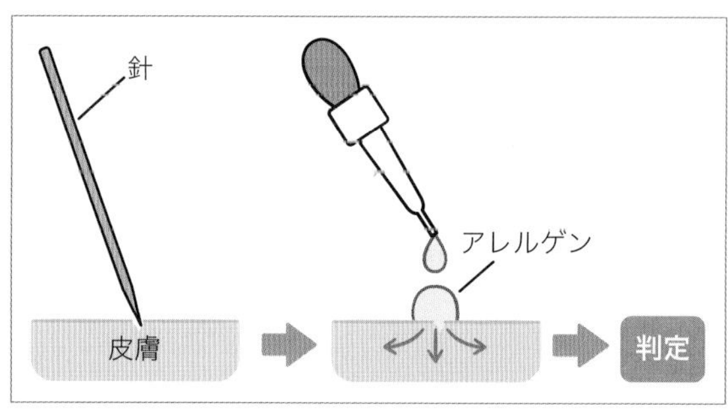

図 9-3　**スクラッチテスト**

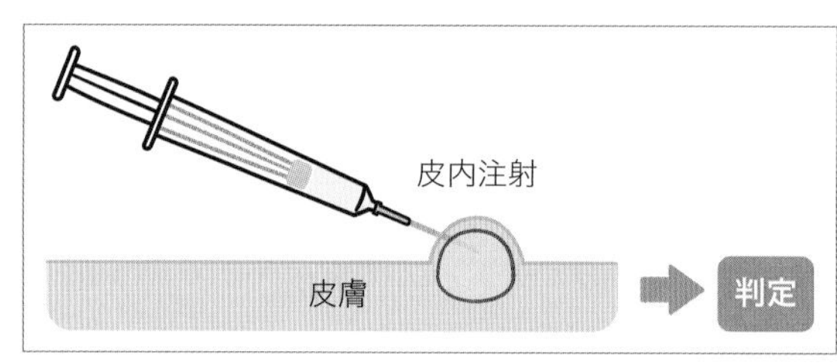

図 9-4　**皮内テスト**

接触性皮膚炎などである．パッチテスト用の絆創膏（ばんそうこう）に，原因として疑わしい物質から作製した試料を含ませ，背中に貼り，2 日後，3 日後，7 日後に判定する（表 9-3，図 9-5）．

歯科では金属アレルギーのアレルゲン同定に行われる検査として，金，銀，パラジウム，白金などを代表とする 16 種類のパッチテスト試薬金属が検査薬として市販されている（表 9-4）．パッチテストでは一定期間，運動，シャワーや入浴の制限があるため，一般的に夏期には行えない．

*LST と DLST
検査対象となる抗原が薬剤の場合は，薬剤誘発性リンパ球刺激試験（DLST：Drug-induced Lymphocyte Stimulation Test）とよばれます．

（2）リンパ球刺激試験（LST *）

採血した末梢血中のリンパ球を，アレルギーが疑われる抗原と ^{3}H- サイミジンとともに培養して，^{3}H- サイミジンが細胞に取り込まれる量を測定する方法である．本検査は感度が低く，偽陰性が多いため，結果が陰性であっても抗原の関与を否定することはできないことに注意する．

LST：Lymphocyte Stimulation Test（リンパ球刺激試験）

表 9-3　パッチテストの判定基準（国際基準）

−	反応なし
+ ?	紅斑のみ
+	紅斑＋浸潤，丘疹
+ +	紅斑＋浸潤＋丘疹＋小水疱
+ + +	大水疱
IR	刺激反応
NT	施行せず
判定	＋以上を陽性反応とする

（日本皮膚科学会接触皮膚炎診療ガイドライン改定委員会：接触皮膚炎診療ガイドライン 2020 より）

表 9-4　16 種類のパッチテスト試薬金属

1. アルミニウム	9. イリジウム
2. コバルト	10. 銀
3. スズ	11. クロム
4. 鉄	12. ニッケル
5. 白金	13. 亜鉛
6. パラジウム	14. 金
7. マンガン	15. 銅
8. インジウム	16. 水銀

（鳥居薬品製品情報より）

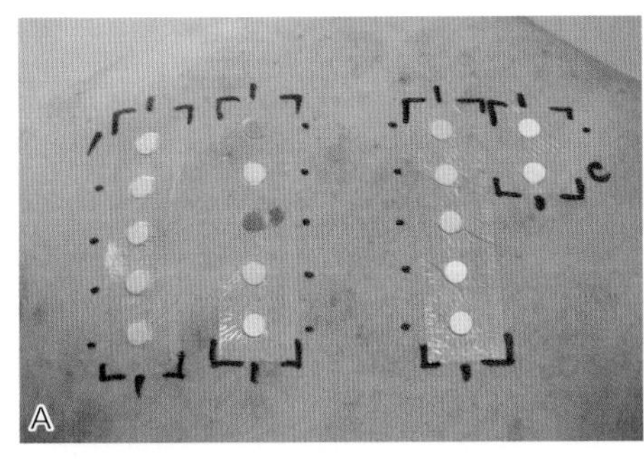

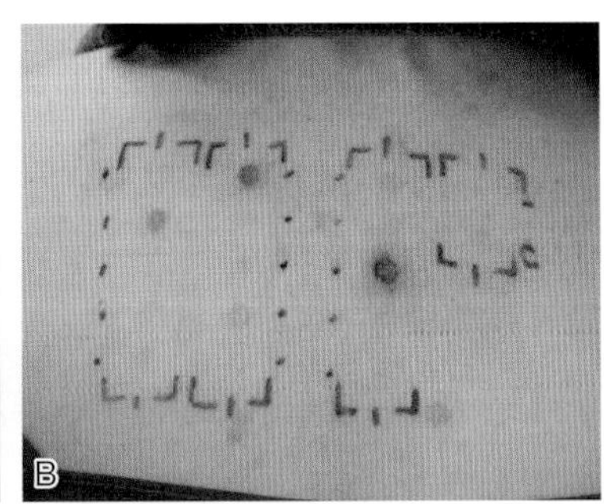

図 9-5　金属アレルギーのパッチテスト　（荻窪病院皮膚科・布袋祐子先生ご提供）
A：パッチテスト初日．背中の皮膚面に試薬が貼付されている．
B：パッチテスト 7 日目の判定時所見．陽性金属では紅斑と浮腫がみられる．

3　アレルギー検査に関わる疾患

1．気管支喘息

Link
気管支喘息
p.39

気管支喘息は即時型アレルギー（I 型アレルギー）に分類され，咳，喘鳴（ぜんめい），呼吸困難を生じる．アレルゲンとしては，花粉，カビ，ダニ，ばい煙，アスピリンを代表とする鎮痛薬などがあげられる．診断に際しては呼吸機能検査のほか，血清 IgE 検査（特異的 IgE 測定）などを行う．

口腔は気道の入り口であり，歯科治療時は気道刺激により容易に喘息発作が誘発される危険を伴う．そのため歯科治療にあたっては，喘息のコントロール状態を確認することが重要である．コントロールが必要な患者は，緊急時（発作時）に使用する発作治療薬（吸入ステロイド薬など）を常備していることが多いので，歯科治療時には持参させる．アスピリン喘息患者では，使用できる鎮痛薬についても確認をする．そして，歯科治療時はストレスを避けるようにして，怖くない・痛くない治療を心がけることが肝要である．

2. 薬物アレルギー

薬剤に対するアレルギーによって生じる症状で，皮膚や口腔粘膜あるいは全身症状として発症することもある．抗菌薬，非ステロイド性抗炎症薬（NSAIDs），造影剤などがアレルゲン（原因薬剤）になりやすく，検査としては薬剤誘発性リンパ球刺激試験（DLST），パッチテスト，プリックテスト，スクラッチテストのほか，誘発試験*などが行われる．症状は軽症から重症までさまざまである．

*誘発試験

アレルゲンとして疑われる薬剤をごく少量使用し，アレルギー症状が生じるかを確認する試験です．

アレルギーの分類では，即時型アレルギー（Ⅰ型アレルギー）の蕁麻疹やアナフィラキシーショックとして発症することがある．一方，遅延型アレルギー（Ⅳ型アレルギー）では多形紅斑型薬疹，固定薬疹（図 9-6），苔癬型薬疹などがある．遅延型アレルギーの薬疹のなかでも特に重症薬疹として，スティーブンス・ジョンソン症候群（SJS，図 9-7）や中毒性表皮壊死症（TEN）がある．皮膚や粘膜に重篤な症状を生じるのが特徴で，皮膚に生じる水疱やびらんが 10％以下の場合は SJS，

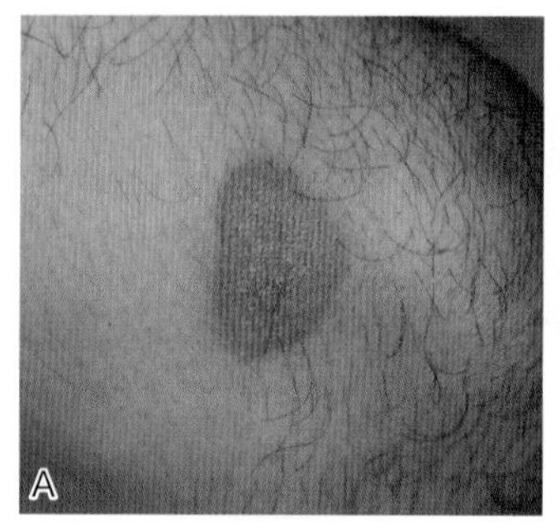

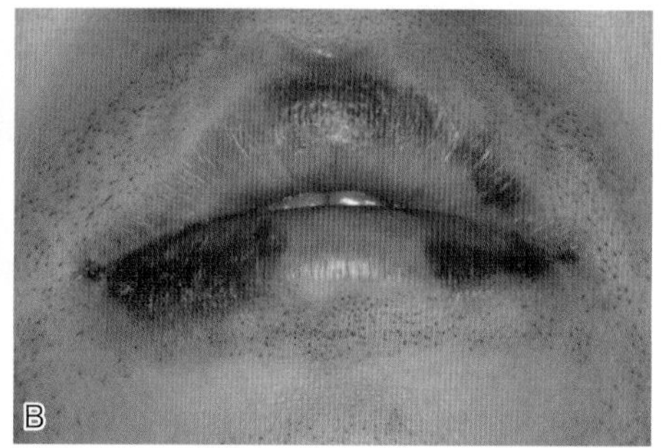

図 9-6　**固定薬疹の臨床症状**　（荻窪病院皮膚科・布袋祐子先生ご提供）
A：皮膚に生じた固定薬疹，B：口唇に生じた固定薬疹．
原因薬剤の摂取後に，決まった部位の皮膚や粘膜に薬疹ができるため，固定薬疹とよばれる．パッチテストを行う際には，薬疹が出現する部位で行う必要がある．

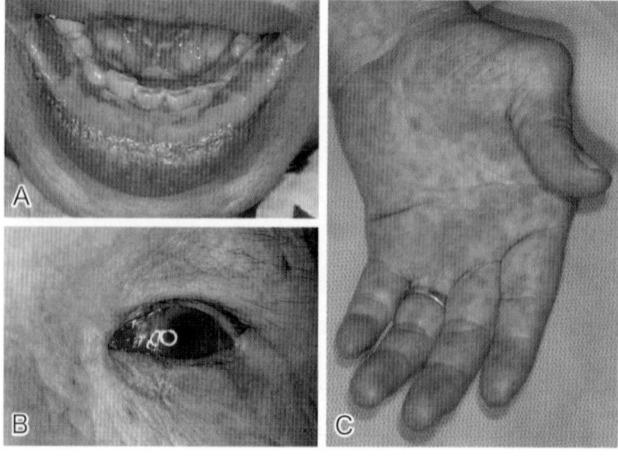

図 9-7　**SJS の臨床症状**
SJS では口腔粘膜のびらん潰瘍形成（A），眼瞼結膜充血（B），皮膚の紅斑・剥離（C）など多彩な症状が生じる．

SJS：Stevens-Johnson Syndrome（スティーブンス・ジョンソン症候群）
TEN：Toxic Epidermal Necrolysis（中毒性表皮壊死症）

それ以上がTENと定義されている．

3．食物アレルギー

摂取した食物が原因となって蕁麻疹，湿疹，下痢，咳，喘鳴（ぜんめい）などを生じ，重篤な場合は全身性のショック症状を生じる．多くの場合はIgEが関与する即時型アレルギー（Ⅰ型アレルギー）で，原因の食物を摂取後2時間以内に発症することが多い．食物アレルギーの検査としては，プリックテスト，血清IgE検査（特異的IgE測定），経口負荷試験*などが行われる．

*経口負荷試験
アレルゲンとして疑われる食品を単回または複数回に分割して摂取させ，症状の有無を確認する検査のことです．

年齢的には乳幼児に好発し，原因の食物としては卵，牛乳が多い．学童，成人になるにつれて小麦，大豆，そばや穀物などに対するアレルギーの割合が高くなり，小児に発症するタイプのほとんどは，成長とともに寛解することが多いとされる．

食物アレルギーの1つである**口腔アレルギー症候群**（OAS）は，リンゴ，桃，キウイなどの果物，ナッツや新鮮な野菜を摂取した数分後に，口腔粘膜や咽頭に掻（そう）痒感（ようかん），痺（しび）れや浮腫を生じる．OASはシラカバやハンノキなどに対する花粉症に合併することが知られているが，この花粉に類似した構造を有するアレルゲンが果物や野菜に存在すると，本来花粉に対して反応するIgEが果物や野菜に対しても反応し，アレルギーを発症してしまう．これを**交差反応**とよぶ．

この交差反応は，ほかのアレルギー反応でもしばしばみられる．例えばラテックス（天然ゴム）に対するアレルギー患者は，アボカドやバナナなどを摂取するとアレルギーを発症することがある（ラテックス－フルーツ症候群）．歯科医療者はラテックスグローブを装着する機会が多く，感作されやすいのでラテックスアレルギーの保有率が高いとされ，注意が必要である．

4．金属アレルギー

金属アレルギーは遅延型アレルギー（Ⅳ型アレルギー）に分類され，あらゆる金属がアレルゲンになりうる．アレルゲンの同定には主にパッチテストが行われる．歯科用金属を例にとると，貴金属である金や白金は比較的アレルゲンになりにくく，非貴金属（卑金属）であるニッケルや水銀などはアレルゲンになりやすいとされる．これは，非貴金属は貴金属に比べて不安定であり，口腔内で微量ながら溶出しやすいためと考えられている．

金属アレルギーの症状は，主に皮膚や口腔粘膜に生じ，口腔粘膜では**口腔扁平苔癬（こうくうへんぺいたいせん）様病変**が，皮膚では扁平苔癬（へんぺいたいせん），貨幣状湿疹（かへいじょうしっしん）や**掌蹠膿疱症（しょうせきのうほうしょう）**などが代表的である（図9-8）．

OAS：Oral Allergy Syndrome（口腔アレルギー症候群）

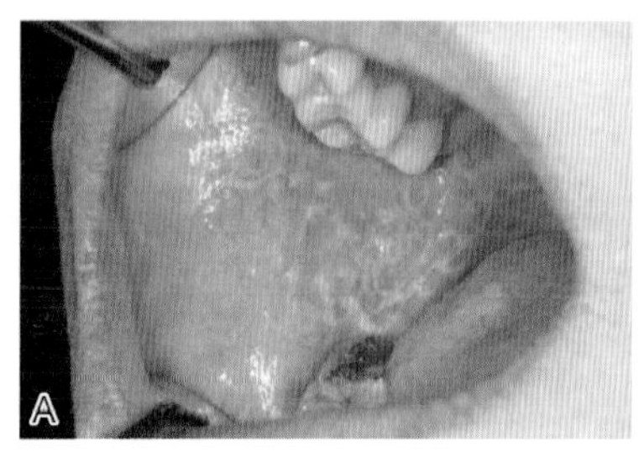

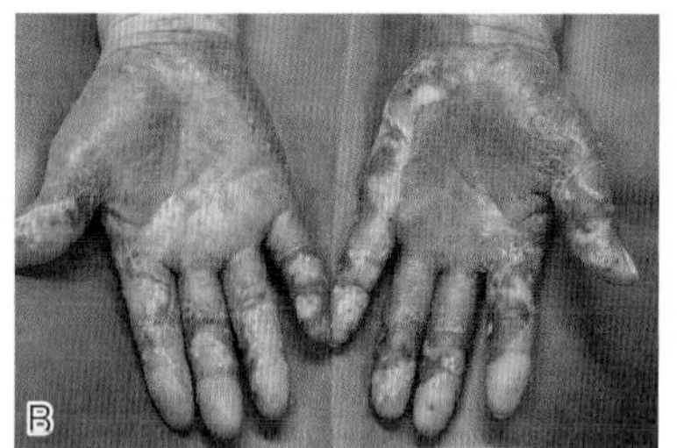

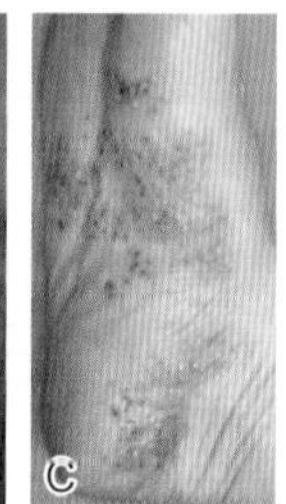

図 9-8　**金属アレルギーの症状**
A：口腔扁平苔癬様病変，BC：掌蹠膿疱症.

5. クインケ浮腫

クインケ〈Quincke〉浮腫とは，口唇や瞼（まぶた），頬などに突然浮腫が出現する状態を示し，血管性浮腫ともよばれる（図 9-9）．原因としては遺伝性と，それ以外の後天性に大きく分けられている．遺伝性の場合は遺伝性血管性浮腫（HAE）とよばれ，遺伝性が疑われる際には検査として，補体抑制因子である C1-INH（C1 インヒビター）の活性の低下（＜ 50%）を確認する．対処法や治療法は原因によって異なり，薬が原因の場合は，原因薬剤の服用を中止することで症状の改善が期待できる．

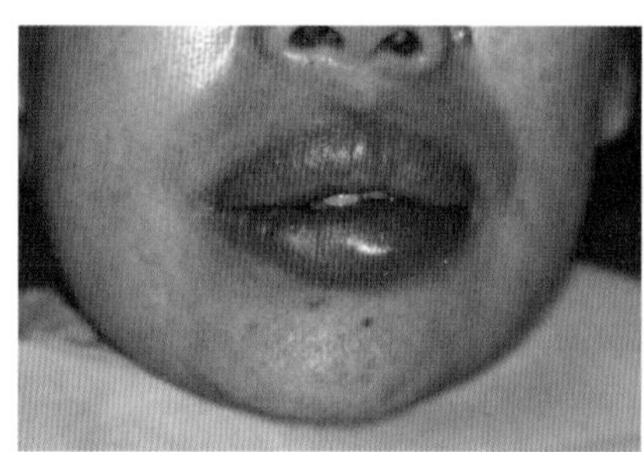

図 9-9　**クインケ浮腫**
上下唇にびまん性の腫脹（浮腫）が認められる.

4 自己免疫疾患の検査

1. 自己免疫疾患とは

ここまで述べてきたように，正常な免疫系では，自己に反応する免疫細胞は選択・調整（排除）されているが，何らかの理由によって調整が効かなくなり，免疫系が自己組織に反応性を有してしまうことがある．このように自己免疫疾患とは，自己の組織に対し間違って免疫が働いてしまう状態を指す．

獲得免疫には液性免疫と細胞性免疫の 2 つのシステムがあるが，それぞれが自

HAE：Hereditary Angioedema（遺伝性血管性浮腫）

表 9-5　代表的な自己免疫疾患

	疾患
全身性の自己免疫疾患	全身性エリテマトーデス（SLE） 関節リウマチ 全身性強皮症 シェーグレン症候群
臓器特異的な自己免疫疾患	天疱瘡・類天疱瘡 バセドウ病・橋本病 重症筋無力症 特発性血小板減少性紫斑病（ITP） 溶血性貧血

己免疫疾患において関わりをもつ．液性免疫では自己の細胞や組織に反応する**自己抗体**が病原性を有し，細胞性免疫では自己反応性の免疫細胞が病原性を有することで，自己免疫疾患が生じる．これをアレルギーの側面からみると，自己免疫疾患は主にⅡ型，Ⅲ型に該当する．

なお，自己免疫疾患は特定の臓器や組織にのみ傷害がみられる臓器特異的なものと，全身に傷害がみられる全身性のものに大別される（表 9-5）．

2. 自己免疫疾患の検査

自己免疫疾患の検査では，主に血清中の自己抗体を調べる．ここでは代表的な自己免疫疾患の検査について述べる．

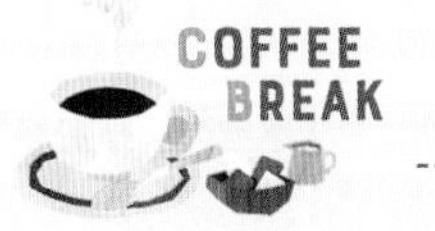

膠原病（こうげんびょう）とは

「膠原病」は，1942 年に Paul Klemperer によって，多数の臓器が障害される全身性エリテマトーデス（SLE）のように，臓器の結合組織（膠原線維）や血管に炎症，変性を起こす症状に対して提唱されました．つまり，いわゆる膠原病とは 1 つの病気の名前（疾患名）ではなく，いくつかの病気が集まったグループを表す言葉であり，SLE のほかに代表的なものとして関節リウマチ，全身性強皮症，皮膚筋炎，混合性結合組織病などがあげられます．

その後，膠原病患者には膠原線維以外にも自己抗体や自己反応性リンパ球がみつかるようになり，現在では膠原病は自己免疫疾患の 1 つと捉えられています．

1）関節リウマチ

(1) 関節リウマチとは

関節リウマチ（RA）は炎症が主体の自己免疫疾患であり，代表的な膠原病の1つである．多発性の関節炎を特徴とし，慢性に経過する．40～50代の女性に好発し，手指，手首，足首，肘（ひじ），膝（ひざ）が対称性に腫脹・変形し，疼痛を伴う（図 9-10）．

(2) 検査

血液検査では，関節リウマチで産生される自己抗体のリウマトイド因子（RF）や，抗環状シトルリン化ペプチド抗体（抗CCP抗体）が陽性となり，CRP，赤血球沈降速度，マトリックスメタロプロテイナーゼ-3（MMP-3）の上昇がみられる（表 9-6）．

また，エックス線写真撮影，MRIや超音波検査などの画像検査で，関節の検査を行う．

2）全身性エリテマトーデス

(1) 全身性エリテマトーデスとは

全身性エリテマトーデス（SLE）は，関節リウマチと同じく代表的な膠原病で，細胞の核に対する自己抗体が産生されることで発症する，全身性の慢性炎症性疾患である．15～40代の女性に多く，全身に多彩な症状を呈するのが特徴である．代表的な皮膚粘膜症状としては，口腔粘膜潰瘍，蝶形紅斑（ちょうけいこうはん），円板状皮疹，レイノー現象*がある．そのほかに，関節炎や関節痛，ループス腎炎や，精神症状として躁うつ状態などもあり，多種多様である（図 9-11）．

***レイノー現象**

寒い場所にいたり，冷凍食品などの冷たいものに触れたりした際に，指先が突然真っ白や紫色になったりする症状のことです．自己免疫疾患（膠原病）に共通する症状ですが，特に全身性強皮症の代表的な症状として知られています．

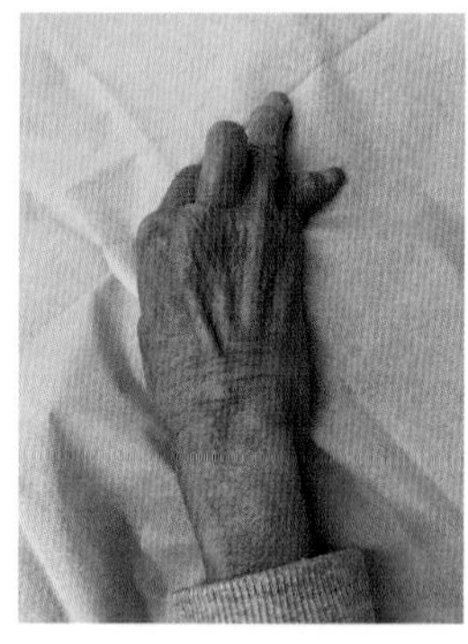
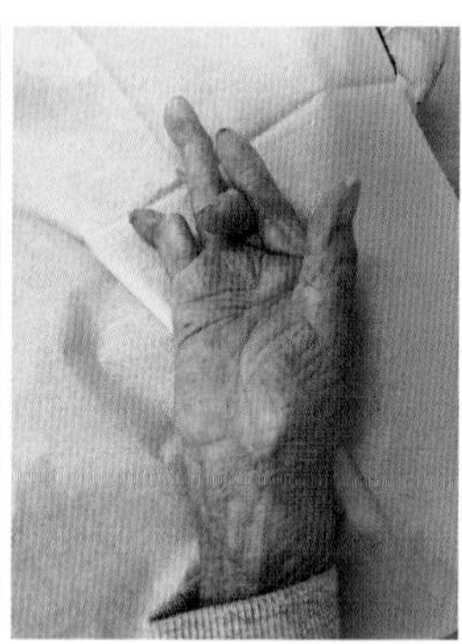

図 9-10　**関節リウマチ患者の手指変形**

表 9-6　**関節リウマチの検査項目**

検査項目	カットオフ値
RF（定量試験）	15 IU/mL 以下
抗 CCP 抗体	4.5 U/mL 未満

RA：Rheumatoid Arthritis（関節リウマチ）
RF：Rheumatoid Factor（リウマトイド因子）
SLE：Systemic Lupus Erythematosus（全身性エリテマトーデス）

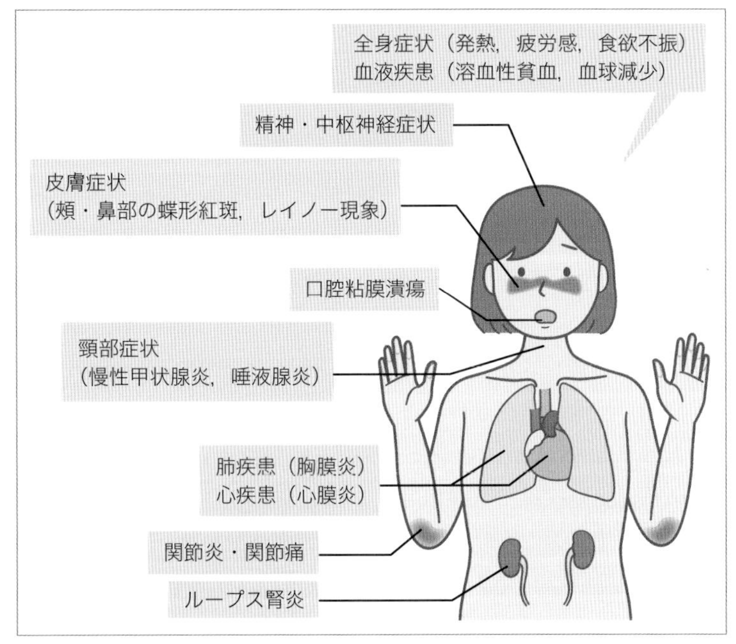

図 9-11　**全身性エリテマトーデスで生じる多種多様な症状**

(2) 検査

全身性エリテマトーデスではさまざまな自己抗体が検出されるが，特に**抗核抗体**（こうかくこうたい）が95％の症例で検出される．抗核抗体は細胞の核内にあるタンパク質，DNAやRNAなどと反応してしまう自己抗体であるため，全身の諸臓器に症状が発現する．

3) 甲状腺疾患（バセドウ病・橋本病）

(1) バセドウ病・橋本病とは

橋本病（慢性甲状腺炎）とバセドウ〈Basedow〉病は，甲状腺に対する代表的な自己免疫疾患で，橋本病は甲状腺機能低下，バセドウ病は機能亢進の症状となる．橋本病では寒がり，体重増加，無気力，易疲労性，全身のむくみなどが主症状であるが，相反してバセドウ病では暑がり，汗かき，体重減少，動悸，指の震え，眼球突出などの症状が発現する．両疾患ともに甲状腺の腫脹がみられる．

(2) 検査

橋本病では，甲状腺の細胞を破壊する自己抗体により生じた炎症が原因で，甲状腺の機能低下が生じる．甲状腺細胞内の成分に対する抗サイログロブリン抗体が高頻度で陽性になる．

Link
甲状腺ホルモン
甲状腺刺激ホルモン
p.128

一方バセドウ病では，甲状腺刺激ホルモン（TSH）の受容体に自己抗体が結合し，受容体を刺激し続けてしまうため，甲状腺ホルモン量の調節ができなくなり，分泌過剰に陥る．その結果として，機能亢進を呈する．TSH受容体に対する自己抗体

TSH：Thyroid-Stimulating Hormone（甲状腺刺激ホルモン）

（抗 TSH 受容体抗体）が 90％以上で陽性となる．

4）シェーグレン症候群

（1）シェーグレン症候群とは

シェーグレン〈Sjögren〉症候群は，唾液腺や涙腺が自己免疫機序によって慢性炎症を引き起こし，唾液・涙液の分泌が減少し，口腔乾燥や眼乾燥が生じる疾患である（図 9-12）．好発年齢は 30 ～ 50 歳代で，女性の罹患率は男性の 10 倍以上である．

（2）検査

シェーグレン症候群では，抗核抗体の一種である抗 SS-A（/Ro）抗体，抗 SS-B（/La）抗体が検出されることがあり，シェーグレン症候群の診断基準として重要である．抗 SS-A 抗体はシェーグレン症候群患者の 70 ～ 90％に検出されるが，ほかの自己免疫疾患でも検出されることがある．一方で，抗 SS-B 抗体はシェーグレン症候群患者の 30 ～ 40％に検出されるが，抗 SS-B 抗体が陽性であれば抗 SS-A 抗体も陽性になり，シェーグレン症候群の診断特異度は高い（表 9-7）．

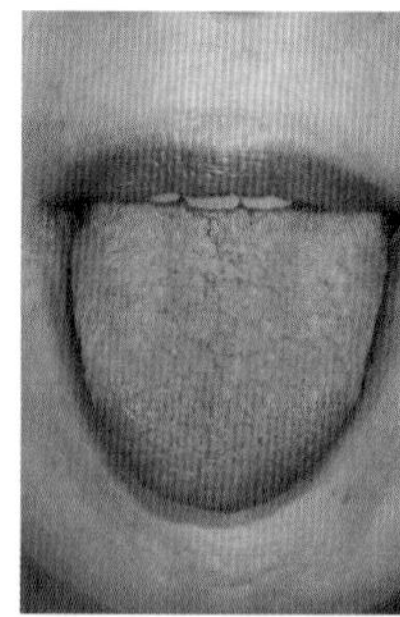
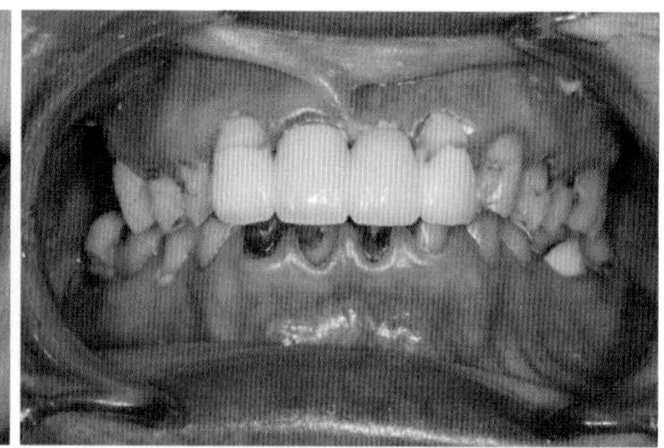

図 9-12　シェーグレン症候群患者の口腔内所見
唾液分泌低下により，重度の口腔粘膜乾燥が生じ，う蝕が多発している．

＊シェーグレン症候群診断のための生検
生検項目においては，涙腺に比べて検体採取が容易な口唇腺生検が一般的です．局所麻酔後，下口唇から口唇腺を 4 個以上採取して検体とします（p.154 参照）．

＊シルマー試験
涙腺機能検査のために行われる試験です．専用の濾紙を下結膜嚢（下まぶたの裏）に 5 分間触れさせ，涙で試験紙が濡れた長さから，涙液の分泌量を評価します．

表 9-7　シェーグレン症候群の改訂診断基準
1 ～ 4 のいずれか 2 項目以上が陽性であれば，シェーグレン症候群と診断される．

1．生検病理組織検査で，次のいずれかの陽性所見を認めること＊． A）口唇腺組織でリンパ球浸潤が 4 mm^2 あたり 1 focus 以上 B）涙腺組織でリンパ球浸潤が 4 mm^2 あたり 1 focus 以上
2．口腔検査で，次のいずれかの陽性所見を認めること． A）唾液腺造影で stage I（直径 1 mm 以下の小点状陰影）以上の異常所見 B）唾液分泌量低下（ガムテスト：10 分間で 10 mL 以下，またはサクソンテスト：2 分間で 2 g 以下）があり，かつ唾液腺シンチグラフィにて機能低下の所見
3．眼科検査で，次のいずれかの陽性所見を認めること． A）シルマー試験＊で 5 mm/5 分間以下で，かつローズベンガルテスト（van Bijsterveld スコア）で 3 以上 B）シルマー試験で 5 mm/5 分間以下で，かつ蛍光色素（フルオレセイン）試験で陽性
4．血清検査で，次のいずれかの陽性所見を認めること． A）抗 SS-A 抗体陽性 B）抗 SS-B 抗体陽性

（Miyawaki，2000 より）

5）尋常性天疱瘡

（1）尋常性天疱瘡とは

天疱瘡（てんぽうそう）は，自己抗体による細胞接着障害が原因で，皮膚や粘膜に水疱（すいほう）を形成する疾患である（自己免疫性水疱形成疾患）．臨床的に①粘膜のみに水疱を形成する粘膜優位型尋常性天疱瘡（じんじょうせいてんぽうそう），②粘膜と皮膚に水疱を形成する粘膜皮膚型尋常性天疱瘡，③皮膚のみに水疱を形成する落葉状（らくようじょう）天疱瘡の3つに大きく大別される．

尋常性天疱瘡は，ほぼ全例で口腔粘膜に水疱が形成されるが，実際には水疱が破れやすく，びらんや潰瘍として観察されることが圧倒的に多い（図 9-13）．特に粘膜優位型尋常性天疱瘡で，歯肉に症状が限局する軽症例では，剥離性歯肉炎として見過ごされることもあり，注意が必要である．一方，重症例では一見健常に見える歯肉を物理的に指などで圧すると，上皮が容易に剥離する．この現象を**ニコルスキー現象**とよび，診断するうえで重要な所見になる．

（2）検査

検査としては，生検による病理組織診断と，抗原抗体反応を利用した直接蛍光抗体法，および ELISA 法などによる自己抗体の検出が行われる．

6）粘膜類天疱瘡

（1）粘膜類天疱瘡とは

尋常性天疱瘡と同様に，口腔内に水疱を形成する自己免疫性水疱形成疾患であるが，尋常性天疱瘡では粘膜と皮膚の両方に水疱を形成するタイプがあるのに対し，粘膜類天疱瘡（ねんまくるいてんぽうそう）はほとんどの症例が粘膜のみに水疱を形成する．また，粘膜優位型尋常性天疱瘡では口腔粘膜全体に症状が生じやすいのに対して，粘膜類天疱瘡では多くの症例で，歯肉に限局した水疱と潰瘍形成が主症状になる（図 9-14）．重症の場合は，ニコルスキー現象もみられる．

（2）検査

検査としては，天疱瘡と同様に病理組織診断と，直接蛍光抗体法による自己抗体の検出が重要で，補助的に ELISA 法も行われる．

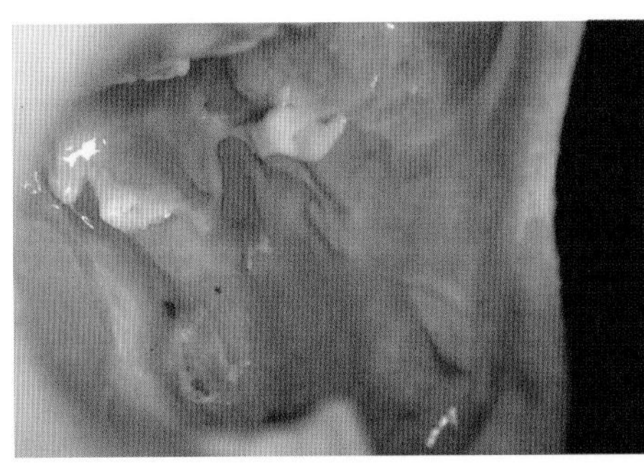

図 9-13　尋常性天疱瘡の口腔内所見
口腔粘膜のあらゆる部位に水疱が生じる．水疱はすぐに破れてしまい，びらんや潰瘍として観察されることが多い．

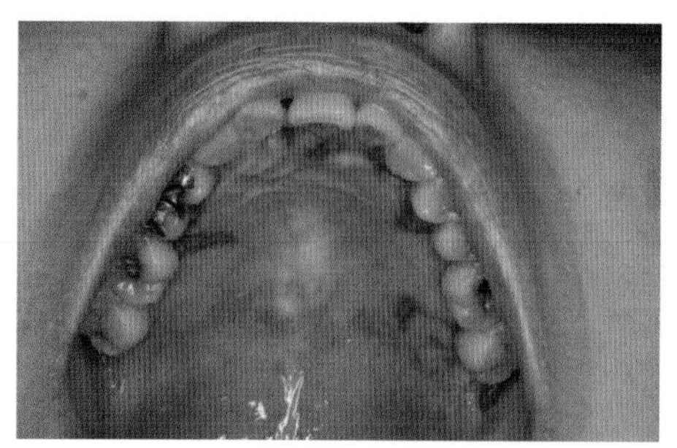

図 9-14　**粘膜類天疱瘡の口腔内所見**
主に歯槽歯肉や口蓋粘膜に水疱が生じる．水疱は舌や口唇，頬粘膜には生じにくい．

5 輸血に関する検査

血液内の血球が有する抗原の種類による血液の分類を血液型という．一般に血液型といえば，赤血球型のことを指している．抗原不適合の輸血を行うと，抗原抗体反応によって血球の凝集や溶血を引き起こし，重篤な副作用が発生する．それを防ぐためには，ABO 式血液型をはじめとする種々の検査が必須である．

また，移植に関連する HLA（ヒト白血球抗原）に関しても理解しておく必要がある．

1．ABO 式血液型の検査

1）ABO 式血液型とは（表 9-8）

ABO 式血液型は，血液中の赤血球の表面抗原による分類である．赤血球膜上に A 抗原を有するものを A 型，B 抗原を有するものを B 型，A 抗原と B 抗原のどちらも有するものを AB 型とし，O 型では A 抗原，B 抗原ともに存在しない．

また A 型血液の血清中には抗 B 抗体，B 型の血清中には抗 A 抗体，O 型の血清中には抗 A 抗体・抗 B 抗体が存在しており，AB 型の血清中には抗 A 抗体・抗 B 抗体ともに存在しない．

こうした抗原と抗体の組合せから，例えば A 型の患者に B 型の血液（赤血球）を輸血すると，A 型の患者が持つ抗 B 抗体が輸血された赤血球の B 抗原と反応し，赤血球が凝集・破壊（溶血）され，重篤な副作用が生じる．そのため，輸血は同じ ABO 式血液型で行うことが大原則である．

2）オモテ試験とウラ試験（表 9-9）

この ABO 式血液型の判定には，オモテ試験とウラ試験という 2 つの試験があり，検査ミスを防ぐために必ず両方の検査が行われる．オモテ試験は患者の赤血球を利用して行う検査で，ウラ試験は患者の血清を利用して行う検査である．

オモテ試験では，患者の赤血球に抗 A 血清試薬（A 型もしくは AB 型で A 抗原と反応して凝集する），および抗 B 血清試薬（B 型もしくは AB 型で B 抗原と反応

表 9-8　ABO 式血液型と抗原・抗体
日本人の割合はそれぞれ A 型：40%，B 型：20%，O 型：30%，AB 型：10%である．

ABO 式血液型	A 型	B 型	AB 型	O 型
血液中にある抗原と抗体	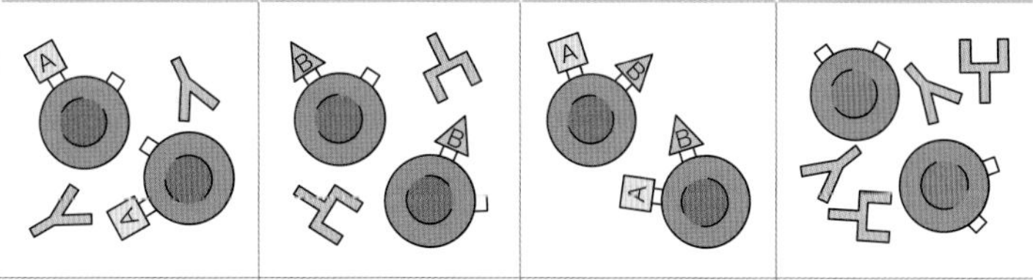			
抗原（赤血球膜上）	A 抗原 A	B 抗原 B	A 抗原 A ＋ B 抗原 B	なし
抗体（血清中）	抗 B 抗体	抗 A 抗体	なし	抗 A 抗体 ＋ 抗 B 抗体

表 9-9　オモテ試験・ウラ試験による ABO 式血液型の判定
オモテ試験の「抗 A 血清試薬」とは，抗 A 抗体（B 型血清）のことである．ウラ試験の A 血球とは A 型赤血球のことである．例えば A 型患者では，オモテ試験では「患者赤血球上の A 抗原」と「抗 A 血清試薬の抗 A 抗体」が反応して凝集する．一方ウラ試験では「患者血清中の抗 B 抗体」と「B 血球試薬（B 型赤血球上）の B 抗原」が反応して凝集する．

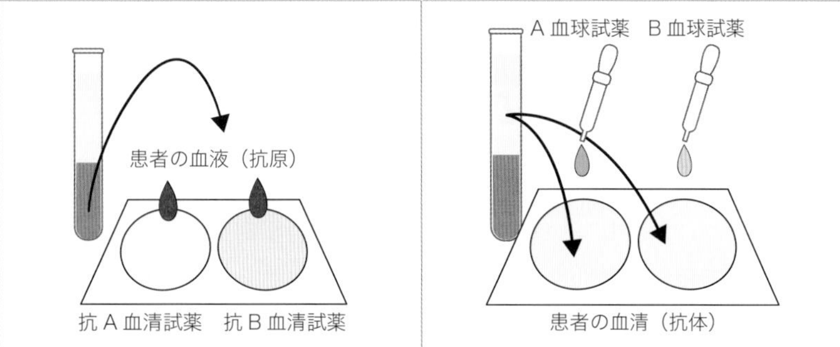

オモテ試験（患者の赤血球上の抗原と反応させる）		ウラ試験（患者の血清中の抗体と反応させる）		判定（患者の血液型）
患者の血液（抗原） 抗 A 血清試薬　抗 B 血清試薬		A 血球試薬　B 血球試薬 患者の血清（抗体）		
抗 A 血清試薬	抗 B 血清試薬	A 血球試薬 A	B 血球試薬 B	
凝集（＋）	凝集（−）	（−）	（＋）	A 型 A
（−）	（＋）	（＋）	（−）	B 型 B
（＋）	（＋）	（−）	（−）	AB 型 A B
（−）	（−）	（＋）	（＋）	O 型

して凝集する）を反応させて，凝集の有無を確認する．例えば，抗A血清試薬で凝集があり，抗B血清試薬で凝集がなければ，判定はA型となる．

ウラ試験では，患者の血清にA血球試薬（B型もしくはO型で抗A抗体と反応して凝集する），あるいはB血球試薬（A型もしくはO型で抗B抗体と反応して凝集する）を反応させて凝集の有無を確認する．例えば，A血球試薬で凝集がなく，B血球試薬で凝集すれば，判定はA型となる．

このようにオモテ試験とウラ試験は一致することが重要であり，不一致があった場合には検査法の誤りや疾患，血液型の亜型などの可能性があるため，原因の追究が必須となる．

2. Rh血液型

1940年に，ヒトの赤血球にアカゲザル（Rhesus monkey）と共通の血液型抗原があることが発見され，この抗原の有無による血液型の分類をRh血液型とした．Rh血液型の抗原はD，C，E，c，eなど多数あるが，そのなかでもD抗原が最も抗原性が強く，臨床的に重要であるため，D抗原を有するものをRh（＋），D抗原を有さないものをRh（－）としている．

Rh血液型の検査においては，患者の赤血球に抗D血清試薬を反応させ，凝集が生じた場合にRh（＋）と判定する．

3. 不規則抗体

抗A抗体，抗B抗体以外の赤血球抗原に対する抗体を不規則抗原という．先天的に保有している自然抗体と，妊娠や輸血によって後天的に獲得する免疫抗体とがある．

不規則抗体を有している患者に輸血をする際には，その不規則抗体と反応する抗原をもつ血液（赤血球）を輸血すると溶血を起こすことがあるので，適合する血液を厳密に選択する必要がある．また不規則抗体を有している女性が妊娠した場合には，胎児に新生児溶血性疾患を生じる原因となる．

4. 交差適合試験

クロスマッチテストともいわれ，輸血前に患者の血液と供血者の血液を反応させて適合性を確認する検査である．一般的には，患者の血清に供血者の血球を反応させて凝集の有無をみる主試験が行われる．

5. HLA

*HLAとMHC
細胞表面上にはMHC（主要組織適合遺伝子複合体）とよばれる分子があり，免疫系では主に抗原提示において重要な分子ですが，HLAはヒトにおけるMHCのことです．

ヒト白血球抗原（HLA*）は，当初は白血球の血液型として発見されたためこの名がついた．しかし現在では，HLAは白血球だけでなくほぼすべての細胞と体液に分布しており，「自己」と「非自己」の認識などに関与する組織適合性抗原であることがわかっている．造血幹細胞移植（p.58参照）や臓器移植では，臓器提供者（ドナー）から移植された臓器のHLAが臓器受容者（レシピエント）のHLAのタイプと合わない場合，移植臓器を非自己と認識して拒絶反応（GVHD；移植片対宿主病）が生じてしまうので，HLAが適合していることが重要である．

6 悪性腫瘍の検査（腫瘍マーカーの検査）

1. 腫瘍マーカーとは

*「がん」と「癌」
通常，ひらがなの「がん」は悪性腫瘍全般を指し，漢字の「癌」は上皮由来の悪性腫瘍を指します．

悪性腫瘍（がん*）は，さまざまな刺激が原因で，正常な細胞の遺伝子が突然変異を起こすことにより発症する．細胞が遺伝子変異により無秩序に増え続けていくことで，増大・転移をきたす致死性の疾患である．

がんは，発症する臓器により分泌する物質（がん関連物質）が異なる．臓器にがんが発症し進行すると，健常者では検出されない異常糖鎖（タンパク質）やホルモンが血液中や尿中に出現する．これらを指標とし，がんの補助的診断，治療効果や治療後の再発の確認などを目的として測定されるのが腫瘍マーカーである．

主な検体は血液と尿である．各臓器に発症するがんによって，分泌するタンパク質やホルモンが異なるため，それぞれのがんに応じた腫瘍マーカーが存在する（表9-10）．

2. 腫瘍マーカーの臨床的意義

多くの腫瘍マーカーは感度，特異度はそれほど高くないため，多くのがんにおいては，参考程度に検査されることが多い．通常は，治療後の経過観察時の臨床所見や画像検査などと組み合わせて評価される．

口腔癌を含む頭頸部癌では，通常SCC抗原が用いられるが，診断に関するスクリーニングとしての意義は低く，治療後の再発や転移の予測として補助的に行われることが多い．その一方で，前立腺特異抗原（PSA）は，前立腺癌に対し感度の高い腫瘍マーカーとして知られ，診断のためのスクリーニングに広く用いられている．

HLA：Human Leukocyte Antigen（ヒト白血球抗原）
GVHD：Graft Versus Host Disease（移植片対宿主病）
SCC：Squamous Cell Carcinoma（扁平上皮癌）
PSA：Prostate-Specific Antigen（前立腺特異抗原）

表 9-10　主な悪性腫瘍（がん）の発生部位と腫瘍マーカー

主な悪性腫瘍の発生部位	腫瘍マーカー							
	癌胎児性抗原（CEA）	前立腺特異抗原（PSA）	α-フェトプロテイン（AFP）	CA19-9	SCC 抗原	CYFRA 21-1	神経特異エノラーゼ（NSE）	CA125
甲状腺	●						●	
肺	●				●	●	●	
頭頸部					●	●		
食道					●	●		
胃	●			●				
大腸	●			●				
膵臓	●			●				●
肝			●					●
胆道	●			●				●
前立腺		●						
乳	●							
子宮					●	●		●
卵巣								●

また，慢性肝炎や肝硬変の患者は肝癌へ移行する可能性が高く，α-フェトプロテイン（AFP）を定期的に測定して，がんの早期発見の目的に使用される．

なお，主な腫瘍マーカーの基準値は付章 1（p.216 ～ 217）に示す．

参考文献

1）日本皮膚科学会接触皮膚炎診療ガイドライン改定委員会：接触皮膚炎診療ガイドライン 2020．日皮会誌：130（4）：523 ～ 567，2020．
2）Takashi F, Susumu S, Nobuyuki M, et al.：Revised Japanese criteria for Sjögren's syndrome（1999）：availability and validity. Mod Rheumatol. 14（6）：425-434, 2004.
3）Miyawaki S：Revised Japan criteria for Sjögren syndrome. Ryumachi, 40（1）：48-53, 2000.
4）日本輸血・細胞治療学会 輸血検査技術講習委員会：輸血のための検査マニュアル Ver. 1. 3. 2. 2021.
http://yuketsu.jstmct.or.jp/wp-content/uploads/2022/07/3757b362c7f7c34354513f31928b25f4.pdf
5）奈良信雄，和田隆志編：系統看護学講座 臨床検査 第 8 版．医学書院，東京，2019．
6）金井正光監修：臨床検査法提要 改訂第 35 版．金原出版，東京，2020．
7）口腔癌診療ガイドライン改訂合同委員会編：口腔癌診療ガイドライン 2019 年版 第 3 版．金原出版，東京，2019．

AFP：α-Fetoprotein（α-フェトプロテイン）
CEA：Carcinoembryonic Antigen（癌胎児性抗原）
NSE：Neuron-Specific Enolase（神経特異エノラーゼ）

10章 病理学的検査

到達目標

❶ 病理学的検査の種類を説明できる．
❷ 病理学的検査の目的を説明できる．

1 病理学的検査とは

1．病理学的検査と病理診断

病理学的検査（病理検査）は，患者から採取した組織や細胞から標本を作製し，組織や細胞の変化を顕微鏡で観察する検査（**鏡検**（きょうけん））で，特に腫瘍の診断には欠かせない検査である．一般的に顕微鏡標本の作製は臨床検査技師が行い，鏡検は主治医とは別の医師または歯科医師が行う．鏡検で得られた所見（病理学的所見）と，それを解釈して判断した**病理診断**を記載した報告書を作成して，主治医に伝達する．

病理診断を専門に行う医師を病理医，歯科領域の病理診断を専門に行う歯科医師を口腔病理医という．

2．病理診断の意義

病理診断は確定診断として扱われる．この点で，病理検査はほかの検体検査とはやや位置づけが異なり，「病理診断は医行為*であり，医療機関で行われなければならない」とされている．病理診断の決定には，病理学的所見のみならず，既往歴や現病歴，現症なども必要であるため，病理検査を申し込む際は，これらの情報と検査の目的を病理医に正確に伝えることが大事である．

*医行為
医師でなければ行ってはならないと，医師法や関連法規で定められている行為のこと．

病理検査は**細胞診**（さいぼうしん）と**組織診**（そしきしん）に分けられる．これらは検体採取の方法，標本の作製法，診断の方法が異なる．また，**病理解剖**（剖検）も病理医が受けもつので，あわせて説明する．

2 細胞診

1. 細胞診の意義

病変部表面を綿棒やブラシでこすったり（**擦過細胞診**），穿刺針で吸引したり（**穿刺吸引細胞診**）して検体を採取するか，痰や尿などの排出物をそのまま検体として，腫瘍細胞（異型細胞*）が含まれているかどうかを調べる検査である．無麻酔で検体採取が可能で，後述する組織診と違って患者に与える侵襲が小さいため，複数部位から，あるいは同一部位からの繰り返しの採取も容易である．

細胞診は，細胞個々の異型性を調べることができるため，がんのスクリーニング検査として有用である．しかし組織構造までは把握できず，がんを検出する感度は組織診に劣る．このため，細胞診は補助的診断として扱い，確定診断のためには組織診（生検）が行われる．

***異型細胞**
未熟な細胞形態や核の大型化など，異型性のある細胞のことです．主に腫瘍細胞に見られますが，正常細胞が炎症などに反応して変化する場合もあります（『病理学・口腔病理学』p.65 参照）．

***固定**
細胞組織が生きている状態の形態を保って観察できるように行う処理のことです．

***液状化細胞診(LBC)**
細胞診の標本は，検体をスライドガラスに塗抹・染色することで作製しますが，術者の手技が標本の質に影響します．一方，LBC は固定液に浸した検体から専用機器で自動的に標本作製を行うので，簡便性と標本の質が向上します．ただし，検査コストは割高です．

***細胞検査士**
臨床検査技師が試験を受けて取得する資格です．

2. 検体の採取と標本の作製

細胞診に提出する検体の処理法は，検体の種類に応じてさまざまである．口腔の擦過細胞診では綿棒や歯間ブラシを用いて擦過し，穿刺吸引細胞診では深部にある病変に注射針を刺して吸引し，細胞を採取する．得られた検体はスライドガラスに塗抹したのち，95%エタノールで固定*する．あるいは，子宮頸部の細胞診に用いられる液状化細胞診（LBC）*専用のキットを用いて処理し，検体を提出する方法もある．

検体を固定したら，**パパニコロウ染色法**などを用いて染色する．この染色した標本を，細胞検査士*と病理医が協力して鏡検する（図 10-1 ～ 3）．

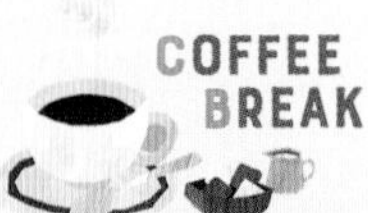

細胞診の評価

細胞診の結果の評価には，パパニコロウ分類が古くから使われてきました．これは，採取された材料に悪性腫瘍に由来する細胞（異型細胞）が含まれているかどうかを，5 段階分類（クラス）で評価するものです．しかしパパニコロウ分類は欧米では使われなくなり，わが国でも廃止される傾向にあることから，近年では 3 段階の判定様式が用いられています．また子宮頸部の細胞診では，異型細胞の有無でなく，推定病変を記載するベセスダ・システムという判定様式が用いられます．口腔の擦過細胞診でもベセスダ・システムに準じた分類を用いて評価を行う方式もあります．

現状はこれらが混用され，施設によって判定様式が異なることがあります．

LBC：Liquid-Based Cytology（液状化細胞診）

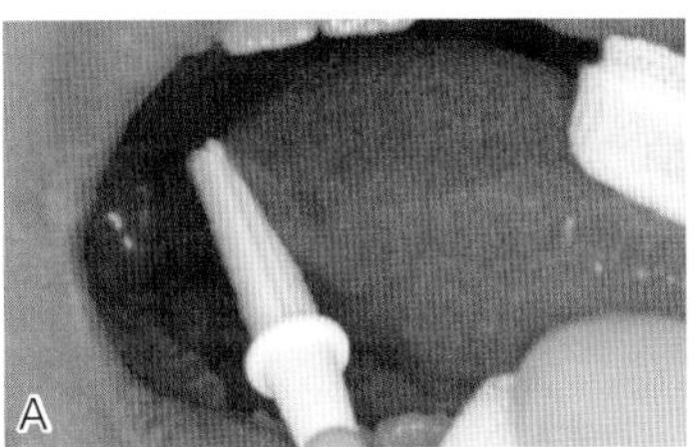
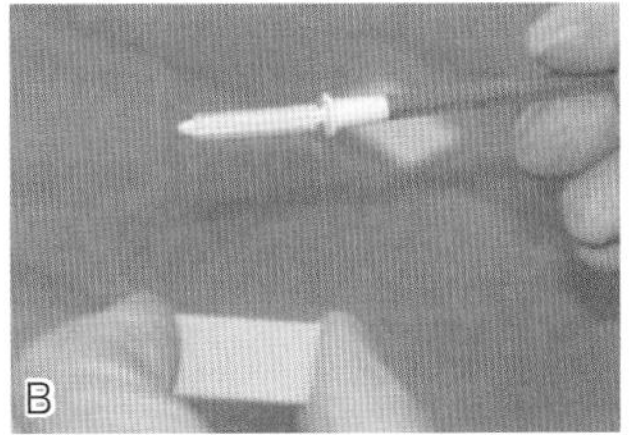
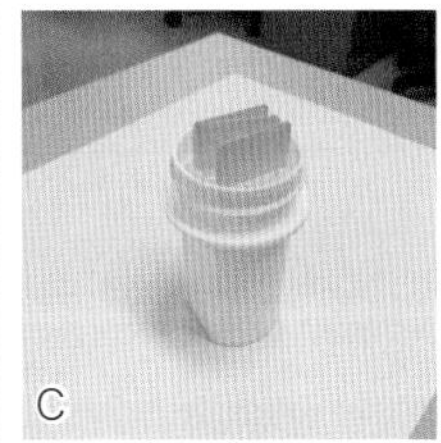
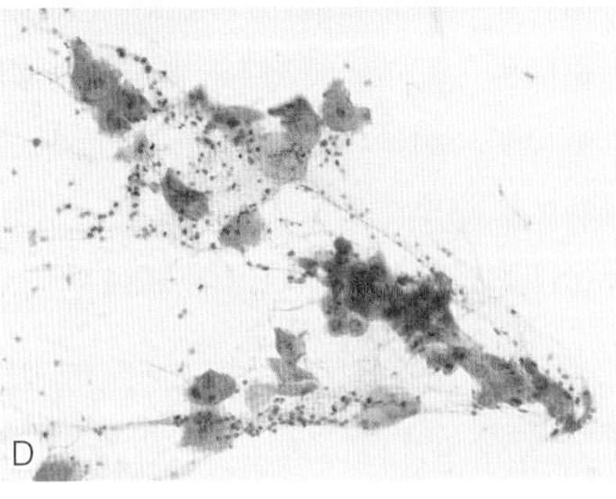

図 10-1　**口腔の擦過細胞診**
A～C：病変部を擦過して細胞を採取し，スライドガラスへ塗抹後，95%エタノール液に入れて固定する．
D：染色像．

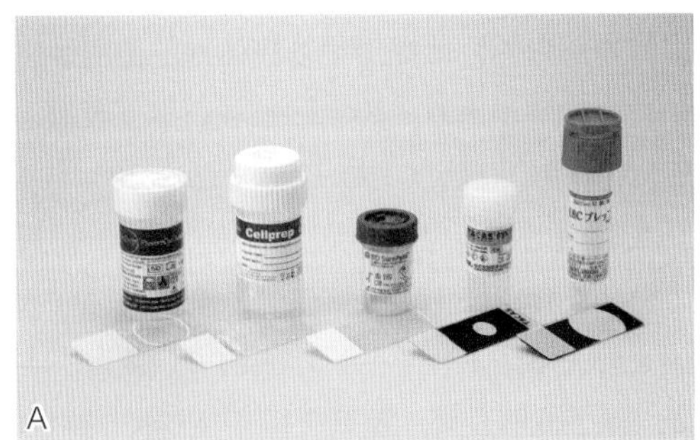

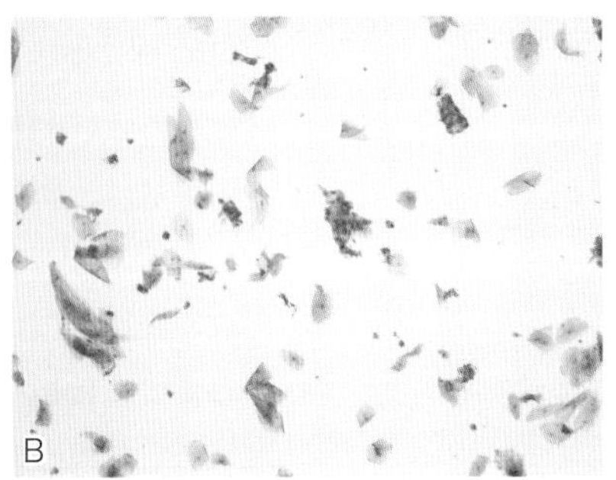

図 10-2　**口腔の液状化細胞診（LBC）**
A：LBC の標本作製に用いられる種々のキット製品．
B：染色像．

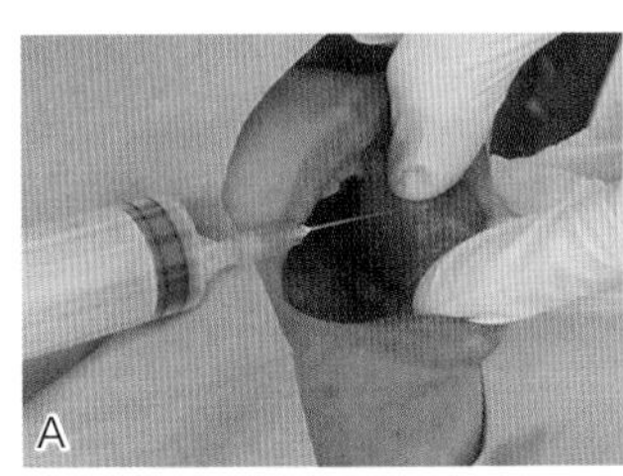
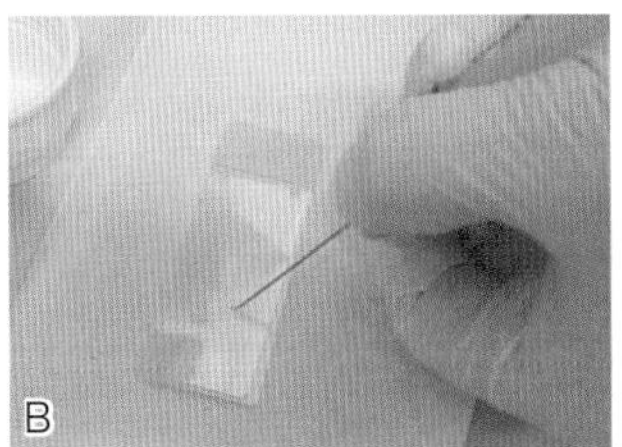
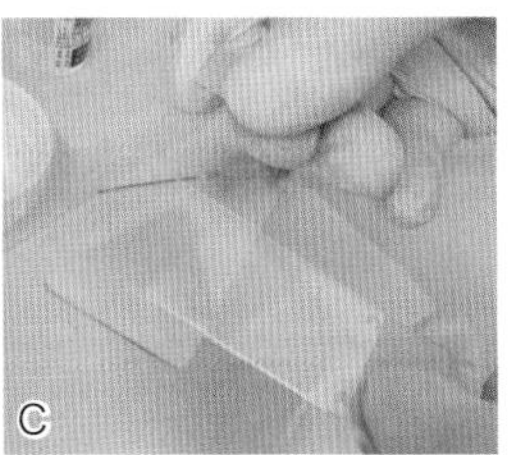
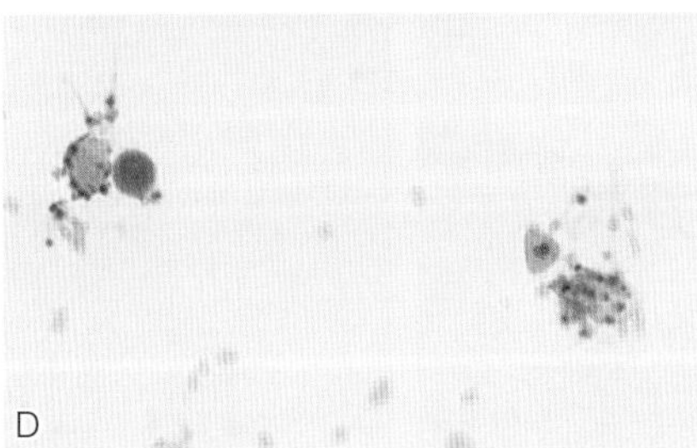

図 10-3　**口腔の穿刺吸引細胞診**
A～C：病変部に注射針を刺して吸引し，スライドガラスへ滴下後，2 枚のスライドガラスをすり合わせることで検体（細胞）を塗抹する．
D：染色像．

3 組織診

1．組織診の意義

病変の一部，あるいは病変全体をメスやハサミ，穿刺針などで採取して組織標本を作製し，鏡検して調べる検査を組織診（病理組織診）という．細胞診の標本は剝離した細胞や，ばらばらの組織片となるのに対し，組織診の標本は生体内の組織構造を保った状態で観察できるので，病変に関する正確な情報が得られる．そのため原則として，腫瘍の確定診断は組織診によってなされる．一方，検体採取には麻酔が必要で，採取による侵襲は細胞診より大きい（図 10-4）．

2．検体の採取と標本の作製

1）検体の固定

組織診（術中迅速診断を除く）に提出する検体は，採取後速やかに固定する．これを怠ると，組織の自己融解が進み，観察しづらい不良標本となってしまう．

固定には，組織片の容量の 10 倍以上の 10％または 20％ホルマリン液を用い，密封した容器中で検体を浸漬して，常温で固定する（図 10-5）．組織内へのホルマリン液の浸透速度は 1 時間あたり約 1mm であり，例えば 1cm 大の検体の固定が完了するまでには数時間を要する．ホルマリンは劇物で，刺激臭があり，接触しても吸入しても有害なので，素手で触らず，換気を行うなど取り扱いには十分注意する．

なお悪性リンパ腫や肉腫などの確定診断には，遺伝子検査や染色体検査，フローサイトメトリー検査*が有用な場合がある．これらの検査では未固定の検体が必要なので，検体を分割し，通常の固定した検体のほかに，未固定の検体を用意する．

＊フローサイトメトリー検査
細胞の懸濁液を細い流路に流し，細胞の大きさや数，特定のタンパク質の発現などを 1 個 1 個測定できる装置を使った解析のことです．

2）固定後の標本作製

顕微鏡標本は，ホルマリンによる固定後，パラフィンによる包埋→薄切→染色の手順で作製される（図 10-6）．

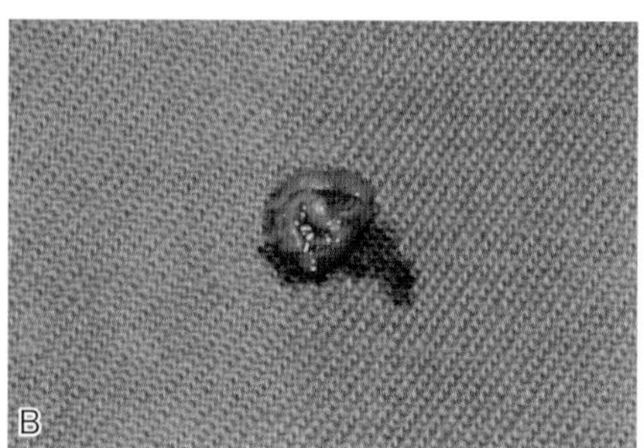

図 10-4　**舌の白板症の組織診における検体採取（生検）**
A：白板症の一部分を切除し採取している様子，B：採取した病変の一部．

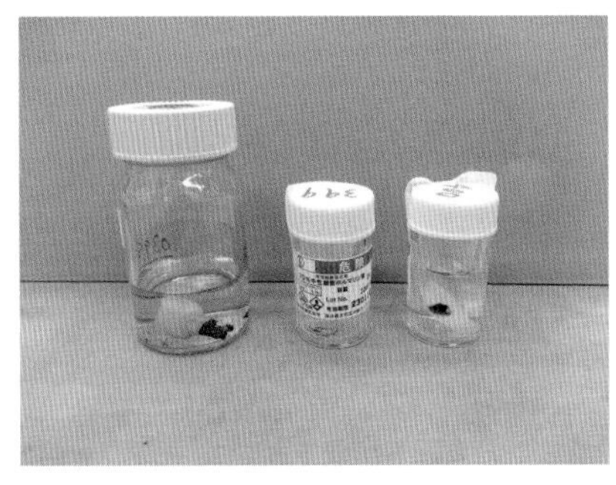

図 10-5　**ホルマリン液に浸漬された組織診の検体**

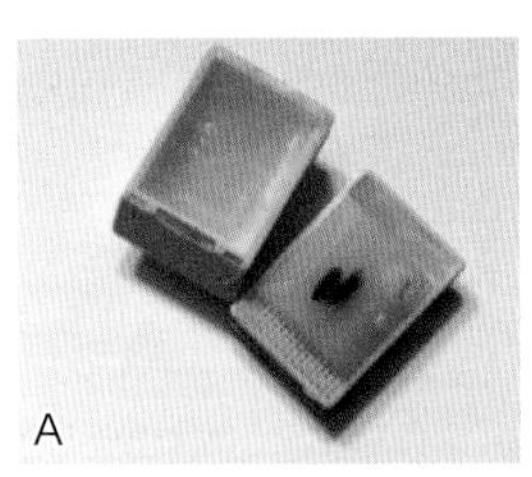

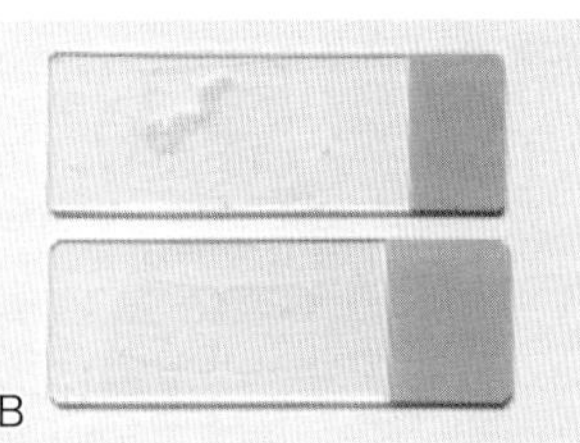

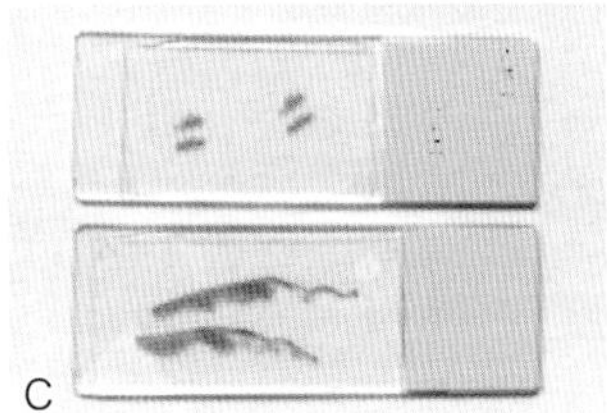

図 10-6　**ホルマリン固定後の標本作製の手順**
A：包埋（カセットにつけたパラフィンブロック），
B：薄切（スライドガラスに薄切された組織片がのっている），
C：染色（染色し封入された標本）.

手術摘出材料など，スライドガラスに載せられないほど大きな検体の場合は，記録をつけながら固定後の検体を分割またはサンプリングし（この作業を「切り出し」といい，病理医が行う），複数のガラス標本を作製して調べる（図 10-7）．検査結果を得るには，検体を提出してから 1 週間以上を要することが多い．

大部分の病変は**ヘマトキシリン・エオジン染色**（**HE 染色**）標本で診断が可能であるが（図 10-8），必要に応じてほかの組織染色法や，特定のタンパク質（抗原）に対する抗体を用いる染色法（**免疫染色**）を用いた標本を作製し，あわせて検討する．近年は，免疫染色が病理診断の決定に果たす役割が増している（図 10-9）．

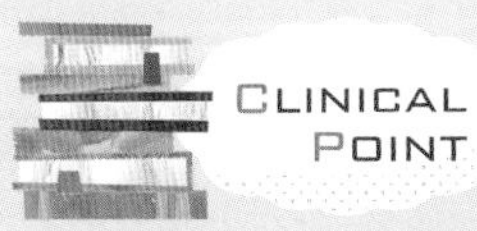

病理検査が必要な口腔疾患

病理検査は種々の口腔疾患の検査に用いられ，主に腫瘍の確定診断を得る目的で行われます．病理検査を行う口腔疾患を以下にあげます．

①腫瘍が疑われる疾患すべて：口腔癌，白板症や紅板症などの口腔潜在的悪性疾患，乳頭腫や線維腫などの良性腫瘍，顎骨や唾液腺の腫瘍，エプーリスなどの腫瘍類似病変．

②嚢胞：再発傾向の高い特殊な嚢胞（歯原性角化嚢胞など）や，嚢胞形状を示す腫瘍（エナメル上皮腫など）との鑑別が重要です．

③粘膜疾患：扁平苔癬や天疱瘡，類天疱瘡などの検査として有用です．

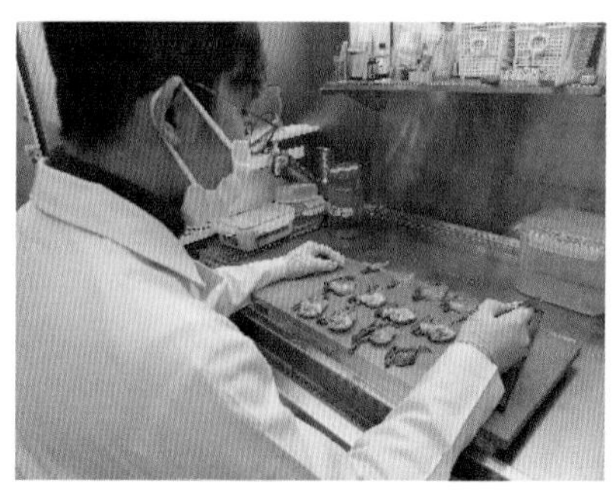

図 10-7　**切り出しの様子**
舌癌の手術摘出材料の割面を観察している様子.

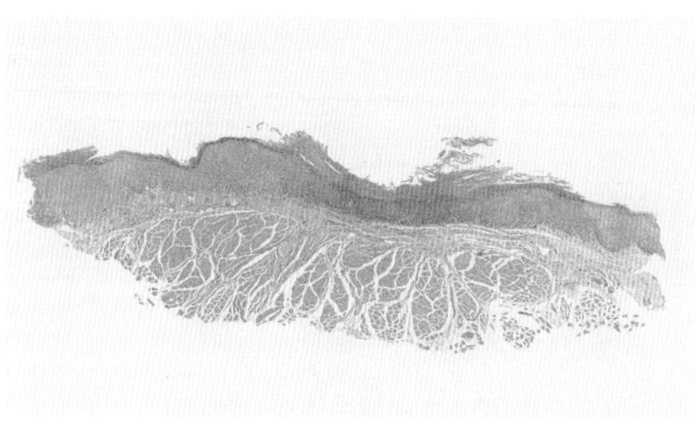

図10-8　**HE染色された組織診標本（白板症の切除生検材料）**

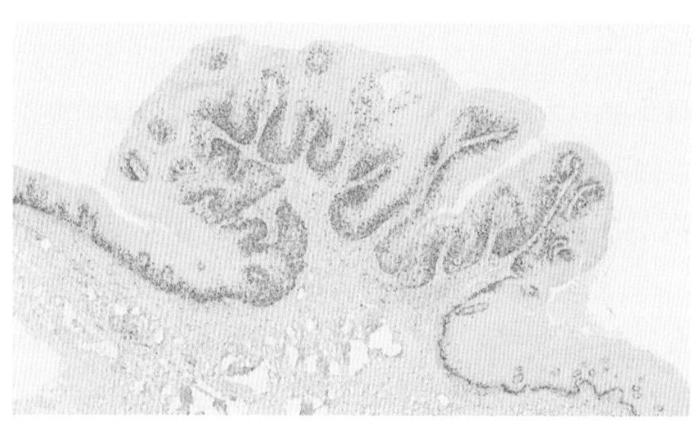

図 10-9　**免疫染色された組織診標本**
増殖マーカーである Ki-67 タンパク質（抗原）の染色例. 黒褐色の染色が陽性像である.

3. 組織診の種類

1）生検（バイオプシー）

生検（せいけん）は部分切除生検と全切除生検に分けられる. **部分切除生検**は病変の一部分を採取して調べる検査で（図 10-4），検査結果をもとにして治療方針が立案される. **全切除生検**は病変全体を切除し，治療とあわせて行う検査である.

標本作製の工程に 1 日以上を要するため，検査結果が出るのは検体提出後 2 ～ 3 日以降になる. 骨や歯を含む検体の場合は，薄切できるように脱灰処理が必要になるので，さらに数日～数週間を要する.

2）手術摘出材料診断

手術で摘出した病変は，あらためてその全体を詳しく調べる. これにより病理診断を確認・確定するとともに，病変の広がりや，手術範囲の妥当性の確認，取り残しがないかなど，今後の治療方針の決定に役立つさまざまな情報を得ることができる．

*ゲフリール
ドイツ語の凍結切片；Gefrierschnitt に由来しています．

3）術中迅速診断（ゲフリール*）

手術中に採取された検体を凍らせて薄切した組織（凍結切片）から顕微鏡標本を短時間で作製し，検査結果を手術中の執刀医に口頭で伝達する検査である．手術前の生検が難しい病変の診断を確定したり，病変が取りきれているか，転移がないかなど，手術方針の決定に必要な情報を手術中に得たりするために行われる．

検体は未固定のまま手術室から病理検査室に輸送され，標本はただちに，液体窒素による急速冷凍→クリオスタット（凍結切片作製装置）による薄切→アルコール系固定液による固定→染色の手順を経て，数分間で作製される．検査結果は，検体提出から十数分程度で，手術室内の執刀医に口頭で伝達される．凍結切片は迅速に標本が作製できる一方で，生検や手術摘出材料診断に用いられるパラフィン包埋切片に比べて標本の品質・見やすさは劣るので，より慎重な鏡検が求められる．

4 病理解剖（剖検）

患者が病死した場合に，遺族の承諾のもとに解剖を行うことがある．これを病理解剖，あるいは生検（生体を検査する）に対して**剖検**（ぼうけん）ともよぶ．

遺体は着衣の外からは見えない位置で切開し，全身の臓器を調べて，肉眼所見と死因を担当医に伝える．臓器は取り出して組織標本作製のために固定して保存する．遺体は丁寧に縫合し，清拭して遺族にお返しする．病理解剖に要する時間は２～３時間程度である．後日，臓器の顕微鏡標本を詳しく調べ，その結果を病理解剖診断書としてまとめ，担当医に報告する．

病理解剖により，病気の進行度合いや，死因の特定，治療の効果などの情報を得ることができる．その知識の蓄積は医療の進歩に貢献し，ほかの患者の治療に活かされる．なお，犯罪性のある死体に対して行われる司法解剖と，死因の判明しない異状死体に対して行われる行政解剖は，病理解剖とは制度のうえで異なる．

参考文献

1）全国歯科衛生士教育協議会監修：最新歯科衛生士教本 臨床検査．医歯薬出版，2012．
2）北川昌伸，仁木利郎編：標準病理学 第６版．医学書院，東京，2019．
3）榎本昭二ほか監修：最新口腔外科学 第５版．医歯薬出版，2017．

11章 画像検査

到達目標

❶ エックス線検査の原理と特徴を説明できる.
❷ CT 検査の原理と特徴を説明できる.
❸ MRI 検査の原理と特徴を説明できる.
❹ 核医学検査の原理と特徴を説明できる.
❺ 超音波検査の原理と特徴を説明できる.
❻ 骨粗鬆症の検査の意義を理解できる.
❼ 内視鏡検査の意義と目的を理解できる.

1 エックス線検査

1. 口内法エックス線撮影

デンタルフィルムまたはエックス線センサーを口腔内に挿入して，歯および歯周組織のエックス線撮影を行う．二等分法，咬合法，咬翼法などがある．歯冠，歯根，歯根膜腔および歯槽骨など歯と歯周組織の検査，すなわちう蝕，歯周病ならびに埋伏歯の診断などに用いられる（図 11-1）．

最近はデンタルフィルムではなく，CCD センサーやイメージングプレートなどのエックス線センサーを用いるデジタル方式の撮影が主流となっている．

2. パノラマエックス線撮影

上下顎の歯や顎骨について，総覧的なエックス線画像を得ることができる（図 11-2）．パノラマエックス線撮影は，顎骨を展開的に表して見やすくしたもので，部位によ

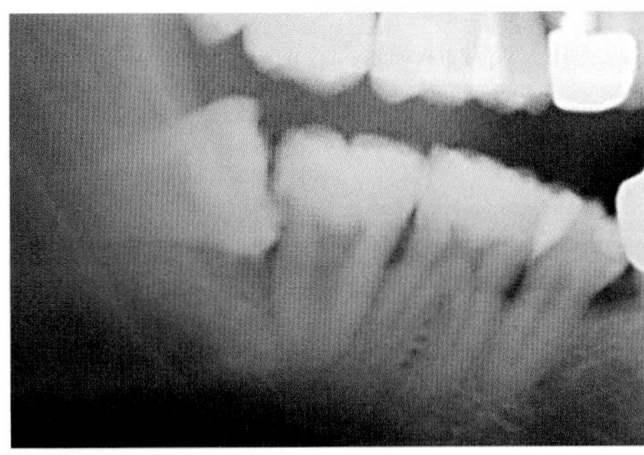

図 11-1　**口内法（デンタルフィルム）による下顎右側水平埋伏智歯の像**
下顎智歯周囲炎では，智歯が近心に傾斜している場合に，歯冠下方の歯槽骨に半月様の骨吸収像が認められる.

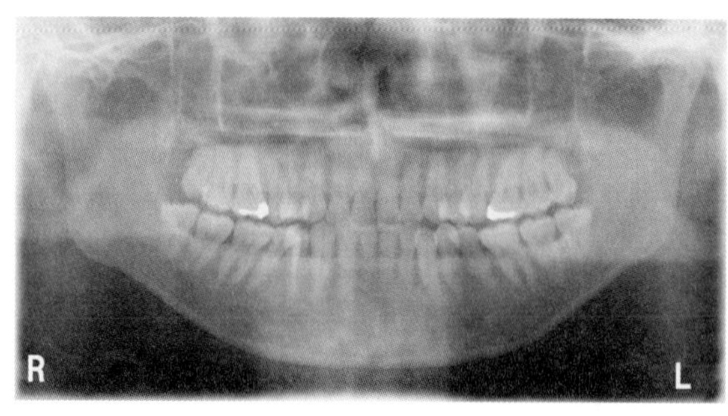

図 11-2　パノラマエックス線画像
（明海大学・鬼頭慎司教授ご提供）

る拡大率の違いや障害陰影*の問題がある．

*障害陰影
診断対象となる部位に対し，診断とは直接関係のないほかの構造（頸椎，金属体など）が重複して写ることで，画像観察の妨げになるような像のことです．

一方，解剖構造や歯の状態の確認に適しているため，顎骨の大きな疾患や多発病変，全顎にわたる辺縁性歯周炎，上顎洞炎，下顎管と歯や病変との位置関係をスクリーニングするのに臨床的利用価値が高い．

3．口外法エックス線撮影

線源，被写体，フィルムが動かず，基本的に直線的位置関係にあるエックス線撮影の基本である．

1）頭部後前方向撮影法

頭蓋の後方から前方に向かってエックス線を入射する撮影法である（図 11-3）．顔面骨折，副鼻腔の炎症・嚢胞（のうほう）・腫瘍の有無，骨の破壊・膨隆の有無の観察に有効である．

2）頭部側方向撮影法

正中矢状面をフィルムと平行にして撮影する方法である．副鼻腔や硬口蓋，鼻咽頭の軟組織の観察に有効である．

3）頭部軸方向撮影法

頭部の軸方向にエックス線を入射して撮影する方法である．中心線の方向により，オトガイ下頭頂方向撮影と頭頂オトガイ下方向撮影の２つがある．オトガイ下頭頂方向撮影が一般的で，頬骨弓骨折，下顎枝，頭蓋底（卵円孔（らんえんこう），棘孔（きょくこう））の撮影に有効である．

4）ウォーターズ〈Waters〉撮影法

フランクフルト平面とフィルム面との角度が 45 度になるようにして撮影する方法である．副鼻腔の代表的な撮影法で，副鼻腔（特に上顎洞）の炎症，腫瘍性病変の観察に有効である．

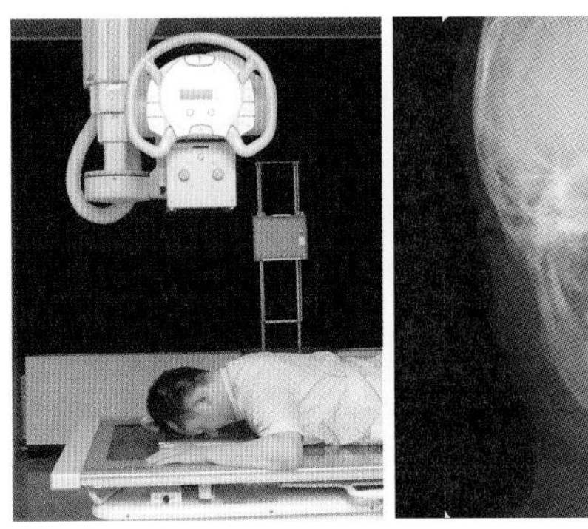

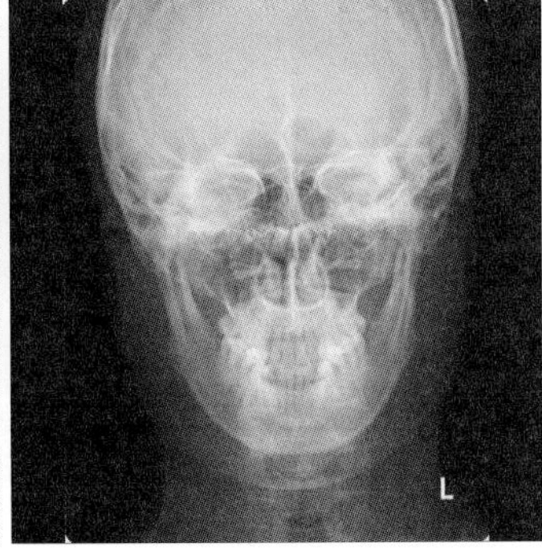

図 11-3　頭部後前方向撮影法とエックス線画像
（明海大学・鬼頭慎司教授ご提供）

5）顎関節撮影法

側斜位経頭蓋撮影法（シュラー〈Schüller〉法），パルマ〈Parma〉法，眼窩下顎枝（上行枝）方向撮影法などがある．現在は，パノラマ４分割撮影（顎関節パノラマエックス線撮影法）が中心になっている．顎関節疾患が疑われる場合や経過観察に用いる．

6）頭部エックス線規格撮影法（セファログラフィ）

側面像，正面像のほか，45 度斜方向，軸方向投影像が得られる．規格化された撮影法であるため，顎顔面形態変化の経時的観察および計測が可能で，矯正歯科の診断や顎矯正手術の術前・術後の形態的変化の計測などに利用される．なお，画像の拡大率が 1.1 倍のものが一般的である．

2 CT 検査

CT（コンピュータ断層撮影）は，多方面からエックス線を扇状（ファン状）に照射し，対向配置した検出器でデータを収集する撮影法である．

1. CT 画像

デンタルエックス線やパノラマエックス線のような単純エックス線画像，および歯科用コーンビーム CT（CBCT）と異なり，CT では硬組織（歯・骨）のみならず，軟組織（筋・唾液腺・脳など）も評価できるが，歯科口腔外科領域では歯や顎骨と関連する疾患を多く扱うため，骨内部の描出に優れた硬組織（骨）表示 CT 画像が有用である（図 11-4）．

CT：Computed Tomography（コンピュータ断層撮影）

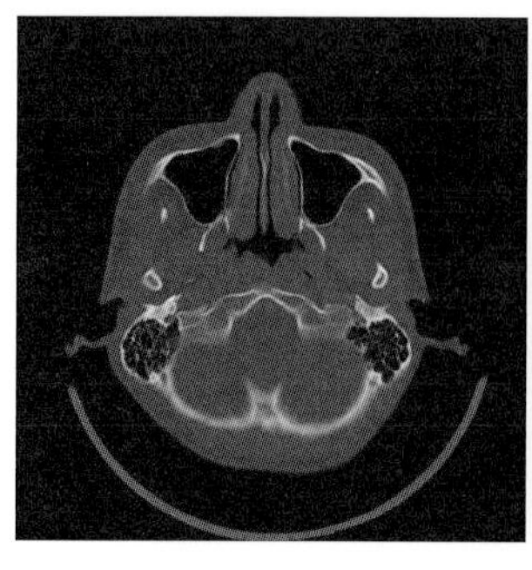

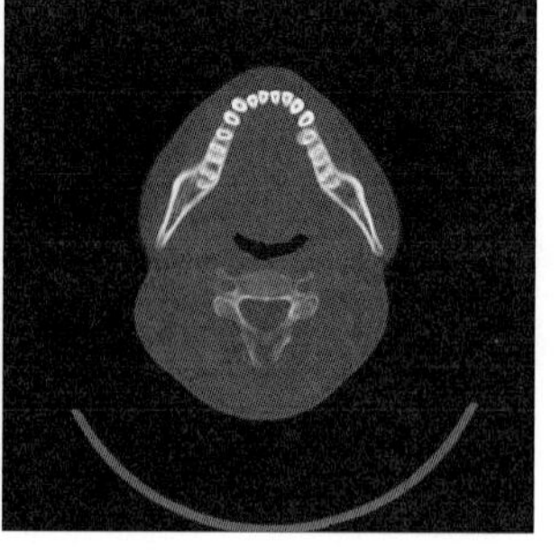

図 11-4　**CT 画像**
硬組織（骨）表示 CT 画像．右画像では下顎骨内部の状態を観察しやすい．
（明海大学・鬼頭慎司教授ご提供）

表 11-1　**正常組織における CT 値**

臓器・組織	CT 値（HU）
エナメル質	2,000 以上
皮質骨	1,000 ～ 1,500
筋肉・血管	50 ～ 70
水	0
脂肪	-100 ～ -50
空気	-1,000

（HU：Hounsfield Unit）

CT 画像の白黒の濃淡（エックス線吸収の強弱）の程度は，CT 値とよばれる特有の値で表される．CT 値は水を基準（0 HU）としており，組織特有の定量評価が可能で，診断に非常に有用である（表 11-1）．例えば，腫瘤（しゅりゅう）の CT 値がおよそ 60 HU の場合，嚢胞ではなく腫瘍を疑う．

2. 造影 CT 検査

造影剤を体内に取り込ませてから撮影する CT 検査を**造影 CT 検査**という．造影 CT 検査では，造影剤を静脈内に投与することで，血管や血流を有する病変の CT 値が上昇するため，周囲組織との濃淡コントラストが増強され，①病変の検出能を高める，②病巣内の血行動態の変化を描出できる，③血管との関係を描出できるなどの評価が容易となる．

造影 CT 検査は，口腔癌などの悪性腫瘍が対象となる．造影剤は，高密度・高原子番号でエックス線を吸収するヨード系造影剤を使用するため，副作用*や禁忌に留意が必要である（表 11-2）．

造影 CT 検査を行うにあたり，検査前 3 時間は食事を控えるように患者に説明しておく必要がある（表 11-3）．食事をしてしまった場合，3 ～ 4 時間空けてから造影検査を行う．飲水については，牛乳以外であれば制限の必要はなく，検査の 1 時間～ 30 分前に 200 ～ 400 mL の水やお茶を飲むと，造影剤の副作用の低減につながる．

＊ヨード系造影剤の副作用
3％程度（100 人に 3 人）の確率で副作用が現れます．投与直後から数分以内に発生する即時型と，数時間～数日後に発生する遅発型があります．症状は，吐き気や気分不快，かゆみや発疹がほとんどで，多くは軽症です．

表 11-2　ヨード系造影剤の投与禁忌

① 禁忌 ・ヨードまたはヨード系造影剤に過敏症の既往歴 ・甲状腺疾患（専門医へ対診） ・気管支喘息
② 原則禁忌 ・重篤な心障害，肝障害，腎障害 ・糖尿病※ ・多発性骨髄腫

※ビグアナイド系糖尿病薬は，ヨード系造影剤と併用することにより重篤な副作用である乳酸アシドーシスをきたす恐れがあるため，原則禁忌である．ビグアナイド系糖尿病薬を服用している患者で，ヨード系造影剤を用いる造影 CT 検査が必要な場合は，検査前後 2 日間（検査日を含めて計 5 日間）の休薬が必要となる．

表 11-3　造影 CT 検査前に食事を控える理由

① 気分不快により嘔吐した際に食べ物が胃の中にあると，気管に入り誤嚥する恐れがあるため．
② 気管内挿管が必要になった場合，胃の中に食べ物があると，挿管が困難になる恐れがあるため．
③ 食後は胆嚢から胆汁が放出されて胆嚢が収縮し，臓器によっては評価を困難にしてしまうため．

3．歯科用コーンビーム CT（CBCT）

歯科用コーンビーム CT（CBCT）では，まずエックス線管と 2 次元検出器が患者の頭部を挟んで対向し，エックス線が円錐状（コーン状）に照射されることで，2 次元データを取得する．そして，エックス線管と 2 次元検出器が患者の頭部周囲を 1 回転して照射することで，最終的に 3 次元画像が作成できる撮影法である（図 11-5）．

CBCT は解像度が高く，被曝線量が少なく，硬組織の観察に適している．一方，CT（医科用 CT）と比べ撮影時間が長く，軟組織の描出度は低い．

歯科医院で使われる CBCT の用途は，インプラントの術前の治療計画・術後の評価，歯根破折や根尖病巣の診断，智歯の根尖と下顎管の位置関係，上顎臼歯根と上顎洞との位置関係の把握など幅広い．

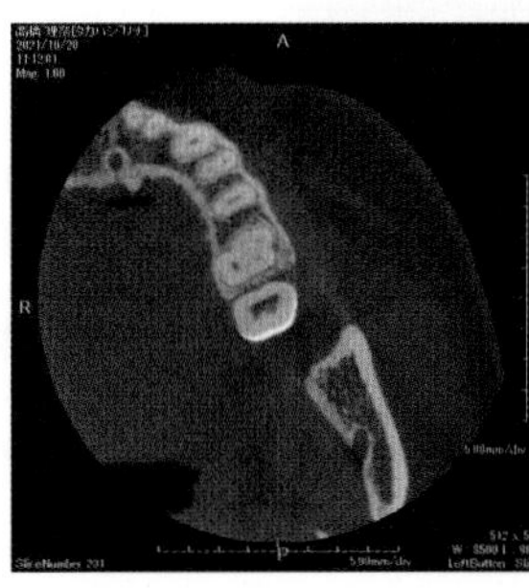

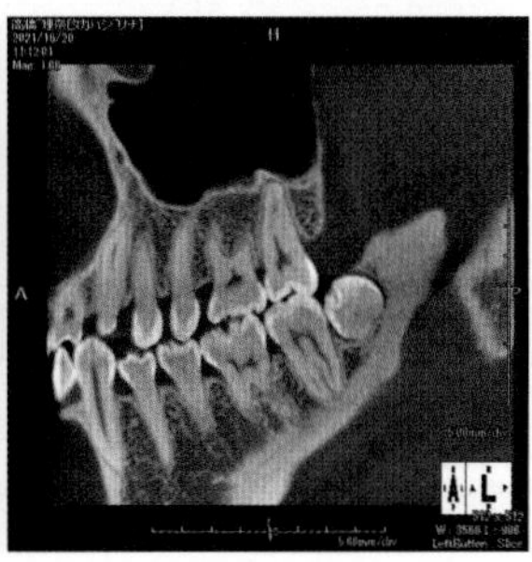

図 11-5　CBCT 画像
（明海大学・鬼頭慎司教授ご提供）

CBCT：Cone-Beam Computed Tomography（コーンビーム CT）

③ MRI 検査

MRI（磁気共鳴撮像法）は，放射線を使わずに，CT のように鮮明な断層画像を得ることができる撮像法である．

1．MRI 画像

MRI 画像のコントラストに影響を与える要素は，プロトン密度である．プロトンとは水素原子核（^{1}H 原子核）のことで，生体組織のなかでも，特に水分や脂肪にはこの水素原子（プロトン）が豊富に含まれている．通常 MRI 検査では「T1 強調画像」と「T2 強調画像」という 2 種類の画像をセットで撮像するが，プロトン密度の高い水分の含有量が多い組織は，T1 強調画像で黒く（低信号），T2 強調画像で白く（高信号）抽出される（表 11-4）．

代表例として，T2 強調画像で高信号として描出される水を多く含む領域，T1 強調画像で高信号として描出される脂肪を多く含む領域，T1・T2 ともあまり含まない領域を判定することが可能である（図 11-6）．

表 11-4　MRI の信号強度

	T1 強調画像	T2 強調画像
空気	無	無
水	低	高
脂肪	高	中～高
骨髄	高	中～高
粘膜	中	高
リンパ節	中	高
筋肉	低～中	低～中
神経	低～中	低～中
皮質骨，歯	無	無

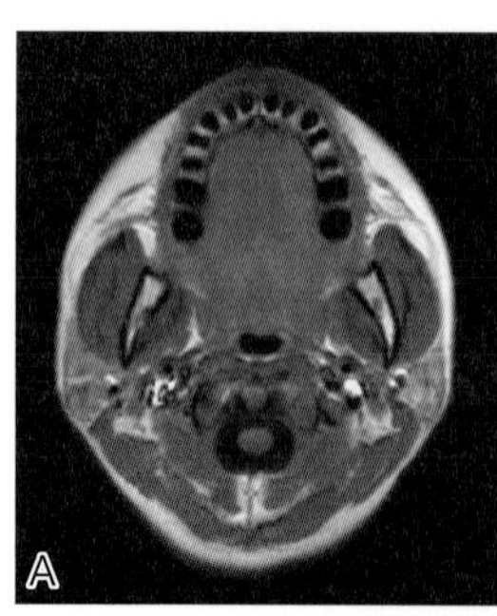

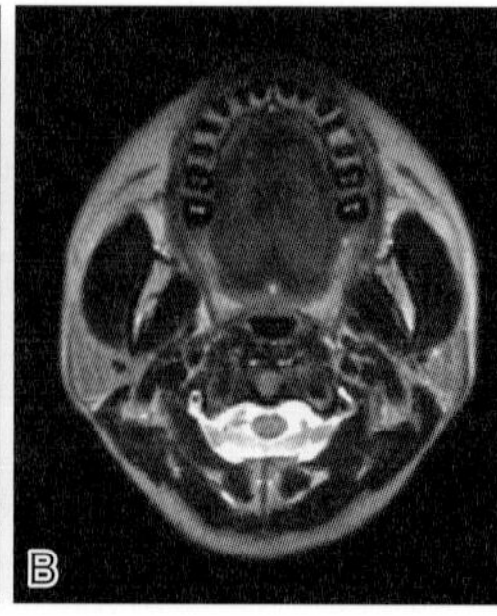

図 11-6　MRI 画像
A：T1 強調画像，B：T2 強調画像．
T2 強調画像（B）では，水や水分を多く含む組織（脊髄液，眼，鼻腔粘膜，上顎洞炎など）が最も白く，高信号に描出される．空気や皮質骨，歯の硬組織（歯髄腔以外の歯質）は，T1 強調画像，T2 強調画像ともに無信号（真っ黒）となる．
（明海大学・鬼頭慎司教授ご提供）

MRI：Magnetic Resonance Image（磁気共鳴撮像法）

2. 造影MRI検査

造影剤を用いる場合は，ガドリニウム（Gd）が用いられる．静脈内に投与されたガドリニウム造影剤は血流によって運ばれ，腫瘍などの血流の多い組織に非特異的に分布し，周囲組織とのコントラストを増強させることで病変部の診断がしやすくなる．造影MRI検査は，特に舌癌，唾液腺腫瘍，悪性リンパ腫など軟組織疾患の観察には不可欠となっている．

ガドリニウム造影剤は，造影CT検査で用いるヨード系造影剤に比べて，副作用の発現率は低いものの，検査前にはeGFRを評価する必要があり，高度な腎機能障害や肝移植後（または待機中）の患者には原則禁忌である．また，妊娠中はガドリニウム造影剤の投与を避ける．

Link
eGFR
p.108

4 核医学検査

放射線を放出する同位元素を**放射性同位元素**（**RI**）とよぶ．このRIで標識した医薬品を**放射性医薬品**といい，放射性医薬品を体内に注射し，その動態を画像化する検査を**核医学検査**という．

核医学検査は，単一のγ線を放出するRIを用いる**シンチグラフィ**と，陽電子（ポジトロン）を放出するRIを用いる**PET**の２つに分けられる．

1. シンチグラフィ

口腔外科領域では骨シンチグラフィ，唾液腺シンチグラフィ，ガリウムシンチグラフィ（腫瘍シンチグラフィ）が主に利用されている．シンチグラフィに用いられる放射性医薬品にはさまざまな種類がある．

1）骨シンチグラフィ

放射性医薬品は，テクネシウム標識リン酸化合物（^{99m}Tc-MDP）を用いる．^{99m}Tc-MDPは骨吸収や骨添加の盛んな部位，すなわち骨代謝の亢進している部位に強く集積するという性質がある．

主に，悪性腫瘍における骨転移の診断，顎骨骨髄炎の広がりや活動性の評価に用いる（図11-7）．その他，線維性異形成症などの骨系統疾患，関節炎，骨壊死の診断にも有用である．

RI：Radioisotope（放射性同位元素）

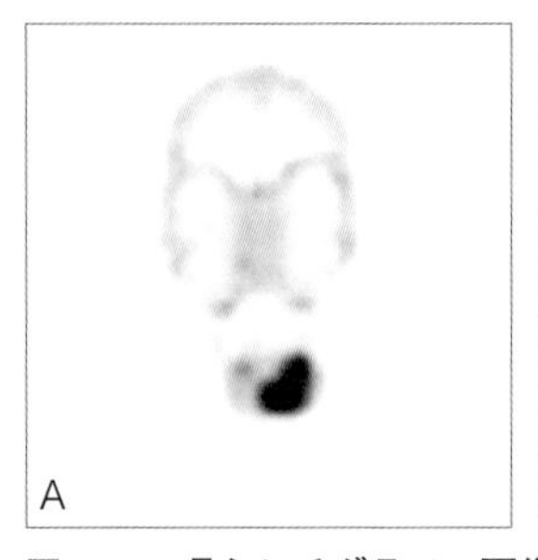

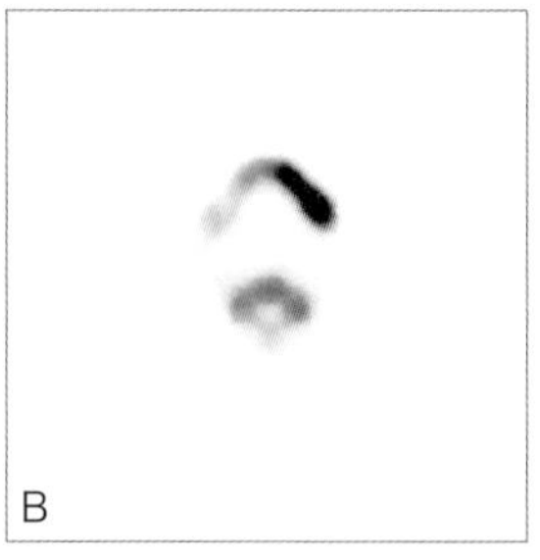

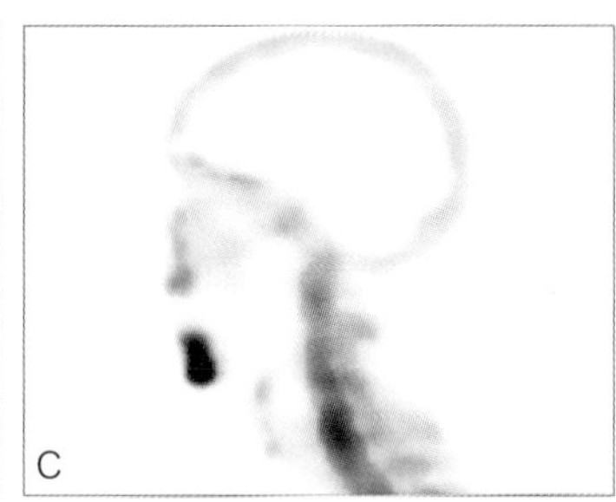

図 11-7　**骨シンチグラフィ画像**
A：冠状断，B：水平断，C：矢状断.
左側下顎骨に ^{99m}Tc-MDP の強い異常集積を認める．骨髄炎と診断された．

2）唾液腺シンチグラフィ

唾液腺や甲状腺に強い集積を示すテクネシウムパーテクネテート（$^{99m}TcO_4^-$）を用いる．このため，シェーグレン症候群をはじめとする唾液腺機能障害の診断に利用されている．しかし，慢性唾液腺炎，大部分の唾液腺腫瘍では $^{99m}TcO_4^-$ の取り込みの低下を起こし，集積欠損がみられる．一方，ワルチン〈Warthin〉腫瘍* とオンコサイトーマ（良性腫瘍）では逆に強い集積が認められるため，唾液腺腫瘍の鑑別の一助となる．

***ワルチン腫瘍**
耳下腺に発生する良性上皮性腫瘍で，中高年の男性に好発します．

3）ガリウムシンチグラフィ

腫瘍細胞や炎症巣に集積を示す ^{67}Ga- クエン酸を用いる．このため，腫瘍シンチグラフィまたは腫瘍炎症シンチグラフィともよばれる．悪性リンパ腫や扁平上皮癌など，多くの悪性腫瘍で明瞭な集積がみられるため，悪性腫瘍の診断に利用されていたが，最近は PET 検査（後述）が広く行われるようになり，ガリウムシンチグラフィの利用は減少した．

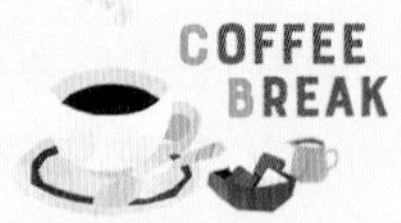

急性骨髄炎と慢性骨髄炎の診断

骨シンチグラフィに用いる ^{99m}Tc-MDP・^{99m}Tc-HMDP は，骨粗鬆症治療薬のビスホスホネート製剤（p.168 参照）の一種です．これらは代謝活性が上がった骨組織中のハイドロキシアパタイトに集積し，顎骨中の悪性腫瘍と骨髄炎のほぼ 100％で集積がみられます．

急性骨髄炎の場合，骨シンチグラフィでは炎症部位に一致して ^{99m}Tc-MDP の強い集積を認めます．慢性骨髄炎へ移行した場合，治癒過程の病変部にも集積が起こるため，ガリウムシンチグラフィ（^{67}Ga–クエン酸）と併用します．^{67}Ga–クエン酸の異常集積が骨シンチグラフィ（^{99m}Tc-MDP）の異常集積より高い場合，活動性の高い慢性骨髄炎と診断できます．

2. PET

PET（陽電子放出断層撮影法）とは，陽電子（ポジトロン）核種で標識された放射性医薬品である ^{18}F-FDG（^{18}F- フルオロデオキシグルコース）を体内に投与し，その体内分布を断層画像として表示する撮影法である．

^{18}F-FDG はグルコースの類似体であり，悪性腫瘍は増殖する際に細胞内にグルコースを多く取り込むことから，^{18}F-FDG も高集積となる．その作用を利用し，悪性腫瘍の病期診断，悪性腫瘍の原発部位，進展範囲，転移・再発の診断に用いられる．

PET では病巣の代謝機能を画像化する．一方，CT 検査では解剖学的な形態画像が得られる．これらを組み合わせたのが **PET-CT 検査**で，悪性腫瘍と転移検索に有用性が高く，診断精度をさらに上げている（図 11-8）．

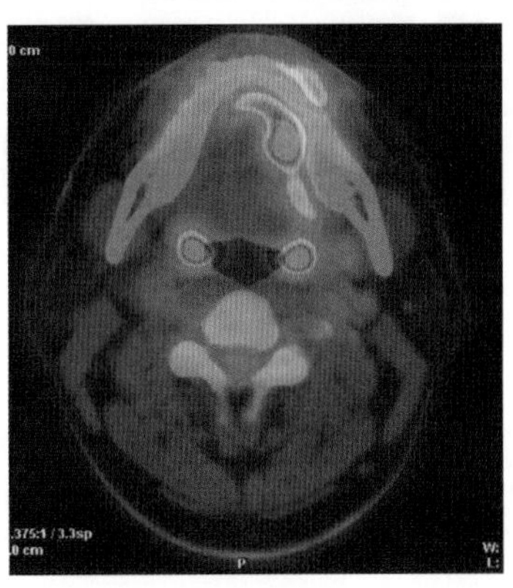

図 11-8　**PET-CT 画像**
左側口底癌と診断．CT との融合画像で，病変の解剖学的部位の特定が容易である．
（明海大学・鬼頭慎司教授ご提供）

5 超音波検査

超音波を人体に当てたときの反射波（**エコー**）を画像化することで，軟組織の構造や性状をとらえることが可能な検査法である（表 11-5）．

口腔外科領域で最も広く使用されている方法は，B モード法とドプラ法である．B モード法は，エコーが戻ってくるまでの時間から深さを分析し，エコーの強さを輝度（きど）

表 11-5　**超音波検査の利点と欠点**

利点	欠点
① 非侵襲的で患者に苦痛を与えない． ② 放射線被曝がないため繰り返し行える． ③ 観察がリアルタイムで行える． ④ 断層方向の選択が自由である． ⑤ ドプラ法では血流の観察が可能である．	① 焦点の領域以外の病巣を見落としやすい． ② 特有のアーチファクトがある． ③ 骨の内部は観察できない．

PET：Positron Emission Tomography（陽電子放出断層撮影法）

(明るさの指標) に変換し画像化する方法で，プローブ (探触子) に平行な断面画像が得られる．病変の部位，大きさ，形状，内部性状の評価ができる (図 11-9-A)．

一方ドプラ法は，血流内の赤血球の移動によって引き起こされるドプラ効果*を利用し，エコーの周波数の変化を測定する方法である．B モード上にドプラ法を重ね合わせて色で表示したものを**カラードプラ法**とよぶ (図 11-9-B)．

主に頸部リンパ節 (口腔癌の転移)，大唾液腺，舌などが超音波検査の対象となる．特に舌の検査では舌癌の画像化が可能で，癌の深達度*の計測ができる (図 11-10)．

***ドプラ効果**

ドプラ効果とは，近づいてくる物体から発生 (または反射) する音が元の音より高く聞こえ，遠ざかる物体から発生 (または反射) する音が元の音より低く聞こえる現象です．カラードプラ法ではこの効果をさらに応用し，近づいてくる血流は赤，遠ざかる血流は青で示されます．

***深達度**

悪性腫瘍の病期分類には一般的に TNM 分類が用いられ，原発腫瘍の大きさ (T)，リンパ節転移 (N)，遠隔転移 (M) の三要素で病期を決定します．深達度は，このうち原発腫瘍の大きさ (T) を測る指標になります．

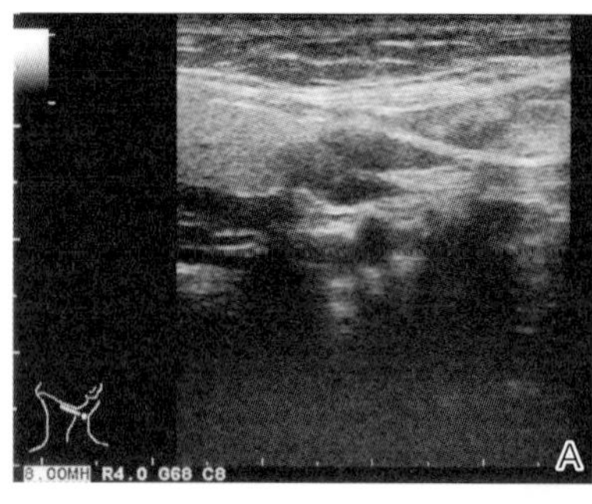

図 11-9　**超音波像**　(明海大学・鬼頭慎司教授ご提供)
A：B モード法による顎下リンパ節の正常像.
B：カラードプラ法による頸部の正常像 (赤：動脈，青：静脈).

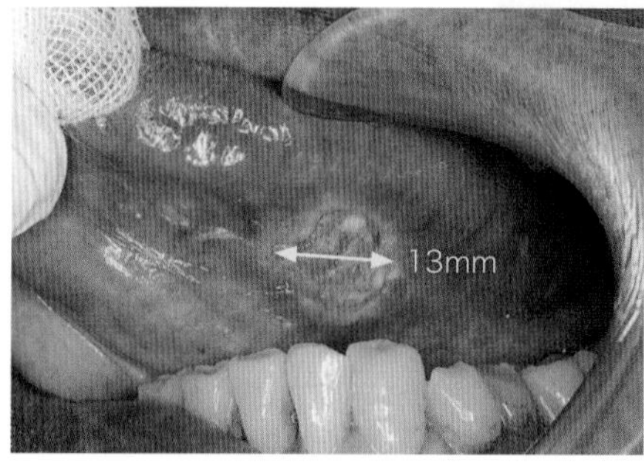

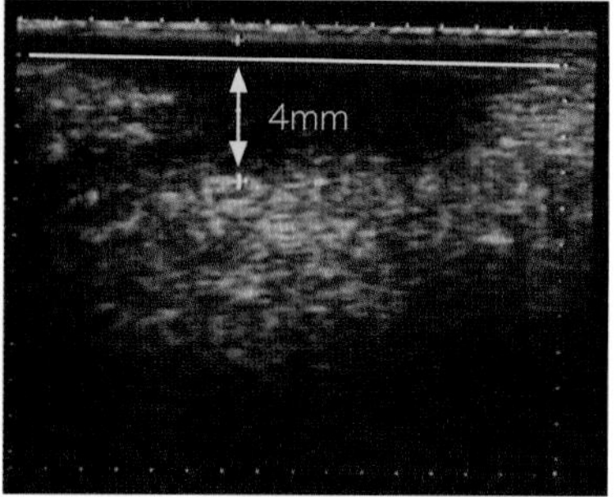

図 11-10　**舌扁平上皮癌の超音波像**
腫瘍の最大径が 13 mm，深達度は 4 mm であり，TNM 分類の T は T1 (最大径が 2 cm 以下かつ深達度が 5 mm 以下) と診断される.

6 骨量検査

1. 骨量検査とは

1) 骨量 (骨塩量) と骨密度

身体を構成する骨全体の，カルシウムを含むミネラルの量を**骨量 (骨塩量)** という．

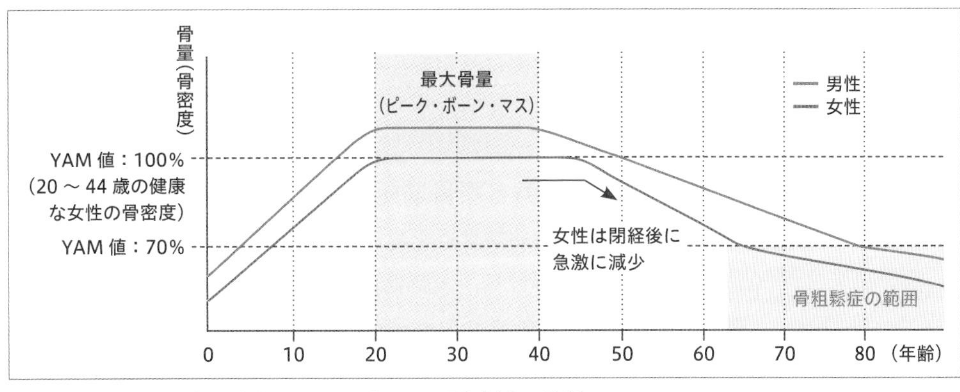

図 11-11　**骨量の経年的変化と，DXA 法による骨粗鬆症の診断**
女性においては閉経後，エストロゲンの枯渇に伴い，急激に骨量（骨密度）が減少する．

骨密度とは，骨の単位面積あたりの骨量であり，骨の強さを判定するための重要な指標となる．骨量を測定することにより，全身の骨密度が評価できる．

骨量検査により骨粗鬆症や関節リウマチ，ホルモン分泌異常などの診断が可能で，これらの経過観察や治療効果の判定にも利用される．

2）骨密度の測定

代表的な骨密度の測定法として，二重エネルギーエックス線吸収測定法（DXA）が行われる．これは，2 種類のエネルギーの放射線（エックス線）を目的とする検査部位に当て，その透過率から骨密度を測定する方法である．主な測定部位は，骨折のリスクの高い腰椎（脊椎の一部）や，大腿骨近位部（脚のつけ根）である．

DXA による骨粗鬆症の診断には，臨床的には **YAM 値**が用いられる．YAM 値とは，20 ～ 44 歳の健康な女性の骨密度を 100％として，現在の骨密度が何％であるかを比較した数値である（図 11-11）．

骨粗鬆症の診断基準としては，一般的に「脆弱性骨折*を認める」か「YAM 値が 70％以下」で判定する．

*脆弱性骨折
わずかな外力が原因で生じる骨折のことです．

2．骨粗鬆症

1）骨粗鬆症とは

骨粗鬆症とは，骨の病的老化により骨折の危険性が増大する疾患で，要介護予防における重要疾患である．閉経後の女性に多く，女性ホルモンであるエストロゲンの分泌低下により破骨細胞が活性化し，骨吸収を促進することが知られている．

DXA：Dual energy X-ray Absorptiometry（二重エネルギーエックス線吸収測定法）
YAM：Young Adult Mean（若年成人平均値）

わが国では，骨粗鬆症患者は推定1,300万人といわれているが[11)]，骨折するまで無症状のため，実際に骨粗鬆症の治療を受けているのはそのうち20%程度と推察される．

2）骨粗鬆症の治療と顎骨壊死

骨粗鬆症患者は脆弱性骨折を起こし，そのまま寝たきりに移行することがある．脆弱性骨折の好発部位は，大腿骨近位部と椎体（脊椎）である（図11-12）．このため，骨粗鬆症と診断されたら骨折予防のために，破骨細胞の働きを止めて骨密度を増加させる**ビスホスホネート製剤（BP製剤）**や**デノスマブ**などの**骨吸収抑制薬**による治療が開始される．

しかし，BP製剤やデノスマブを長期間投薬すると，一部の患者は口腔領域に**薬剤関連顎骨壊死**（MRONJ）を発症することが知られている（図11-13）．この顎骨壊死は，抜歯や侵襲的歯科治療が契機となって発症することがわかっているため，医師とよく連携をとりながら歯科治療を進めていく必要がある．

特に，骨吸収抑制薬の投薬開始前からの医科歯科連携が重要で，投与前に口腔衛生管理を徹底することが，顎骨壊死の予防に有効であるといわれている．

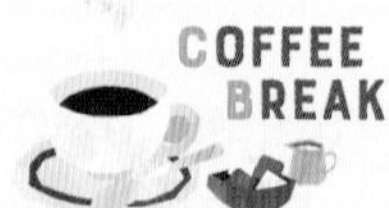

骨代謝マーカー

骨は常に新陳代謝を繰り返しています．すなわち，古くなった骨は破骨細胞により吸収され，骨芽細胞により新しい骨を形成します．この過程を骨代謝（骨のリモデリング）とよび，成人では3～5年程度で全身が新しい骨に入れ替わります．

この骨代謝の動的状態をリアルタイムに評価する検査項目として，骨代謝マーカーがあります．骨代謝マーカー検査は，骨粗鬆症の診断，骨折リスクの評価や治療効果の判定などに用いられます．採取検体は血液（血清）および尿で，大きく①骨形成マーカー，②骨吸収マーカー，③骨基質マーカーの3種類があります（**表**）．

表　代表的な骨代謝マーカー

マーカー		略語	検体
骨形成マーカー	骨型アルカリホスファターゼ	BAP	血清
	Ⅰ型プロコラーゲン-N-プロペプチド	P1NP	血清
骨吸収マーカー	デオキシピリジノリン	DPD	尿
	Ⅰ型コラーゲン架橋N-テロペプチド	NTX	尿・血清
	Ⅰ型コラーゲン架橋C-テロペプチド	CTX	尿・血清
	酒石酸抵抗性酸ホスファターゼ-5b	TRACP-5b	血清
骨基質マーカー	低カルボキシル化オステオカルシン	ucOC	血清

MRONJ：Medication-Related Osteonecrosis of the Jaw（薬剤関連顎骨壊死）

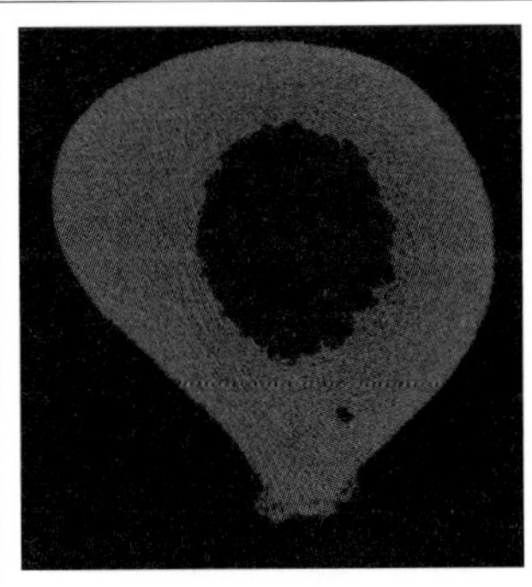
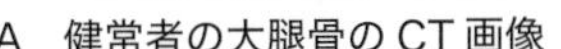
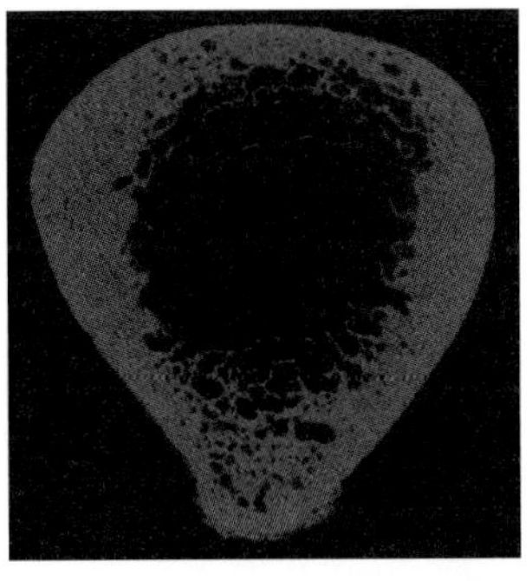
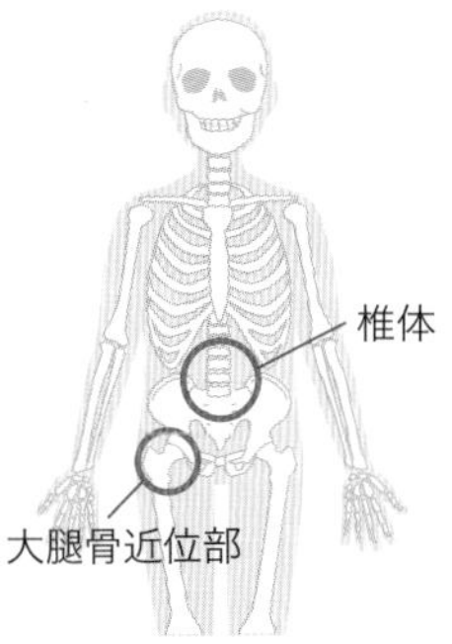

A. 健常者の大腿骨の CT 画像　B. 骨粗鬆症患者の大腿骨の CT 画像　C. 骨粗鬆症に伴う脆弱性骨折の好発部位

図 11-12　**健常者と骨粗鬆症患者の大腿骨の比較と，脆弱性骨折の好発部位**
健常者の大腿骨（A）は外側の皮質骨が厚く，内側の海綿骨とともに体重や歩行の際の重力に対する強い骨強度を備えている．一方，骨粗鬆症患者（B）では皮質骨が薄く粗造になり，海綿骨の骨密度が低下している．これにより加重に対応するだけの骨強度を失い，骨折しやすい状態になる（C）．

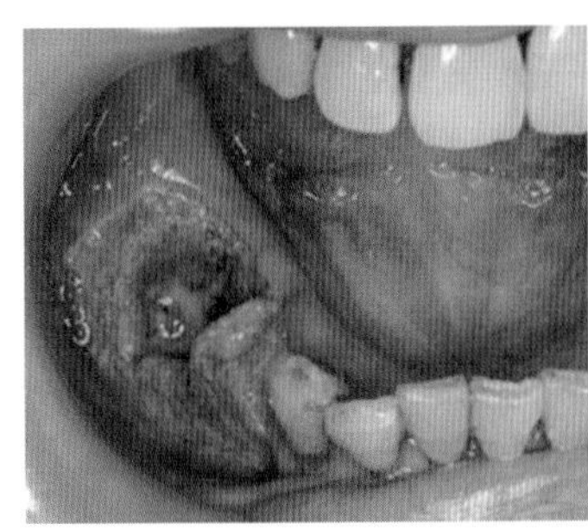
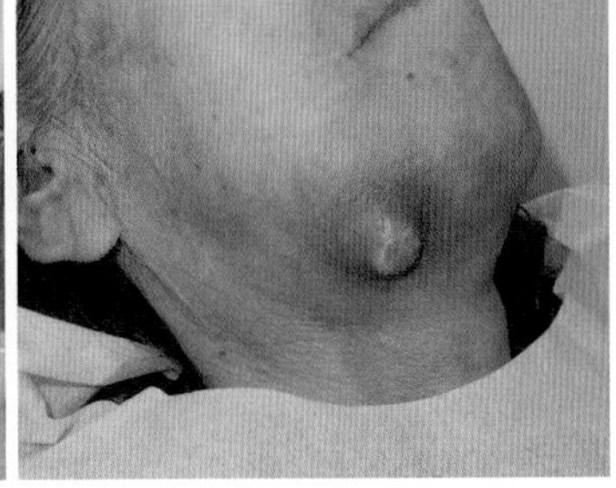

図 11-13　**薬剤関連顎骨壊死（MRONJ）**
BP 製剤やデノスマブなどの骨吸収抑制薬の投与患者に発症する，顎骨壊死をきたす疾患．医科と歯科が連携して口腔衛生管理を推進することが重要になる．

7 内視鏡検査

1. 内視鏡検査とは

内視鏡検査とは，先端に小型カメラ（CCD）またはレンズを内蔵した太さ 5 mm ～ 1 cm ほどの細長い管を，鼻腔や口腔，あるいは肛門より挿入し，食道，胃，十二指腸や肺，大腸の内部を観察し，病変をみつける方法である（図 11-14）．内視鏡検査の施行中に，必要に応じて生検や，内視鏡下の手術を行うことがある．

主な内視鏡検査の種類は，上部消化管内視鏡検査（咽頭・食道・胃・十二指腸病変の同定），下部消化管内視鏡検査（大腸病変の同定），気管支鏡検査（肺・気管支疾患の同定），胆・膵内視鏡検査（膵臓・胆管・胆囊疾患の同定）などがある．

近年では嚥下機能の評価に，**嚥下内視鏡検査**が行われる．

Link
嚥下内視鏡検査
p.204-205

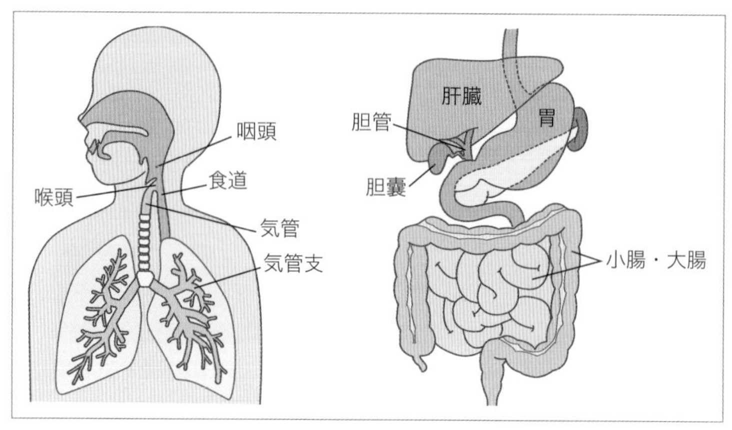

図 11-14　**内視鏡検査を行う主な部位**

2. 内視鏡検査でみつかる消化器疾患

1）消化器癌（咽頭癌，食道癌，胃癌，大腸癌）

特に咽頭癌や食道癌は，口腔癌と同じ扁平上皮に発生する癌で，喫煙・飲酒という同じ危険因子によって発症する．口腔癌の約10%に上部消化管癌（咽頭癌，食道癌）の重複癌（同時に発生する癌）を認めるため，口腔癌患者に対して内視鏡検査は必須になる（図 11-15）．早期の癌であれば，内視鏡下での切除が適応になる．

2）逆流性食道炎

胃液が食道や口腔に逆流することで，胃酸による食道粘膜の炎症を起こした状態である．検査所見として，食道粘膜の発赤，びらんが観察される．治療としては，胃酸分泌抑制薬の投与が行われる．放置すると誤嚥性肺炎の原因や，胃液の口腔内逆流により酸蝕歯の原因にもなる．

3）胃・十二指腸潰瘍

ヘリコバクター・ピロリ菌感染や，非ステロイド性抗炎症薬（NSAIDs）の長期服用が原因で発症する．心窩部（しんかぶ）（みぞおちの部分）の鈍痛を自覚する．診断には内視鏡検査が必要で，潰瘍が発見された場合はピロリ菌の除菌や，胃酸分泌抑制薬（プロトンポンプ阻害薬，ヒスタミン H_2 受容体拮抗薬など）による治療が行われる．

4）ヘリコバクター・ピロリ菌感染

内視鏡検査で胃粘膜の萎縮を認めると，ヘリコバクター・ピロリ菌（*Helicobacter pylori*）感染が疑われる．ピロリ菌は，胃潰瘍の原因だけでなく，胃癌のリスク因子にもなる．そのため，もし検査*でピロリ菌が検出されたら，除菌治療を受けたうえで定期的な内視鏡検査を受けて，胃癌を発症していないかを確認する必要がある．

***ピロリ菌の検査**

非侵襲的な検査として，尿素（^{13}C による標識尿素）の錠剤を経口投与し，ピロリ菌による分解産物である CO_2（$^{13}CO_2$）を呼気から測定する尿素呼気試験などがあります．

5）クローン病，潰瘍性大腸炎

クローン〈Crohn〉病は原因不明の全消化管に及ぶ慢性炎症および潰瘍性疾患で，腹痛，下痢，発熱の症状が発現する．クローン病は**アフタ性口内炎**を高頻度に発症するため（4～20%），歯科の受診を契機に発見されることがある（図 11-16-A）．

一方，潰瘍性大腸炎は，大腸に潰瘍が形成される原因不明の慢性炎症性腸疾患で，出血性の下痢や腹部の疼痛，発熱を伴う．クローン病との違いは大腸にのみ生じる点で，比較的浅い潰瘍が特徴である．

6）ポイツ・ジェガース症候群

口腔粘膜に多発性の褐色斑（**メラニン色素沈着**）が認められると，ポイツ・ジェガース〈Peutz-Jeghers〉症候群を疑う．本疾患は常染色体顕性遺伝（常染色体優性遺伝）によって発生し，口腔粘膜のメラニン色素沈着と，**消化管ポリポーシス**（大腸の多発性ポリープ）が特徴である．口腔粘膜の褐色斑は特に治療を必要としないが，消化管ポリポーシスは悪性化し大腸癌になることがあるため，内視鏡検査で定期的に確認する必要がある（図 11-16-B）．

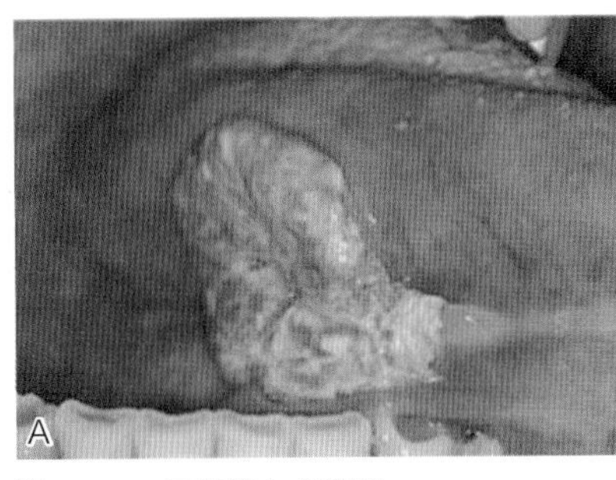

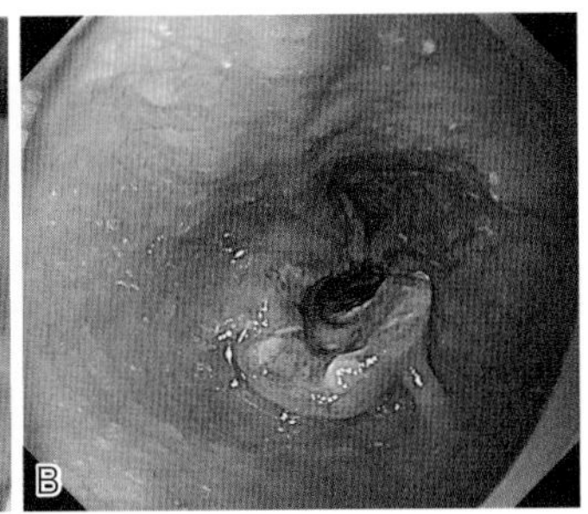

図 11-15　**口腔癌と食道癌**
A：口腔癌（舌癌），B：食道癌（内視鏡所見）．
口腔癌の約 10%が咽頭癌や食道癌，胃癌に罹患している．

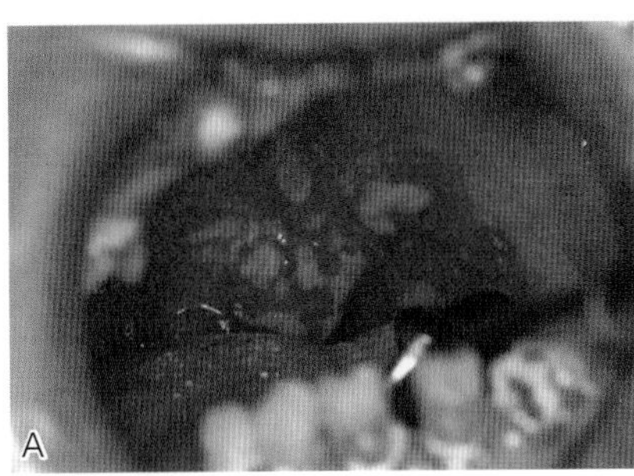

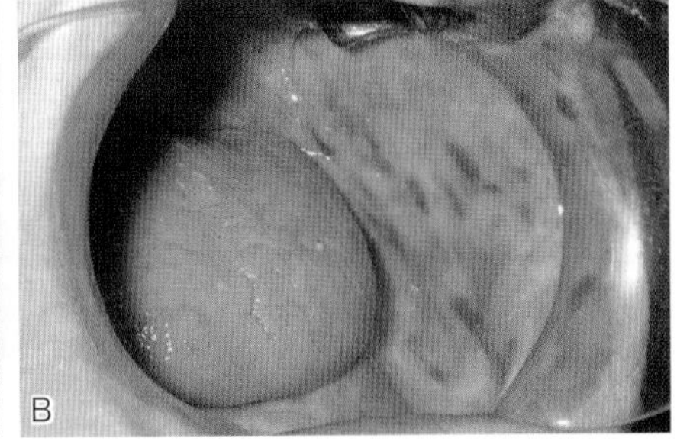

図 11-16　**内視鏡検査が必要な口腔粘膜疾患**
A：クローン病によるアフタ性口内炎．腹痛，下痢，発熱を認めた場合はクローン病を疑い，内視鏡検査による精査を行う．
B：ポイツ・ジェガース症候群．口腔粘膜の褐色斑を認めた場合，内視鏡検査による消化管ポリポーシスの精査が必要となる．

COFFEE BREAK

誤飲と誤嚥

歯科治療中に起こる偶発症に誤飲と誤嚥があります．誤飲とは，飲食物以外の異物を誤って消化管内に飲み込んでしまうことです．歯科治療中に誤飲を起こしやすい異物として，リーマー，インレー，クラウン，部分床義歯，抜去歯などがあげられます．また，認知症などの要介護者が誤って義歯を誤飲してしまうケースも報告されています（図）．一方，誤嚥は，口から入った飲食物や異物が喉頭から気管，気管支に移動することをいい，放置すると肺炎を発症するため，緊急対応が必要となります．

誤飲により異物が食道入口部や喉頭蓋谷部に存在すると，嚥下時の違和感やのどの痛みを訴えることがあります．また，誤嚥により異物が喉頭や気管に存在すると，通常咳反射が発現しますが，異物が気管支まで到達すると症状が消失することがあります．

歯科治療中に誤飲や誤嚥を起こした場合は，そのまま放置しては危険なため，必ず胸部エックス線画像で異物の存在部位を確認する必要があります．また，すぐに消化器内科医に依頼して，可能であれば内視鏡検査を行います．その際，もし胃内に異物が確認できれば，内視鏡機器で除去することも可能です．

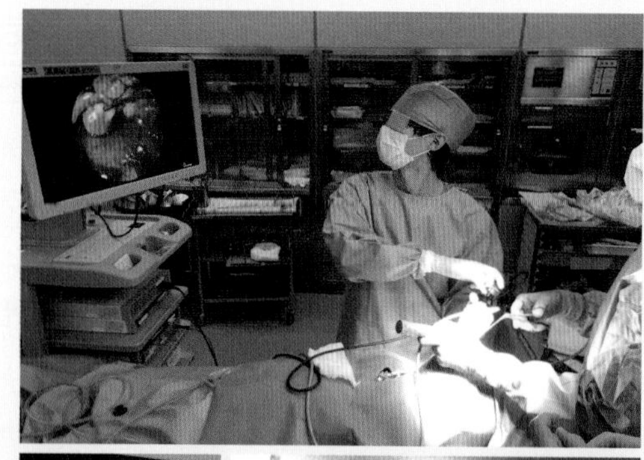

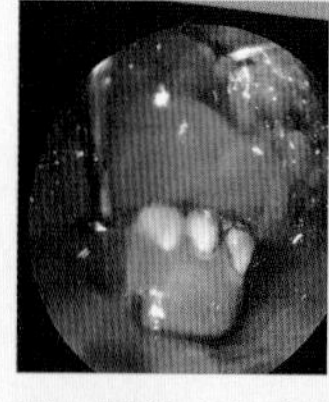

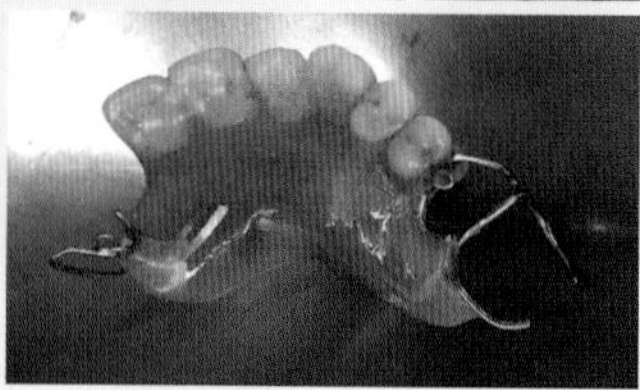

図　誤飲された部分床義歯を除去している様子（認知症患者）

参考文献

1）榎本昭二ほか監修：最新口腔外科学 第５版．医歯薬出版，2017.
2）野間弘康，瀬戸晥一監修：標準口腔外科学 第４版．医学書院，東京，2015.
3）片倉　朗編：新・口腔外科はじめましょう．デンタルダイヤモンド，東京，2020.
4）内山武志，大関　悟監修：カラーアトラス サクシンクト口腔外科学 第４版．学建書院，東京，2019.
5）山根源之，草間幹夫，久保田英朗ほか編：口腔内科学．永末書店，京都，2016.
6）Paula-Silva FWG, Hassan B, da Silva LAB, et al.：Outcome of root canal treatment in dogs determined by periapical radiography and cone-beam computed tomography scans. J Endod, 35 (5)：723-726, 2009.
7）Estrela C, Bueno MR, Leles CR, et al.：Accuracy of cone beam computed tomography and panoramic and periapical radiography for detection of apical periodontitis. J Endod, 34 (3), 273-279, 2008.
8）岡野友宏，小林　馨，有地栄一郎編：歯科放射線学 第６版．医歯薬出版，東京，2018.
9）古沢新平，橋本博史，金山正明編：臨床検査診断マニュアル 改訂第２版．永井書店，大阪，2005.
10）奈良信雄，和田隆志編：系統看護学講座 臨床検査 第８版．医学書院，東京，2019.
11）骨粗鬆症の予防と治療ガイドライン編：骨粗鬆症の予防と治療ガイドライン 2015 年版．2015. http://www.josteo.com/ja/guideline/doc/15_1.pdf

12章 口腔領域の臨床検査

到達目標

❶ う蝕と歯周病に関わる検査の項目を列挙できる.
❷ 口臭検査，味覚検査の意義と概要を説明できる.
❸ 口腔カンジダ症の検査の意義と概要を説明できる.
❹ 口腔機能低下症の検査の意義と概要を説明できる.
❺ 摂食嚥下障害の検査の意義と概要を説明できる.

臨床検査とは，病気の診断，治療方針とその効果の判定，および検診に使用される検査全般を指す用語である．口腔領域の臨床においても，う蝕や歯周病をはじめ，口腔粘膜や口臭まで広範な分野の検査が含まれるが，本章では視診や触診による一般的な検診を除く，**疾病のスクリーニング**と**疾病のリスク判定**を目的とした口腔領域の臨床検査を紹介する.

1 う蝕と歯周病の検査

1. 唾液分泌速度の検査

唾液には歯を保護する多種多様な物質が含まれており，歯や歯周組織をう蝕や歯周病から守るうえで，また食生活を楽しむためにも，正常な唾液の分泌は大切な役割を果たすと考えられている．分泌された唾液は口腔の表面に潤いを与え，食物残渣を洗い流すだけでなく，プラーク中の細菌が発生する酸を希釈・中和し，さらには唾液に含まれる抗菌物質が細菌の発育や代謝を阻害することが知られている．また，唾液分泌速度の低下は口腔乾燥（ドライマウス）の可能性が考えられ，原因としてシェーグレン症候群や糖尿病，精神疾患などのほか，常用薬の副作用も予想される.

一般的に唾液の検査の実施にあたっては，実施２時間前からの飲食を禁止する.

1）咀嚼刺激による唾液分泌速度の測定

咀嚼による刺激を与えたときに，一定の時間内に大小唾液腺から分泌される唾液分泌速度を測定する．ここでは，一般的によく用いられる咀嚼による刺激時唾液の測定法を紹介する.

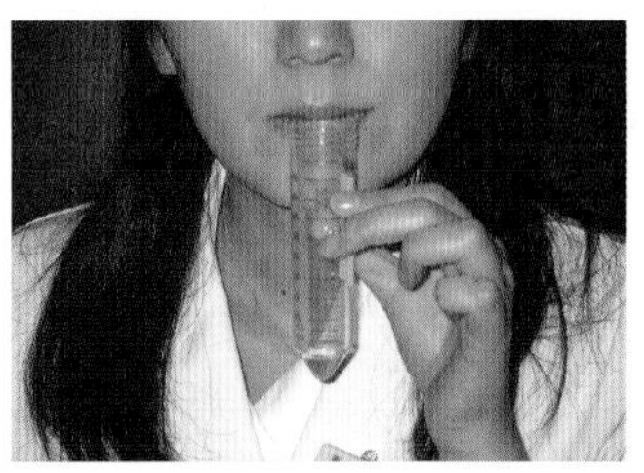

図 12-1 咀嚼による刺激時唾液分泌速度の測定

表 12-1 唾液分泌速度の判定

判定	唾液分泌速度
Very low	0.7 mL/ 分未満
Low	0.7 ～ 1.0 mL/ 分未満
Normal	1.0 ～ 3.0 mL/ 分

(1) 使用器具

メスシリンダー（50mL）またはスピッツ管（10mL），パラフィンワックス（またはガムベース）

(2) 方法（図 12-1）

①パラフィンワックス（またはガムベース）を 1 分間噛ませて，溜まった唾液を嚥下させる．

②続いてパラフィンワックスを 4 分間噛ませながら，口腔内に溜まった唾液をそのつどメスシリンダーまたはスピッツ管に吐き出させる．

③採取した唾液の総量を測り，これを採取時間（4 分）で割って，1 分間あたりの唾液分泌速度を求める．

(3) 判定

表 12-1 の基準に従って，唾液の分泌速度を判定する．

2) サクソンテスト

ガーゼによる刺激時唾液の測定法である．

(1) 使用器具

10cm×10cm の乾燥したガーゼ，唾液を含むガーゼの回収用蓋付きカップ，計量器（最大 10g 程度まで）

(2) 方法

①事前に重量を測定したガーゼを口腔内に入れて 2 分間咀嚼する．

②ガーゼに吸収された唾液の重量（増加量）を測定する．

(3) 判定

ガーゼの重量増加が 2 g/2 分以下を唾液分泌速度低下の目安とする．

3) 味覚刺激による耳下腺唾液分泌速度の測定

カービーカップを使用して，レモンキャンディなどで一定時間の刺激を与え，耳下腺開口部から直接，腺唾液（刺激時唾液）を採取する方法である．

(1) 使用器具

カービーカップ，スピッツ管，味覚刺激の強い食品（レモンキャンディなど）

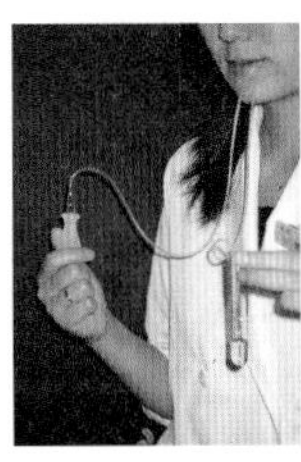
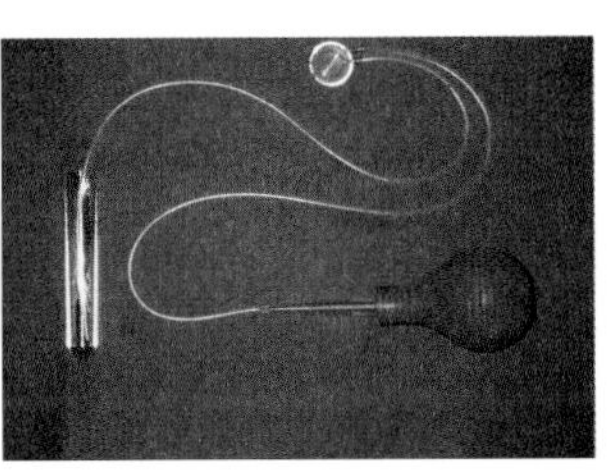

図 12-2　味覚による刺激時唾液分泌速度の測定とカーピーカップ

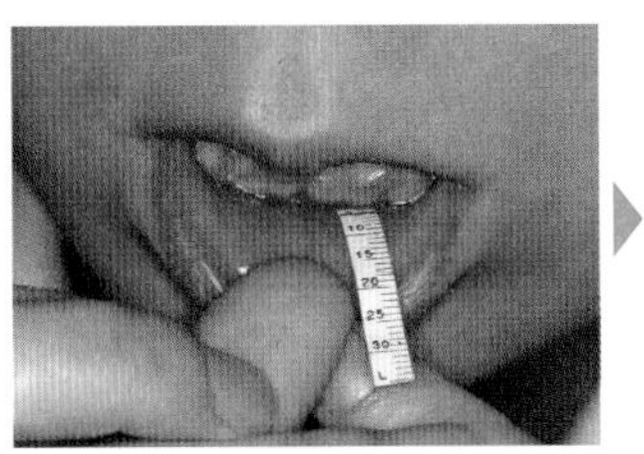
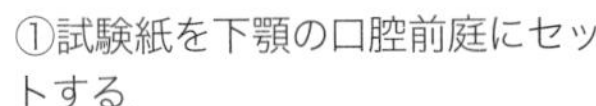

①試験紙を下顎の口腔前庭にセットする.

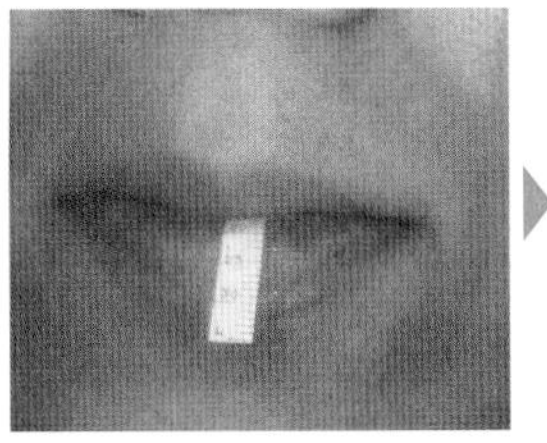

②口唇を閉じる.

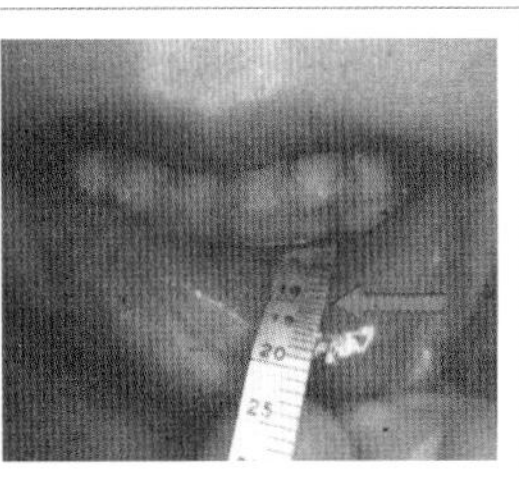

③1分後，試験紙の湿り具合を目盛りから判定する.

図 12-3　シルマー試験紙による安静時唾液分泌速度の測定

(2) 方法（図 12-2）

①上顎大臼歯部頬側付近に位置する耳下腺唾液の開口部に，カーピーカップを吸引付着させる.

②味覚刺激の強いレモンキャンディなどを一定時間舌上に置く.

③味覚刺激により分泌された耳下腺唾液をスピッツ管に採取する.

(3) 判定

刺激の種類などにより個人差があるので，相対的な評価となる.

4）シルマー試験紙による安静時唾液分泌速度の測定

安静時における口腔前庭の唾液分泌速度を，濾紙（シルマー試験紙*）を用いて短時間で測定する方法である.

(1) 試薬および器具

シルマー試験紙

(2) 方法（図 12-3）

①シルマー試験紙を下顎前歯部の口腔前庭に置く.

②口唇を閉じ，1分後のシルマー試験紙の唾液による湿り具合を目盛りから判定する.

(3) 判定

シルマー試験紙の湿り具合が 20 mm 以上であれば正常と判定する.

***シルマー試験紙**
シェーグレン症候群におけるシルマー試験で，涙液分泌量の評価に使用される専用の濾紙です（p.142 参照）．本項で紹介する唾液分泌速度の測定法はこれを応用したものです.

2. う蝕リスクの検査（宿主因子の評価）

う蝕発病因子を大きく分けると，広義の口腔環境因子と宿主因子からなり，前者はさらに病原因子と食餌性の基質因子に分けることができる．う蝕はこれらの因子が複雑に絡み合った結果生じるものであり，う蝕予防プログラムを立案する際においても，これらの因子の強弱についての評価を個人ごとに行い，**今後新たなう蝕が起こりやすい状態かどうか（caries prediction），現在あるう蝕が進行しやすい状態かどうか（caries progression）**を含めた包括的な科学的診断を行う必要がある．

特に，う蝕発病性が問題とされる時期にう蝕リスクを個別に把握できれば，歯科診療所だけでなく保健所，学校などの公衆衛生の場においても，将来の永久歯列のう蝕予防を目的とした口腔保健指導にきわめて有用であると考えられる．

う蝕の発病要因としての宿主因子（う蝕抵抗性・感受性）には，歯および歯列の問題と，唾液に関する問題の２つの因子が考えられる．このうち歯については石灰化の状態，フッ化物の濃度，咬合面形態や小窩裂溝の位置，さらには歯冠の形態などがあげられる．一方，唾液については前述した唾液分泌速度に加えて，pH，唾液緩衝能*，自浄作用などがう蝕の発病要因としてあげられる．

*唾液緩衝能

唾液緩衝能（buffering action）とは，唾液が口腔内の pH の変動に抵抗する能力のことです．もし唾液の緩衝能が高ければ，pH は大きく低下せず，酸性食品や炭水化物の摂取後も pH の低下は短時間しか続かないということを意味します．唾液の緩衝能は唾液中のいくつかの化学的なシステムに依存しており，通常，刺激時唾液は安静時唾液よりも高い緩衝能を有しています．

1）オーラルグルコースクリアランステスト

10％グルコース溶液で洗口した後，口腔内に残留している唾液中のグルコース濃度を経時的に測定し，グルコースが消失するまでの時間を測定する．この検査は，唾液分泌速度と関連が深いとされている．

（1）試薬および器具

グルコース，蒸留水，テス･テープ（尿糖測定試験紙），採唾カップ，スピッツ管，標準色表

（2）方法

① 10％グルコース溶液 10 mL をスピッツ管に調製する．

② 10％グルコース溶液で洗口する直前に，採唾カップに唾液をとり，テス･テープを浸してその色調を観察する．

③スピッツ管の 10％グルコース溶液を 30 秒間口に含んだ後，吐き出す．

④一定時間ごと（直後，5，10，15，20 分後）に採唾カップに採唾し，これにテス･テープを浸してその色調を観察し（標準色表と比較），グルコース消失まで，またはグルコース溶液洗口直前の色調に戻るまでの時間を測定する．

（3）判定

グルコース消失までの時間（通常 15 分程度で消失）により判定する．

2）Dentobuff-Strip（試験紙による唾液緩衝能の検査）

試験紙（ストリップ）は取り扱いが簡単で，迅速かつ確実に唾液緩衝能の評価を得ることができる．

（1）試薬および器具

ストリップ，パラフィンワックス，ディスポーザブルピペット，スピッツ管，比色表

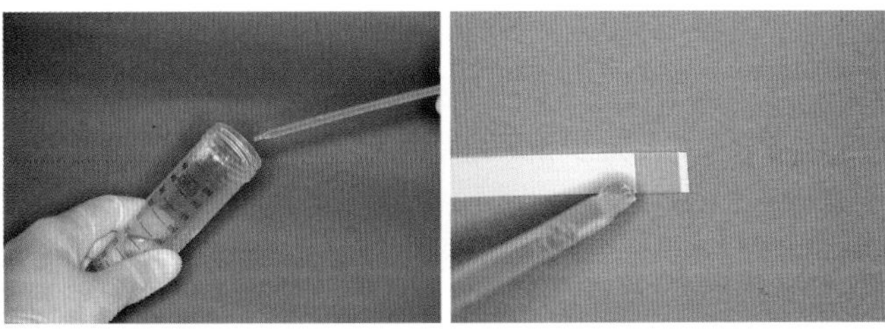

図 12-4 **Dentobuff-Strip による唾液緩衝能の測定法**
スピッツ管に採取した刺激時唾液を，ディスポーザブルピペットでストリップのテストパッドに少量移し，色調変化をみる．

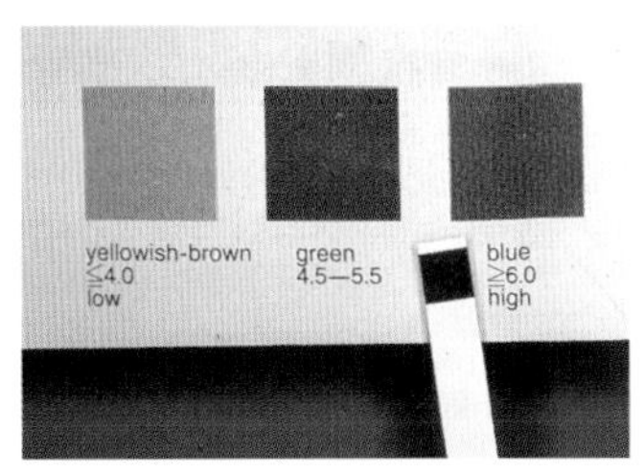

図 12-5 **Dentobuff-Strip の比色表**

表 12-2 **Dentobuff-Strip の判定**

判定	測定部の色	唾液の最終 pH
Low	黄色～茶色■	≦ 4.0
Medium	緑色■	4.5 ～ 5.5
High	青色■	≧ 6.0

(2) 方法（図 12-4）

①咀嚼刺激による唾液分泌速度の測定と同様に，パラフィンワックスを咀嚼しながらスピッツ管に刺激時唾液を採取する．

②ディスポーザブルピペットを使って，採取した唾液をストリップのテストパッドに少量移す．

③テストパッドに染み込んだ乾燥状態の低 pH の酸が，唾液で溶解されることで色調が変化する．この唾液の緩衝能に依存する最終 pH を，比色表をもとに色調変化で判定する．

(3) 判定（図 12-5，表 12-2）

採取から 5 分後の色調変化に基づいて判定する．

3）Dreizen test（乳酸を用いる唾液緩衝能の検査）

唾液の pH が 7.0 から 6.0 になるまでに要する 0.1N 乳酸の消費量 (mL) を求め，唾液緩衝能を評価する．

(1) 試薬および器具

0.1N 乳酸，0.1N NaOH，パラフィンワックス，スピッツ管，20mL プラスチック容器，マイクロピペット（5mL 用），ビュレット（または注射針付きのツベルクリン注射筒），マグネチックスターラー，pH メーター

(2) 方法

①パラフィンワックスを噛ませ，刺激時唾液 6mL 以上をスピッツ管に採取する．

②採取した唾液 5mL をマイクロピペットでとり，プラスチック容器に移す．

③攪拌しながら pH メーターで唾液の pH を測定し，唾液の pH が 7.0 以下のときは NaOH を滴下して pH を 7.0 とする．

④続いて pH を測定しながら乳酸を滴下し，pH が 7.0 から 6.0 になるまでの乳酸の消費量（mL）を求める．

（3）判定

う蝕リスクの判定は，0.1 N 乳酸消費量が 0.615mL 以上で「－」，0.614 ～ 0.484mL で「±」，0.483 ～ 0.353mL で「＋」，0.353mL 未満で「＋＋」とする．

4）唾液の pH 測定

唾液の酸性度によりう蝕リスクを判定する．

（1）試薬および器具

パラフィンワックス，採唾カップ，pH メーター（または pH 試験紙）

（2）方法

①パラフィンワックスの咀嚼による刺激時唾液を採唾カップに採る．

②採取した唾液の pH を，pH メーター（または pH 試験紙）にて測定する．

（3）判定

一般に唾液の pH は 6.8 を中心に，おおよそ pH 5.6 ～ 8.0 の範囲で変動することを参考にして，pH の高低を判定する．

5）唾液粘稠度測定

口腔内の自浄性に関わる唾液の粘稠度をオストワルド粘度計にて測定し，粘稠度の高低によってう蝕リスクを判定する．

（1）使用機器

パラフィンワックス，採唾カップ，駒込ピペット，オストワルド粘度計

（2）方法

①パラフィンワックスの咀嚼刺激による混合唾液を採唾カップに採る．

②採取した唾液 5mL を駒込ピペットでオストワルド粘度計に入れる．

③ゴムスポイトで唾液を吸い上げ，meniscus（標線）A に合わせる．

④ゴムスポイトを開放し，meniscus A から B までの落下時間（秒）を計測する．

⑤同様に，蒸留水 5mL の落下時間（秒）を計測する．

⑥唾液と蒸留水の落下時間の比（秒比）を次の計算式に従って算出し，粘稠度とする．唾液の粘稠度＝唾液の落下時間（秒）／蒸留水の落下時間（秒）

（3）判定

一般に，唾液の粘稠度は 1.3 ～ 1.4 を示すとされている．これが 2.0 以上の場合に，リスクが高いといえる．

6）Enamel Biopsy（エナメル生検法；歯質耐酸性の測定）

ポリッシングブラシにフッ化物無配合の研磨剤をつけて，歯（生活歯）の表面の

汚れを除去した後，一定の条件（酸の種類，濃度，pH，液量，接触面積，接触時間）で酸液を歯面に接触させ，溶出した歯のエナメル質成分の量（カルシウムまたはリン）を測定する．既知の歯質溶出量の分布から，歯質の耐酸性の強弱を知る．

（1）試薬および器具

pH2.5/0.1M の乳酸緩衝液，1N HCl（ランタン 0.5%含有），炭酸カルシウム基剤研磨剤（フッ化物無配合），ポリッシングブラシ，ロールワッテ，シャーレおよび歯科用ピンセット，ミラー，小円形不織布（Non-woven-fiber disk；以下 ND），マイクロピペット（200μL 用），噴射瓶（蒸留水入り），原子吸光分光光度計

（2）方法

歯面の研磨清掃：ポリッシングブラシと研磨剤を用いて測定歯面を研磨清掃し（約 10 秒），噴射瓶を用いて歯面を洗浄する．その後含嗽させ，簡易防湿を行い歯面を乾燥させる．

歯面の乳酸緩衝液による洗浄：乳酸緩衝液を含ませた ND により歯面を濡らし（正確に 20 秒間），噴射瓶を用いて歯面を洗浄後，乾燥させる．

耐酸性の測定：

①マイクロピペットにより乳酸緩衝液 50μL を採取し，歯科用ピンセットで保持した ND に移す．

② ND を測定歯面に貼付し，180 秒間静置する．

③静置後，ただちに ND をスピッツ管（あらかじめ HCl を 3mL 注入しておく）に移す．

④測定歯面に付着残存している乳酸緩衝液を速やかに別の ND で拭き取り，この ND も③のスピッツ管に入れる．

カルシウム（Ca）の定量：

①スピッツ管内の液をよく振とうさせ，ND に含まれている歯質成分を乳酸緩衝液中に均一に拡散させる．

②この液を試料液として，原子吸光分光光度計により溶出 Ca 量を定量する．

（3）判定

Ca 溶出量が 4.6μg 未満を強群，4.6 ～ 7.6μg を中群，7.6μg を越えた場合を弱群として判定する．

3．う蝕リスクの検査（病原因子の評価）

う蝕リスクに関連する病原因子（細菌因子）としては，糖質を代謝して酸を産生するグラム陽性菌群（*S.mutans*，*Lactobacilli* など）があげられる．

1）RD テスト（唾液中総細菌数（グラム陽性菌）の測定）

Link
RD テスト
『歯科予防処置論・歯科保健指導論』
p.176 ～ 178

唾液を検体とし，唾液中のグラム陽性菌，特にレンサ球菌（Streptococci）や *Lactobacilli* など，う蝕原因菌のレサズリンに対する還元作用に基づく色調変化を利用した試験法である（図 12-6）．本法は 15 分間という短い反応時間で判定が可

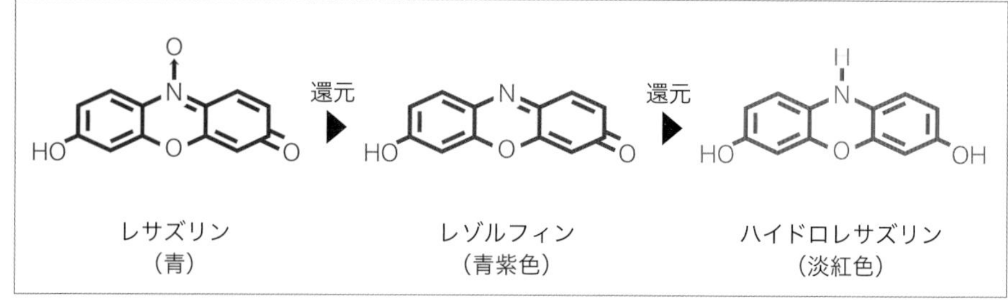

図 12-6　RD の色調変化の原理
細菌が起こす還元作用によってレサズリンが変色する．

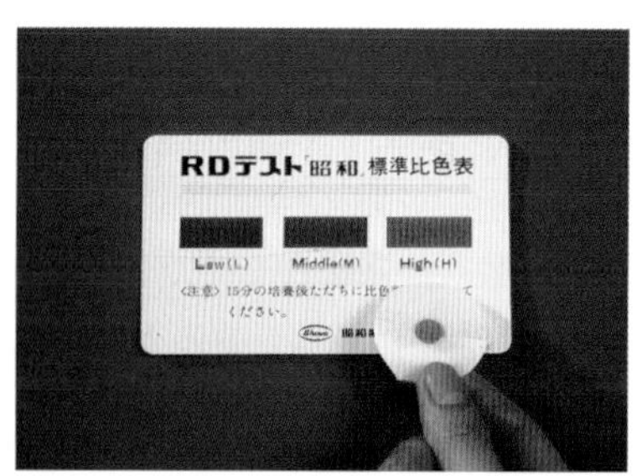

図 12-7　RD テストの標準比色表

表 12-3　RD テストの判定

判定	測定部の色	唾液中の細菌数
Low	青色■	10^6 未満
Middle	紫色■	10^6 ～ 10^7 程度
High	ピンク色■	10^8 以上

能で，しかも体温を利用するため恒温装置を必要としないことが特徴である．

（1）試薬および器具

レサズリン・ディスク（Resazurin disc；以下 RD，0.0275％レサズリンナトリウム・10％スクロース・0.2％ポリビニルアルコールを直径 8mm の固形濾紙片に浸漬させたもの），滅菌スポイト，採唾カップ，標準比色表

※必要な試薬（レサズリン・ディスク）および器材はキットに含まれている．

（2）方法

①混合唾液を採唾カップに集める．幼児など採唾の困難な被験者の場合は，滅菌スポイトで直接口腔内より唾液を採取する．

②採取した唾液を滅菌スポイトにて約 10μL 採り，RD に滴下し，透明フィルムで両側から押さえ込み，嫌気状態とする．ただし，唾液の滴下量は少なめに，濾紙の周囲に一層乾燥した部分を残すようにする．

③ RD を挟んだ透明フィルムを上腕内側に貼付し，体温（32 ～ 37℃）で 15 分間保温後，ディスクの色調変化によってリスクを判定する．

（3）判定（図 12-7，表 12-3）

標準比色表と対比し，う蝕リスクを目視で判定する．判定は培養後ただちに行う．

Link
Dentocult-SM
『歯科予防処置論・歯科保健指導論』
p.178 ～ 179

2）Dentocult-SM（*Streptococcus mutans* の測定）

特殊なコーティングを施したストリップを用い，混合唾液中の *S.mutans*（*Streptococcus mutans*，図 12-8）の菌数レベルを測定する方法である．基本的に

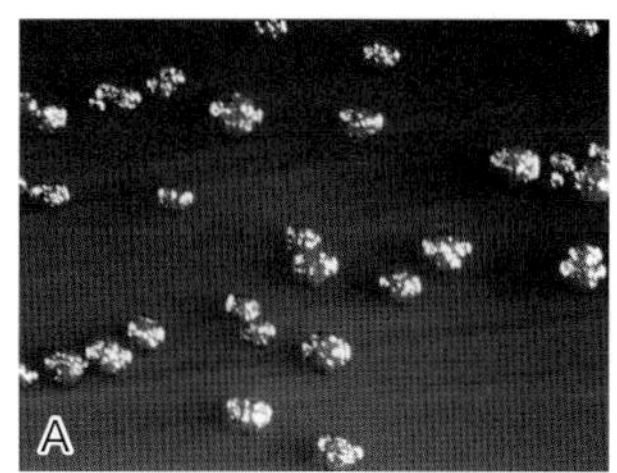

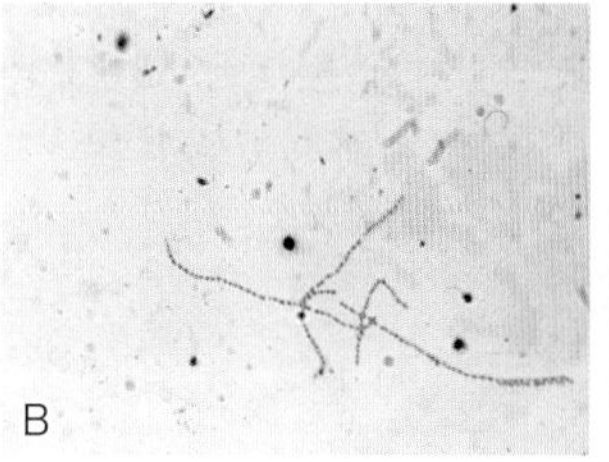

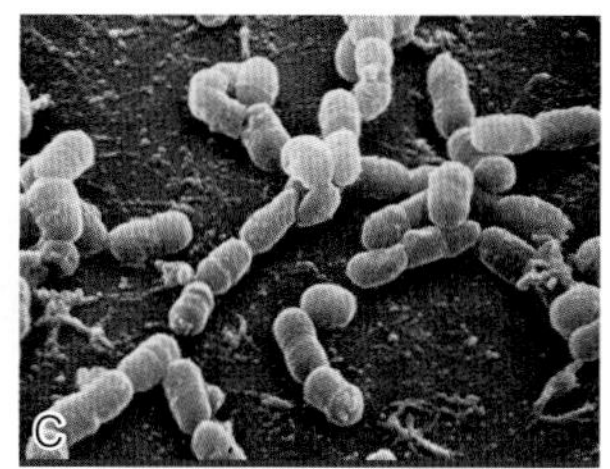

図 12-8 *S.mutans* の像
A：コロニー，B：光学顕微鏡像，C：電子顕微鏡像.

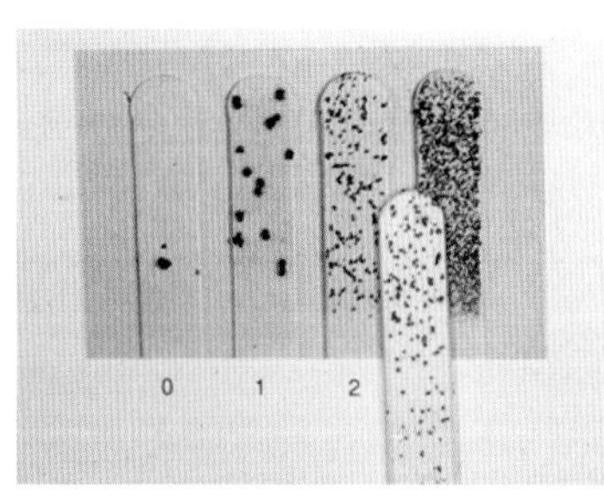

図 12-9 Dentocult-SM の判定表

表 12-4 Dentocult-SM の判定

判定	唾液中の *S.mutans* の菌数レベル
Class 0	$< 10^4$ CFU/mL
Class 1	$10^4 \sim 10^5$ CFU/mL
Class 2	$10^5 \sim 10^6$ CFU/mL
Class 3	$> 10^6$ CFU/mL

は MSB 寒天培地から寒天を除いた，液体の選択培地を使用する.

(1) 試薬および器具

選択培地入り試験管，バシトラシンディスク，ストリップ，パラフィンワックス

※必要な培地と器材はすべてキットに含まれている.

(2) 方法

①消毒したピンセットまたは針でバシトラシンディスクを試験管に移す.

②被験者にパラフィンワックスを最低 1 分間噛ませる.

③噛み終わったらパラフィンワックスは捨てる．ストリップを取り出し，その丸縁がおよそ第一大臼歯の位置になるように舌の上に置く．口を開けたままストリップが唾液で濡れるように 10 回ほど回転させ（舌に軽く押しつける程度でよい)，端からストリップ上の線まで完全に濡れているかどうかを確認する.

④口唇を閉じさせ，口唇の間からストリップを引き出す.

⑤バシトラシンディスクが入った試験管を素早く開け，ストリップを挿入して蓋をする．試験管の中でガスが発生することがあるため，蓋はあまりきつく締めすぎないようにする.

⑥ストリップを約 48 時間，37℃で培養する.

(3) 判定（図 12-9，表 12-4）

判定表とストリップを比較する. ストリップの線がついている面のみを判定する. Class 0 から 3 までの 4 段階の判定表から，試料のストリップに該当する Class を結果とし，Class 2，3 の場合は「う蝕リスクが高い」と判定する．Class 0 であっても，いくつかはコロニーがあることに注意する.

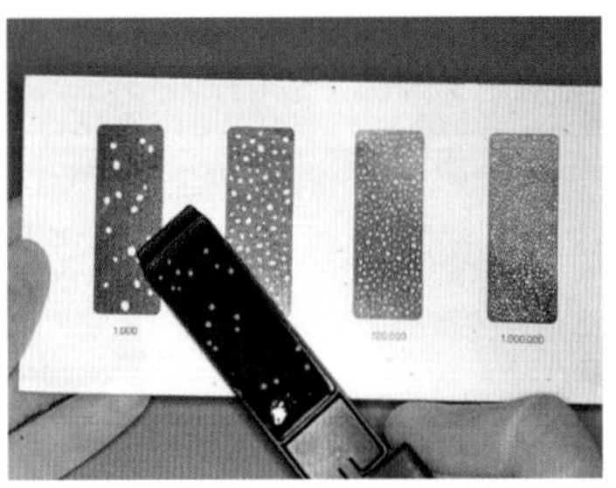

図 12-10　Dentocult-LB の判定表

表 12-5　Dentocult-LB の判定

判定	唾液中の *Lactobacilli* の菌数レベル
Class 0	≦ 10^3 CFU/mL
Class 1	10^4 CFU/mL
Class 2	10^5 CFU/mL
Class 3	≧ 10^6 CFU/mL

Link
Dentocult-LB
『歯科予防処置論・歯科保健指導論』
p.179 ～ 180

3）Dentocult-LB（*Lactobacilli* の測定）

混合唾液中の *Lactobacilli* の菌数レベルを，平板状の選択培地上で測定するキットである．*Lactobacilli* が検出された場合，未処置う窩の存在や不適合補綴装置・充塡物の存在が疑われる．

（1）試薬および器具

Lactobacilli の選択寒天培地（寒天スライド）と培養ケース，パラフィンワックス

※必要な培地と器材はすべてキットに含まれている．

（2）方法

①被験者にパラフィンワックスを最低 3 分間咀嚼させ，混合唾液を採取する．寒天スライドの両面を覆うのに十分な量の唾液が必要であることから，唾液分泌量が少ない患者の場合は唾液採取の時間を延長する．

②寒天スライドの両面を覆うように唾液をそそぐ．

③寒天スライドは培養ケースに戻し，37℃の恒温槽で 4 日間培養する．恒温槽がない場合は，室温に 7 日間放置する方法もある．

（3）判定（図 12-10，表 12-5）

キットには 4 つの菌数レベル例のついた判定表がついており，1000（10^3），10000（10^4），100000（10^5），1000000（10^6）と表示されている．この数字は唾液 1 mL あたりの *Lactobacilli* 数から割り出したものである．判定表を見て寒天スライドに点数をつけ，Class 2，3 の場合は「う蝕リスクが高い」と判定する．

Lactobacilli のコロニーは，黒い寒天の上に白または透明に見える．ときおり成長が密で全体が透明な細菌で覆われることがあるのでよく注意する．このような場合に細菌の成育を見落として「偽陰性」と判定してしまうことがあるため，反射光で観察する．

4．歯周病原細菌の検査

歯周組織の検査には，歯周組織の破壊の程度を調べる検査と，歯周局所の炎症の程度を調べる検査がある．このほとんどは，通常の臨床現場で歯周病の診断に付与して実施される項目なので，本項では特殊な試薬と機器，さらには外部機関へのオー

ダーによって実施される歯周病原細菌の検査の詳細を紹介する.

1) orcoa（*P.gingivalis* の PCR 法による菌数測定）

Link
PCR 法
p.70-71

歯間部のプラークを採取して，PCR 法により短時間で *P.gingivalis*（*Porphyromonas gingivalis*）の菌数レベルを測定する簡易迅速検査キットである．PCR 法によって，生物の持つ特定の遺伝子（DNA）を増幅させることにより，目的の菌が検体中にどの程度のレベルで存在するかを判定できる.

(1) 使用機器（図 12-11）

口腔細菌検出装置 orcoa，orcoa 口腔細菌検出キット（歯間ブラシ，キャップ，希釈液，検出キャップ，検出容器）

(2) 方法

①歯周炎の疑われる歯間部に，検体採取用の歯間ブラシを挿入し，2 ～ 3 回往復させてプラークを採取する.

②採取したプラークの懸濁処理を行い，検出キャップに塗布する.

③検出キャップを検出容器に差し込み，検出容器を検出装置 orcoa の容器ホルダーに取り付け，装置を作動させる.

(3) 判定（図 12-12）

45 分後に検出（赤）または不検出（緑）が色調ランプで表示され，同時に菌数レベルも判定できる.

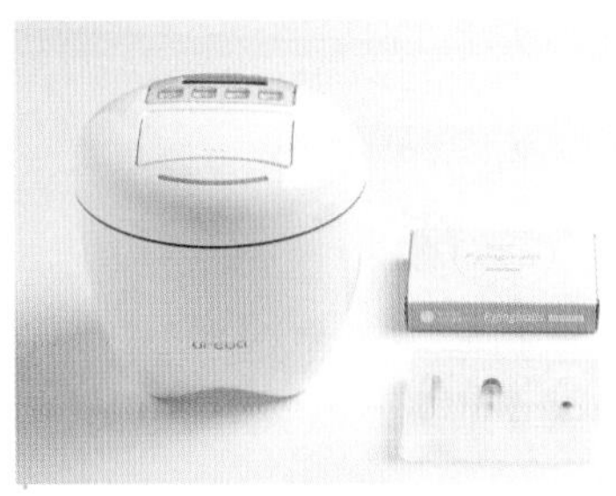

図 12-11　口腔細菌検出装置 orcoa
（右は orcoa 口腔細菌検出キット；PG-1000）

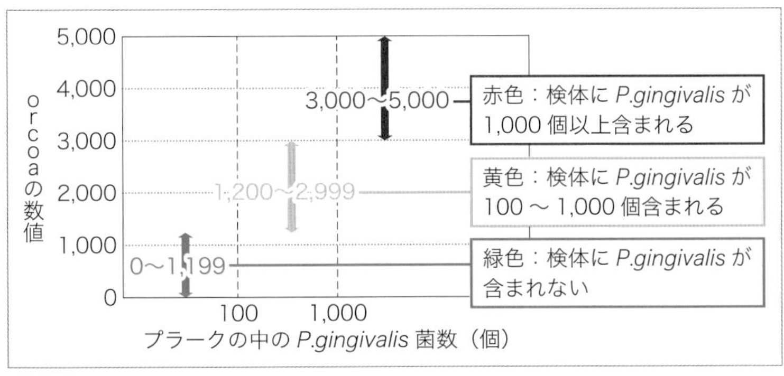

図 12-12　orcoa（PG-2000）の数値と色調変化の目安

Link
歯周病関連菌検査
『歯科予防処置論・歯科保健指導論』p.173～174

2）歯周病関連菌検査

口腔内における種々の歯周病関連菌数を，PCR 法などにより定量的に検査する．一般的には，臨床検査会社へオーダーする．

（1）試薬および器具

※必要な試薬，試験紙および器具はすべてキットに含まれている．

（2）方法

唾液が検体の場合：対象者に採唾用漏斗を付けたスピッツを持たせ，刺激時唾液採取用補助剤を 5 分間噛ませながら唾液を採取する．採取した唾液 0.5 mL を，同封のスポイトでヌンクチューブに入れてパラフィルムで蓋を固定し，ポリスピッツに入れる．

歯肉溝滲出液が検体の場合：滅菌した綿球かキュレットで縁上プラークを除去し，防湿する．ペーパーポイントの先端を歯周ポケット底部まで挿入する（1 ポケットに 2 本のペーパーポイントを使用）．そのままの状態で 10 秒間待ち，ペーパーポイントをヌンクチューブに入れてパラフィルムで蓋を固定し，ポリスピッツに入れる．

（3）判定

検体と検査依頼書を検査機関に送り，後日検査報告書が返送される．

5. う蝕と歯周病のリスクを同時に測定する検査

SMT（Salivary Multi Test）およびシルハは，う蝕および歯周病の発病リスクに関連する 6 項目の検査結果が 5 分でわかる検査で，素早く簡単に実施できる（図 12-13）．

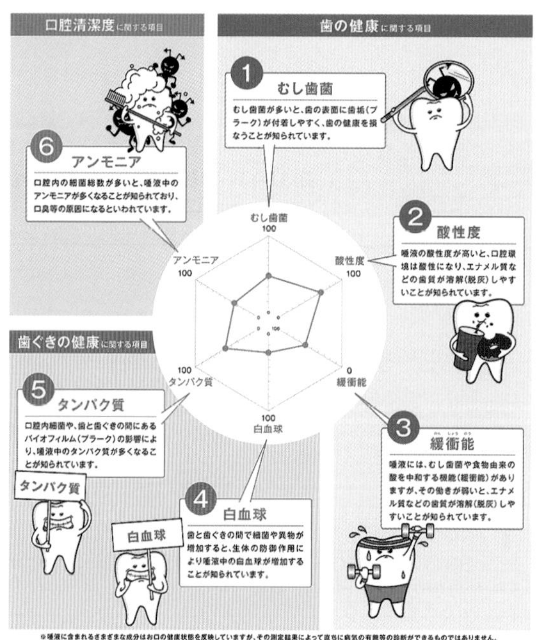

図 12-13　結果説明用シート（SMT）

(1) 試薬および器具

試験紙，洗口用水，スポイト

※必要な器材はすべてキットに含まれている．

(2) 方法（図 12-14）

被験者に洗口用水で 10 秒間軽く洗口させ，吐出液を採取し，試験紙に滴下する．その後，試験紙を機器にのせて 5 分間測定する．

(3) 活用の実際

う蝕と歯周病の発病リスクを簡単に測定できるうえ，結果がレーダーチャートと

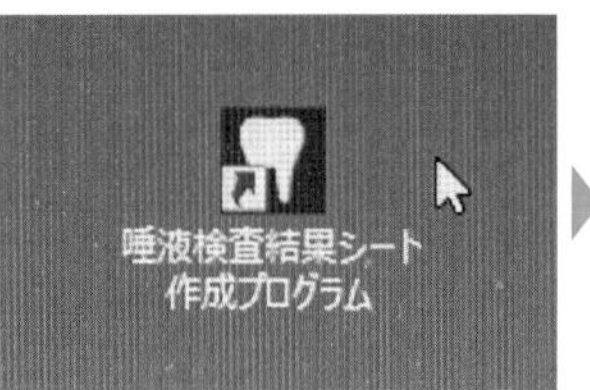

①パソコンの結果シート作成プログラムを起動する．

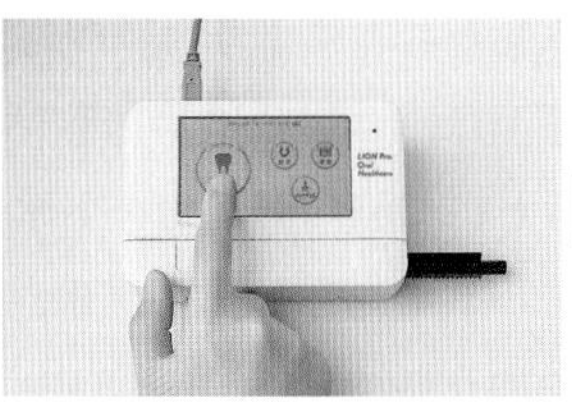

②測定機器を起動し，メニュー画面の「測定」をタッチする．

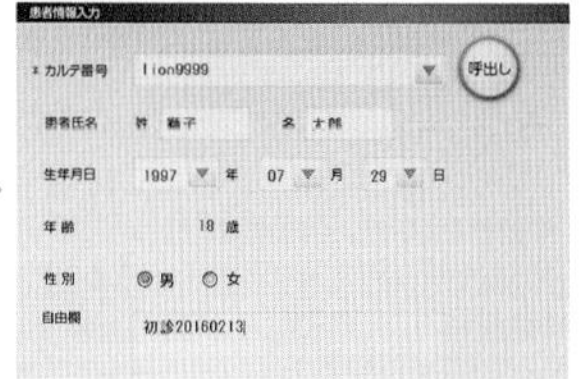

③パソコンでカルテ番号や氏名などの患者情報を入力する．

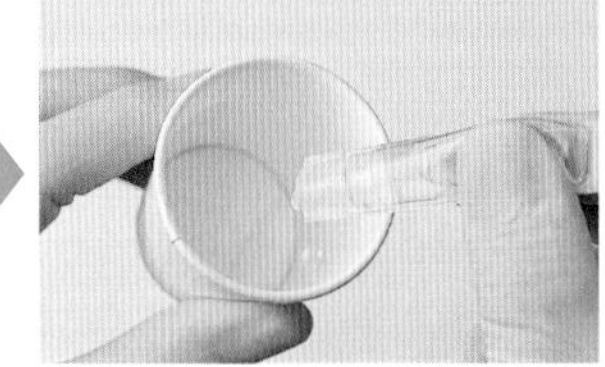

④洗口用水のキャップをねじって外し，全量を紙コップに入れる．

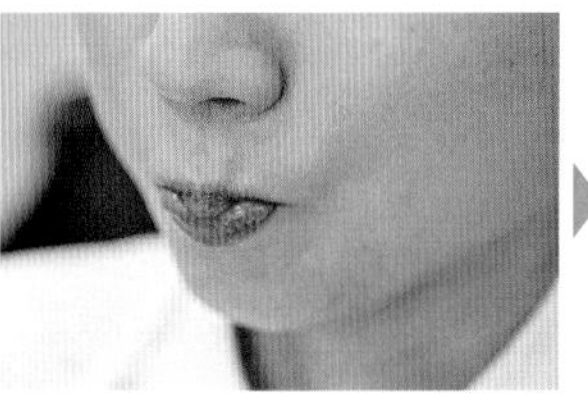

⑤洗口用水を口に含み，10 秒間軽く洗口させ，吐出液を採取する．

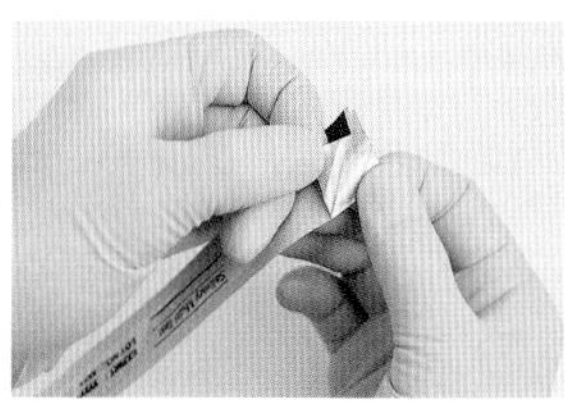

⑥アルミパックから試験紙を取り出し，ペーパータオルの上に置く．

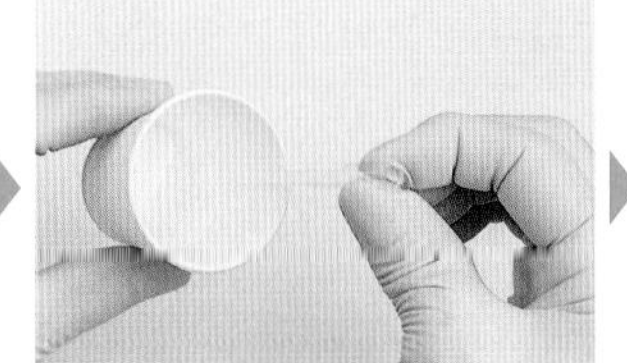

⑦洗口吐出液を軽く撹拌し，気泡が入らないように注意してスポイトで吸引する．

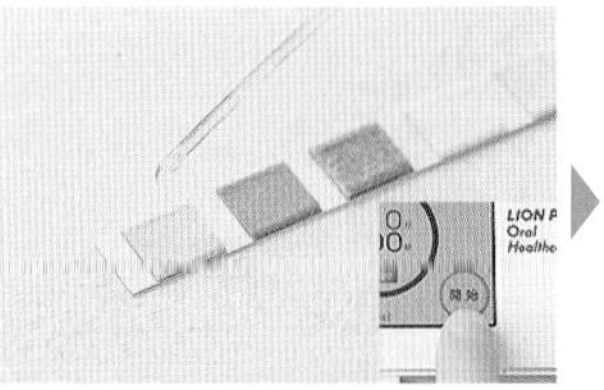

⑧試験紙の各パッドに 1 滴ずつ点着し，完了したら測定機器の「開始」をタッチする．

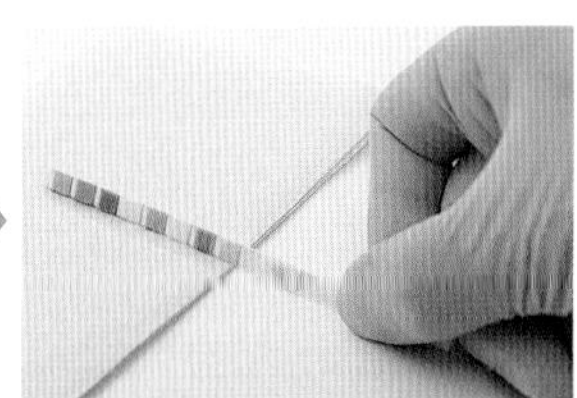

⑨余剰液を吸い取る（アンモニアのパッドが触れないように注意する）．

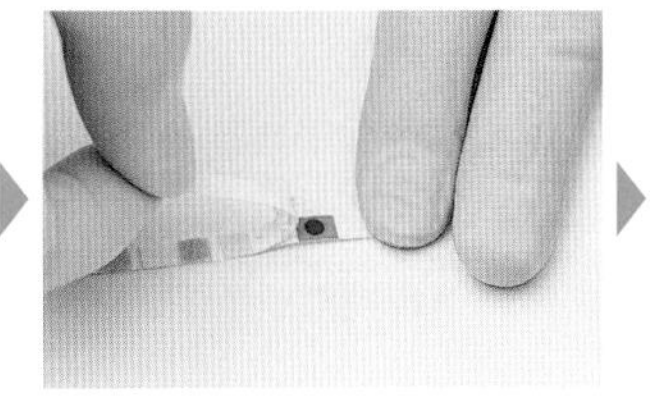

⑩測定機器が「ピーッ」と鳴ったら，アンモニアのパッドからスペーサーを剝がす．

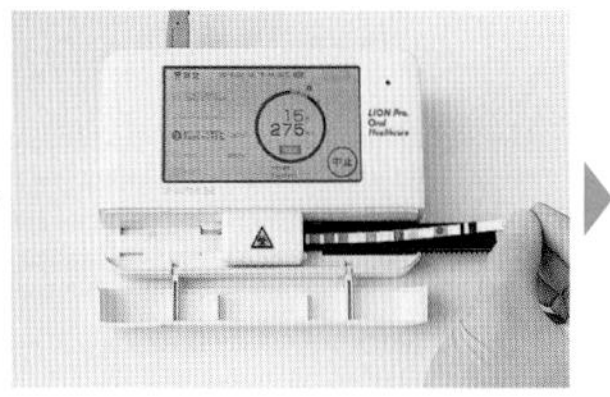

⑪試験紙を測定機器のホルダにセットしカバーを閉じると，自動で測定が始まる．

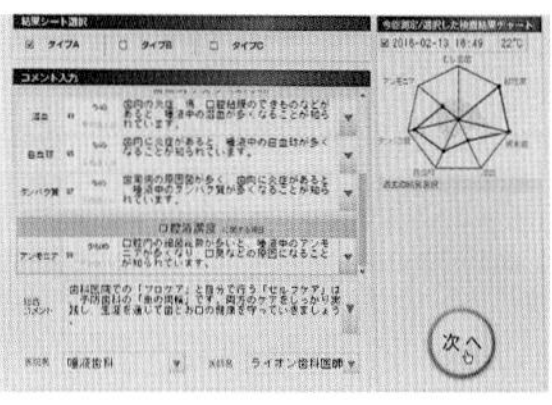

⑫測定が完了すると，チャート化された結果がパソコンに表示される．

図 12-14　SMT における測定の流れ

数値で示されるため，患者が理解しやすい．また，測定結果が出るまでの間に結果説明用シートをチェアサイドで読んでもらうことで，測定結果をより短時間で深く理解することが可能となる．

6. その他の口腔細菌の検査

要介護高齢者，入院患者，周術期患者，緩和期にある患者，障害を有する患者などにおいては，口腔の運動機能の低下や唾液分泌量の低下に伴って，自浄作用の低下がみられる．さらには，口腔衛生自立度の低下や，不適切な口腔衛生管理もみられる．こうしたことにより口腔内に著しい汚染が生じる．

汚染の原因は，食物残渣や口腔粘膜上皮の剝離，喀痰の口腔内停滞などであり，これらをもとに口腔内微生物を主体とした**口腔バイオフィルム**が形成される．口腔バイオフィルムの存在は歯科疾患，口腔粘膜疾患，誤嚥性肺炎などを引き起こし，生命予後の悪化や生活の質（QOL）の低下にも関連するとして，令和４年度の診療報酬改定で「口腔バイオフィルム感染症」に関わる検査が社会保険に導入された．

(1) 試薬および器具

口腔内細菌カウンタ（図 12-15）

(2) 方法

綿棒で採取した舌下部唾液あるいは舌苔に含まれる総細菌数を測定する．

(3) 口腔細菌定量検査法の実際

従来の口腔内微生物の客観的な定量法としては，Plaque Index のようなチャートを用いた方法や，細菌の数を顕微鏡下で直接数える方法，光電比色計などを用いて菌液の濁り度を測る方法，培地上に培養後にコロニーをカウントする方法などが知られているが，口腔内細菌カウンタではチェアサイドやベッドサイドで，簡易的かつ迅速に細菌数を測定できるようになった．

口腔細菌の定量検査には，①舌下部の唾液をサンプルとする方法と，②舌上の表面からサンプルを採取する方法がある．いずれも，希釈液 1mL あたりの細菌数でバイオフィルム感染症を診断する．

※詳細は日本歯科医学会「口腔バイオフィルム感染症に対する口腔細菌定量検査に関する基本的な考え方」を参照．

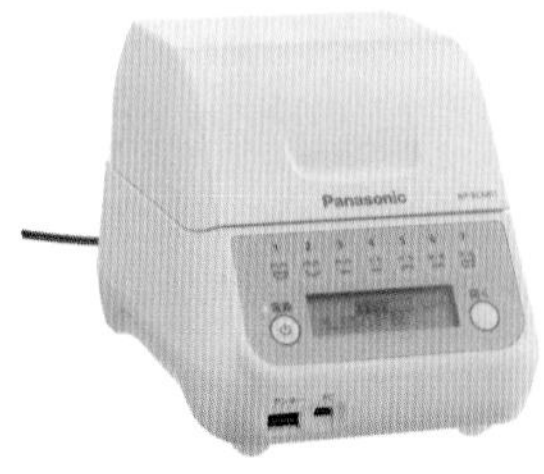

図 12-15　口腔内細菌カウンタ

2 口臭の検査

1. 口臭とは

1) 口臭の分類と口臭症

*口臭
本項で紹介する「口臭」は,『口臭症の分類』(宮崎ら, 1999)における「真性口臭症」に該当するものです.

口臭*とは,本人あるいは第三者が不快と感じる呼気の総称であり,**生理的口臭**と**病的口臭**に分類される(表12-6).生理的口臭には一般的な口臭,ホルモンの変調に起因する口臭,嗜好物・飲食物・薬物による口臭があり,病的口臭には歯科口腔外科領域の疾患,耳鼻咽喉科疾患,全身(内科的)疾患がある.

2) 口臭の臭気成分

呼気中の臭気のなかで,硫化水素,メチルメルカプタン,ジメチルサルファイドは低濃度で臭いとして感知されることが多いため,臭気成分というとこの3種類を指すことが多く,**揮発性硫黄化合物(VSC)**とよばれる.

2. 口臭の検査

口臭検査には,人の嗅覚による官能検査と機器を用いた検査があり,これらを併用することが望ましい.しかし,飛沫感染により生じる感染症の流行が社会的問題となっている環境下においては,官能検査の実施には慎重となる必要がある.

表12-6 口臭(臭気)の分類

1) 生理的口臭
①一般的な生理的口臭 加齢性口臭,起床時口臭,空腹時口臭,緊急時口臭,疲労時口臭など
②ホルモンの変調などに起因する生理的口臭 妊娠時口臭,月経時口臭,思春期口臭,更年期口臭など
③嗜好物・飲食物・薬物による生理的口臭 ニンニク,アルコール,薬物(活性型ビタミン剤)など
2) 病的口臭
①歯科口腔領域の疾患 歯周炎,特殊な歯肉炎,口腔粘膜の炎症,舌苔,悪性腫瘍など
②耳鼻咽喉領域の疾患 副鼻腔炎,咽頭・喉頭の炎症,悪性腫瘍など
③全身(内科)疾患 糖尿病(アセトン臭),肝疾患(アミン臭),腎疾患(アンモニア臭)など

(日本口臭学会編:口臭への対応と口臭症治療の指針2014より)

VSC:Volatile Sulfur Compounds(揮発性硫黄化合物)

1）官能検査

(1) 方法

評価者の嗅覚によって口臭の強度を評価する方法である．主観的な評価であるため，複数の評価者で行い，患者には喫煙は 12 時間前から，化粧品は 24 時間前から，VSC を含む食品（ネギ類，ニンニクなど）は 48 時間前から，それぞれ摂取・使用を控えるよう指示をする．

会話中の息を判定する方法や，患者と評価者が不透明なパネルを介して向き合い，患者がパネルの中央部に通したチューブに呼気を吐き出し，パネルの反対側で評価者がその臭いを判定する方法，チューブが付いたサンプリングバッグ（ビニール袋，テフロンバッグなど）に患者が呼気を吐き出し，評価者が軽く袋を叩いて呼気を排出させ臭いを判定する方法などがある．

(2) 判定

「臭いなし」から「非常に強い」の 6 段階で判定する（表 12-7）．スコア 2 以上を「口臭あり」と判断する．複数の評価者で判定を行った場合は平均値を用いる．

2）機器を用いた検査

口臭測定器の多くは VSC の濃度を測定する．しかし，呼気には VSC 以外にも多くの成分が含まれているため，機器測定は口臭そのものを測定しているわけではないことに留意しなくてはならない．

(1) 方法

ガスクロマトグラフィは，最も正確に定性・定量的に VSC を評価できるが，大がかりな装置やガスのボンベが必要で，操作に熟練を要する．そのため，臨床では簡易型ガスクロマトグラフィや半導体センサーが用いられることが多い．

国内では数種類の測定機器が商品化されている．シリンジで口腔内の息を吸い取り，測定装置に注入し分析を行うものや（図 12-16），口にくわえたストローから口気が自動的に吸引され，装置に注入されるものがある．

(2) 判定

VSC を硫化水素，メチルメルカプタン，ジメチルサルファイドに分類し，その濃度を計測する．計測器によっては，計測値をもとに口臭の判定が提示される．

表 12-7　口臭の官能検査の判定基準

スコア		判定基準（強さと質）
0	臭いなし	嗅覚閾値以上の臭いを感知しない
1	非常に軽度	嗅覚閾値以上の臭いを感知するが，悪臭と認識できない
2	軽度	かろうじて悪臭と認識できる
3	中等度	悪臭と容易に判定できる
4	強度	我慢できる強い悪臭
5	非常に強い	我慢できない強烈な悪臭

（文献 15）より）

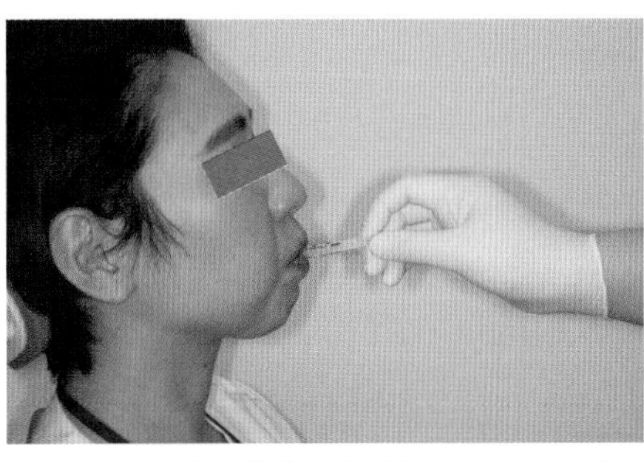
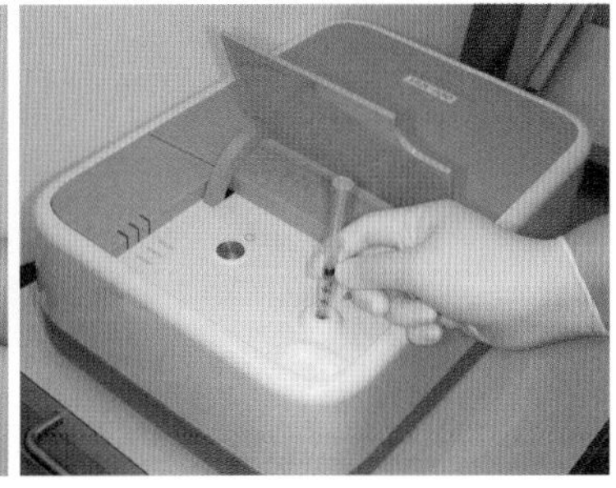

図 12-16　**口臭の測定機器（オーラルクロマ）**
口腔内の息をシリンジで吸引し，機械に注入し硫化水素，メチルメルカプタン，ジメチルサルファイドの濃度を測定する．

3 味覚の検査

1. 味覚障害とは

味の受容は，食物中の物質が，主に舌や軟口蓋に分布する**味蕾**(みらい)の味覚受容体に結合することで始まる．この味の受容のメカニズムに異常が生じると，味覚障害を起こす．

味覚障害の原因は亜鉛欠乏性，薬剤性があり，その他原因不明のものもある．代表的なものは亜鉛欠乏性の味覚障害であり，血清中の亜鉛の値が60μg/dL未満の場合は**亜鉛欠乏症**と診断され，味覚障害のほかに皮膚炎，口内炎，脱毛，褥瘡(じょくそう)（難治性），食欲低下，貧血などの症状もみられる．

Link
亜鉛の検査
p.126

2. 味覚の検査

味蕾から受容した味の情報を中枢に伝える味神経は，口腔内の部位によって異なり，鼓索(こさく)神経（舌の前方2/3），大錐体(だいすいたい)神経（軟口蓋），舌咽(ぜついん)神経（舌の後方1/3），迷走神経（咽頭・喉頭）の左右4つがあり，それぞれの支配領域ごとに味覚を検査する．迷走神経領域の測定は難しいため，通常は左右の鼓索神経，大錐体神経，舌咽神経が支配する6カ所で測定する（図12-17）．

1）濾紙ディスク法（図12-18）

濾紙ディスク法は，うま味を除く4基本味（甘味，塩味，酸味，苦味）について，それぞれ5段階（各味について設定が異なる）の濃度の溶液を，薄い味から順に検査する方法である．1回ずつ濾紙をピンセットで置くため，手間と時間を要する．

(1) 方法

検査キットを使用する．味溶液を1滴垂らした小さな丸い濾紙を，ピンセットで測定部位に3秒間置いて，感じた味を答えてもらう．低い濃度の味溶液から順

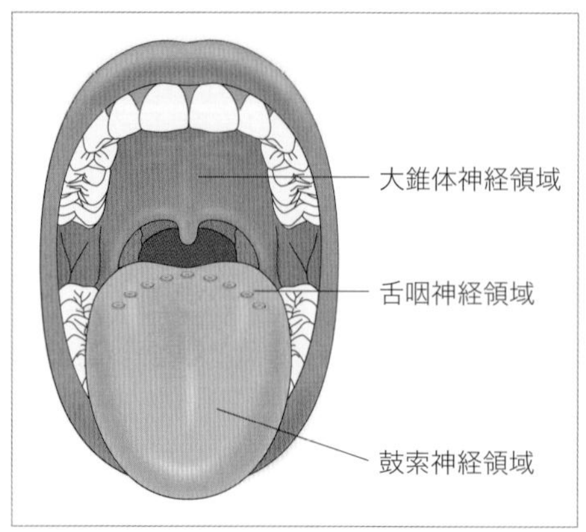

図 12-17　**味覚に関連する神経の支配領域**

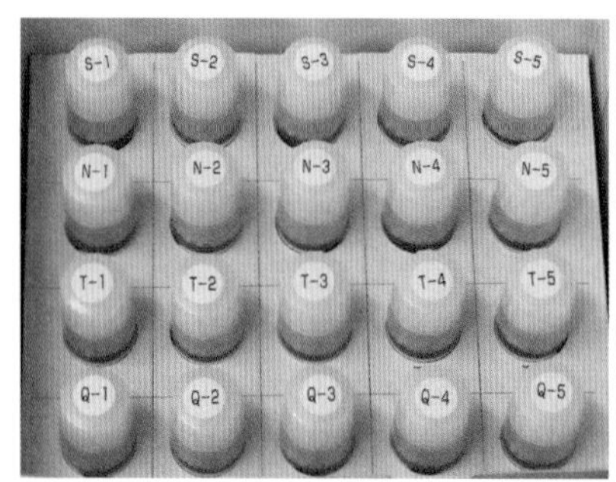

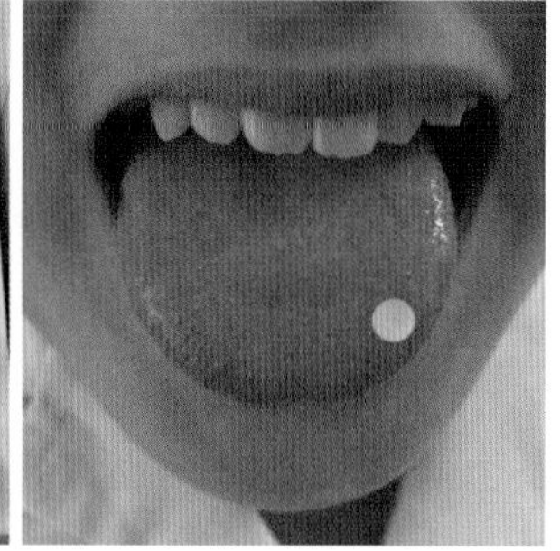

図 12-18　**濾紙ディスク法による味覚検査**

番に行う．なお，苦味は最後に行う．

(2) 判定

味の質を認知できる最小濃度を測定する検査である．臨床的には濃度番号が5段階のうち3以下であれば，正常とする．

2) 電気味覚検査（図 12-19）

電気味覚検査は，舌に微弱な電流を流すと金属を舐めたような味がすることを利用した検査方法で，電気味覚計を用いて行う．−6～34dB（デシベル）まで2dBごとの21段階の電流を流し，味を感じる閾値を測定する検査である．

被検者が感じる味覚は金属のような味の1種類のみであり，どの味が障害されているかは調べることはできない．また，本検査は心臓ペースメーカー装着者には実施できないことにも留意する．

(1) 方法

左右の鼓索神経，舌咽神経，大錐体神経領域の合計6カ所で測定を行う．直径5mmの単極導子を検査部位に接触させ，接触時間：0.5～1秒間，刺激間隔：1～3秒で通電し，徐々に電流を上げていく．触覚以外の感覚（鉄を舐めたような味など）がしたらボタンを押してもらい，電流の値を記録する．

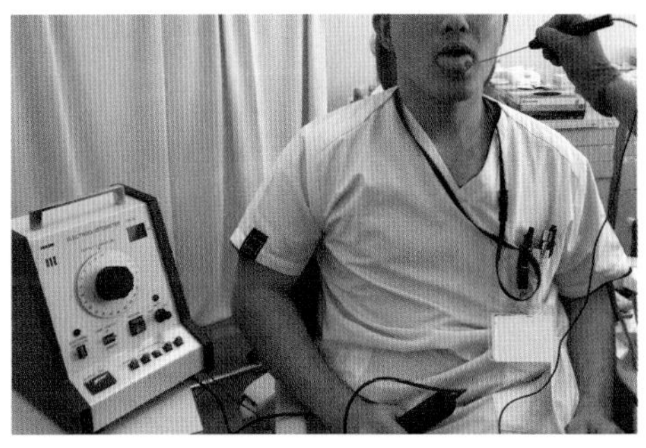

図 12-19　**電気味覚検査**

表 12-8　**電気味覚検査の正常範囲**

支配神経	正常範囲
鼓索神経領域	0 ～ 8 dB（40 歳以上は～ 16 dB）
舌咽神経領域	4 ～ 14 dB
大錐体神経領域	8 ～ 22 dB

（文献 17）より）

(2) 判定

電気味覚の正常範囲を**表 12-8** に示す．いずれの領域も左右差が 6 dB 以上ある場合は，有意に差があると判定する．

4 口腔カンジダ症の検査

1．口腔カンジダ症とは

1）発症要因

口腔カンジダ症は，カンジダ菌のうち，主に *Candida albicans*（*C.albicans*）という真菌により起こる口腔感染症である．カンジダ菌は口腔内の常在菌の一種であるが，ステロイド性抗炎症薬の投与などによって免疫低下状態に陥ると，菌交代現象*が生じてカンジダ菌が増殖し，病原性を発揮することにより発症する（日和見感染）．

***菌交代現象**
抗菌薬などの影響を受けて，ある種の細菌が異常に増殖する現象のことです．

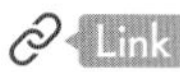

日和見感染
p.80

口腔カンジダ症では *C.albicans* が最も多く検出され，80％以上を占める．次に多く検出される菌は *C.glabrata* であり，両菌の混合感染も多い．そのほかに *C.tropicalis*，*C.krusei* などの菌種も検出される．

2）口腔カンジダ症の分類

口腔カンジダ症は偽膜性，紅斑性（萎縮性），肥厚性の 3 つに分けられる．偽膜性カンジダ症は，舌などの粘膜上に白色または乳白色の点状，線状，斑紋状の白苔が付着し，この白苔はぬぐうと剝離することができる．白苔は認めず，粘膜の萎縮や紅斑を特徴とする紅斑性カンジダ症は，ヒリヒリとした疼痛や灼熱感，口角びらんを伴うことも多い．また，慢性に病変が経過した肥厚性カンジダ症では，粘膜が厚く硬くなり，白板を形成する．

2. 口腔カンジダ症の検査

口腔カンジダ症の検査は，カンジダ菌の存在の確認を目的とし，臨床では培養検査と顕微鏡検査が多く行われる．また，カンジダ菌の存在は口腔衛生管理の状況を反映する指標にもなる．

1）培養検査

綿棒やデンタルミラーを用いて病変部を擦過し，それを検体として，培地に塗布する．培地にはカンジダ菌の発育に必要な栄養素が含まれており，48時間/37℃前後で培地を保ち，発育した菌の塊であるコロニーを観察する方法である（図12-20）．カンジダ菌は口腔常在真菌であるため，病変がなくても検出されることもある．

口腔カンジダ症の診断には，厳密には病変部からカンジダ菌の**仮性菌糸**を検出する必要があるが，一般的には一定の数以上のコロニーが認められた場合，陽性と判定する．使用される培地には，カンジダ菌の有無を同定するサブロー培地，カンジダ菌の菌種も同定できるクロモアガー培地がある．判定までに時間を要するため即時診断はできないが，菌種の同定と定量的な評価が可能である．

また，クロモアガー培地を用いた検査キット（クロモスラント カンジダカラー）もあり，*C.albicans*，*C.krusei*，*C.glabrata*，*C.tropicalis*，*C.parapsilosis* などがそれぞれ特徴のある色調のコロニーで観察できる（図12-21，表12-9）．

2）顕微鏡検査（鏡検）

デンタルミラーなどを用いて病変部を擦過し，スライドガラスへ塗布し，染色液を用いて**菌糸**あるいは**仮性菌糸**を確認する方法である．通常のグラム染色やHE染色のほか，PAS染色，グロコット染色，蛍光染色などの染色法がある（図12-22）．菌糸あるいは仮性菌糸が認められれば口腔カンジダ症と診断される．

Link
グラム染色
p.68-69
HE染色
p.153

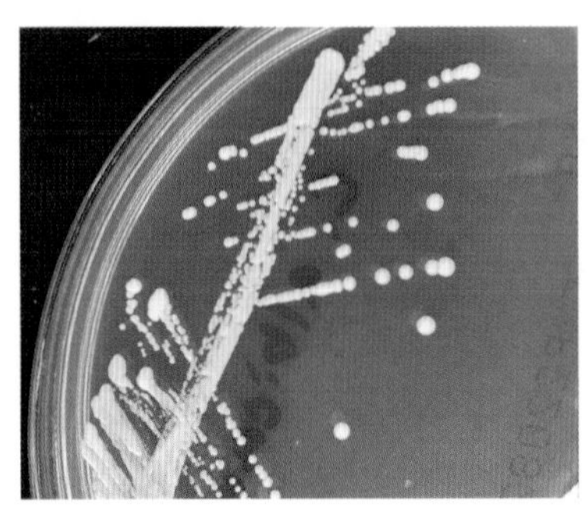

図12-20 ***C.albicans* のコロニー（サブロー培地）**
（東京歯科大学・橋本和彦先生ご提供）

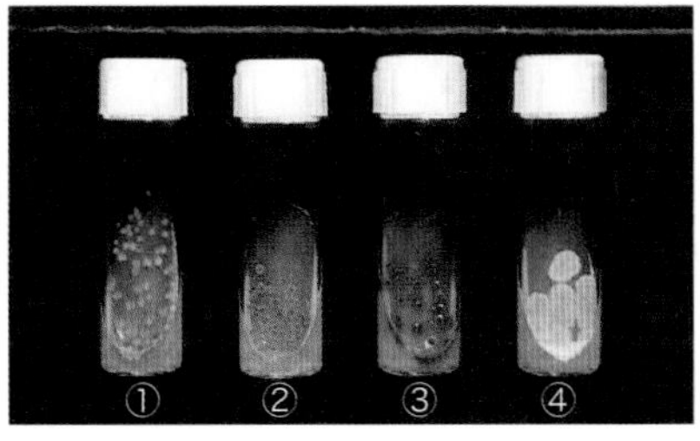

図 12-21　**コロニーの例**
① *C. albicans*，② *C. glabrata*，③ *C. tropicalis*，④ *C. krusei*

表 12-9　**カンジダ菌の菌種とコロニーの特徴**

菌種	コロニーの特徴
C. albicans	緑色のスムース型（表面が平滑な）コロニー
C. glabrata	紫色のスムース型コロニー
C. tropicalis	中心部が濃青色のコロニーで，周囲にハロー（透明帯）を形成
C. krusei	中心部がピンク色で，平坦なラフ型（表面が粗造な）コロニー
C. parapsilosis	パール状の白色スムース型コロニー

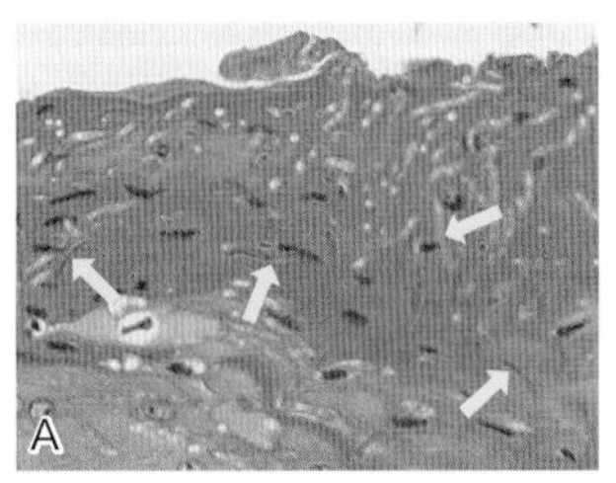

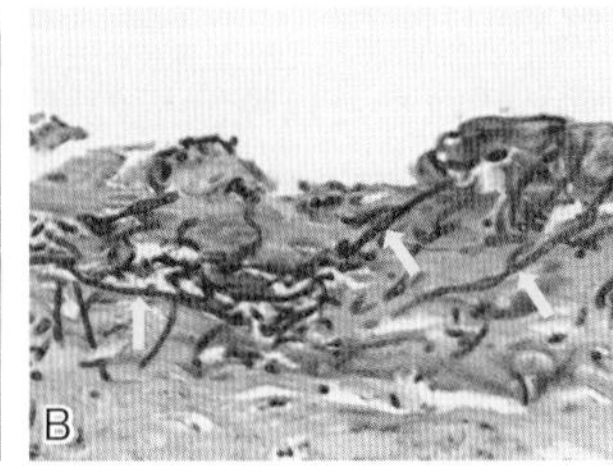

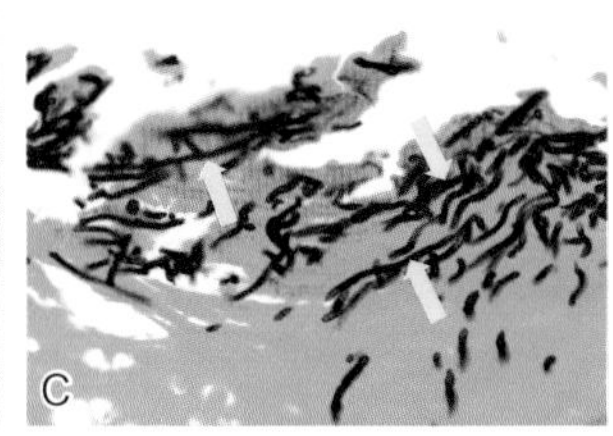

図 12-22　**各種顕微鏡検査による *C. albicans* の染色像**　（東京歯科大学・橋本和彦先生ご提供）
A：HE 染色，B：PAS 染色，C：グロコット染色．いずれも菌糸（黄色い矢印）がみられる．

5　口腔機能低下症の検査

1．口腔機能低下症とは

Link
口腔機能低下症
『高齢者歯科学』

口腔機能低下症とは，加齢だけでなく，疾患や障害などさまざまな要因によって，口腔の機能が複合的に低下している疾患である．放置すると咀嚼機能や摂食嚥下機能の障害を招く可能性がある．

症状としては，口腔内の微生物の増加，口腔乾燥，咬合力の低下，舌や口唇の運動機能の低下，舌の筋力の低下，咀嚼機能や嚥下機能の低下など，複数の口腔機能の低下を認める．口腔機能低下症を適切に診断し，適切な管理と患者への動機づけを行うことにより，さらなる口腔機能の低下と重症化を予防し，口腔機能を維持・回復することが可能になると考えられている．

2. 口腔機能低下症の検査

口腔機能低下症は，7つの下位症状（口腔衛生状態不良，口腔乾燥，咬合力低下，舌口唇運動機能低下，低舌圧，咀嚼機能低下，嚥下機能低下）のうち，3項目以上該当する場合に診断される．

1）口腔衛生状態不良の検査

❶ 方法

視診によりTCI（Tongue Coating Index）を用いて，舌苔の付着程度を評価する．舌表面を9分割し，それぞれのエリアに対して舌苔の付着度を3段階（スコア0, 1, 2）で評価し，9区域の合計スコアを算出する（図12-23）．

❷ 評価

TCIが50%以上（合計スコアが9点以上）ならば，口腔衛生状態不良と判定する．

2）口腔乾燥の検査

口腔粘膜湿潤度または唾液量の検査で評価をする．

(1) 口腔粘膜湿潤度の検査

❶ 方法

口腔水分計または口腔湿潤計を用いて，舌先端から1cm後方の舌背部で測定する（図12-24）．センサー部にディスポーザブルのセンサーカバーを装着し，センサー

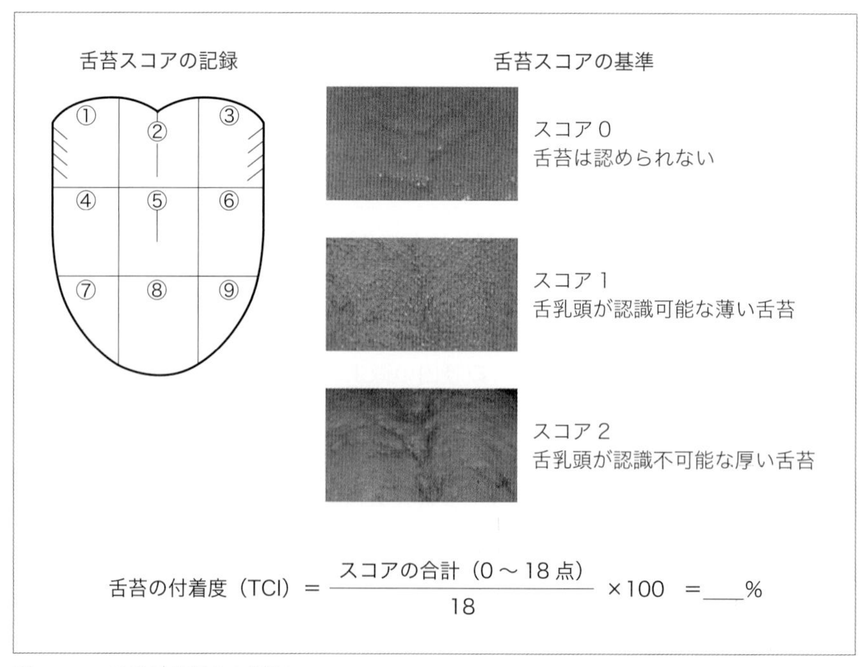

図12-23 舌苔付着程度の評価 （文献21）より）

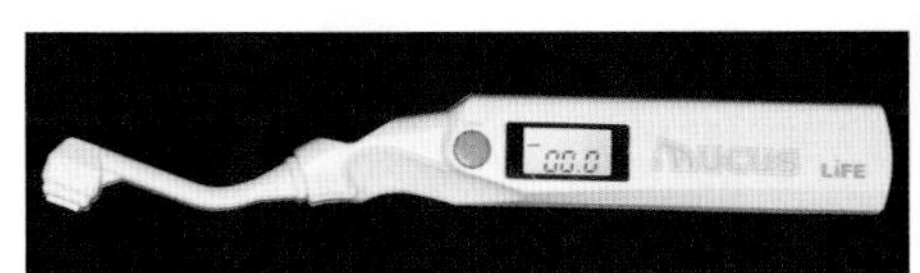

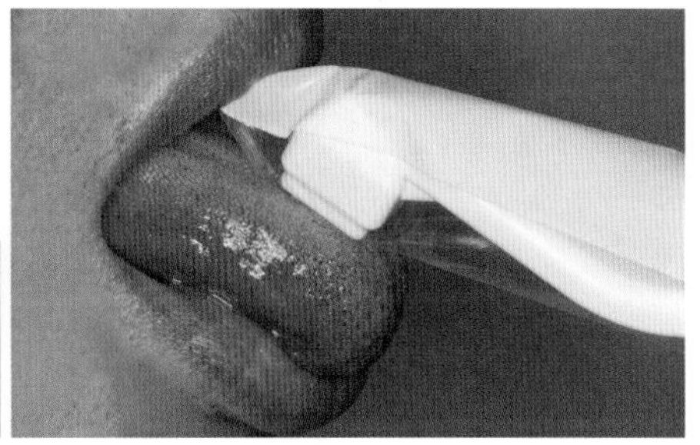

図 12-24 **口腔水分計（ムーカス）と測定の様子**

部分を舌に垂直に，約２秒間，「ピピ」と音が鳴るまで押し当てる．連続３回測定し，その中央値を測定値とする．

❷ 評価

測定値 27.0 未満を口腔乾燥と判定する．

(2) 唾液量の検査（サクソンテスト）

❶ 方法

ガーゼを１回 / 秒で２分間噛み，ガーゼにしみこんだ唾液の重量を測定する．あらかじめ，ガーゼと測定時に入れる容器の重量を計測しておき，噛んだ後のガーゼと容器の重量との差を求める．サクソンテストは Saxon の提案で 1985 年に Kohler らによって考案された方法であるが，この原法（p.174 参照）で使用されているガーゼは国内で入手ができないため，同等のもの（タイプⅢの医療ガーゼ /7.5 cm 四方 /12 Ply（12 重）/ 乾燥重量約２g）を用いる．

❷ 評価

ガーゼの重量の増加が２g 以下の場合は，唾液分泌量が低下していると判定する．

3）咬合力低下の検査

咬合力検査または残存歯数により評価する．両方の検査を行える場合は，咬合力検査の結果を採用する．

(1) 咬合力検査

❶ 方法

歯科用咬合力計を用いて，咬頭嵌合位において３秒間噛みしめた際の歯列全体の咬合力を計測する（図 12-25）．義歯装着者は義歯を装着した状態で計測を行う．

❷ 評価

測定機器，分析条件により基準値は異なる．咬合力測定システム用フィルム（デンタルプレスケールⅡ）を使用し，自動クリーニングなしで分析した場合は 500 N 未満，口腔機能モニター（Oramo-bf）を使用した場合は 375 N 未満の場合に咬合力低下と判定する．

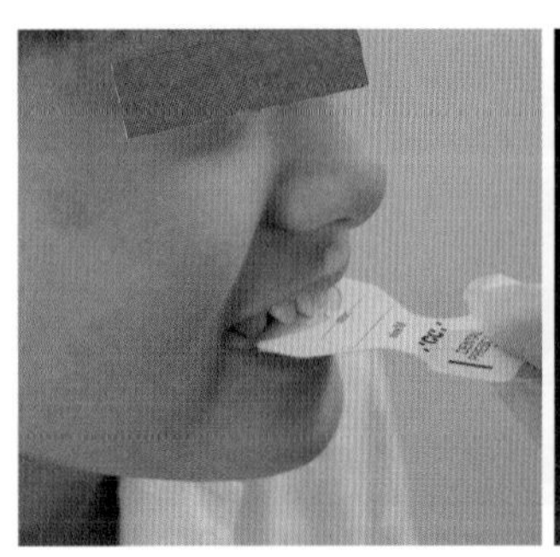
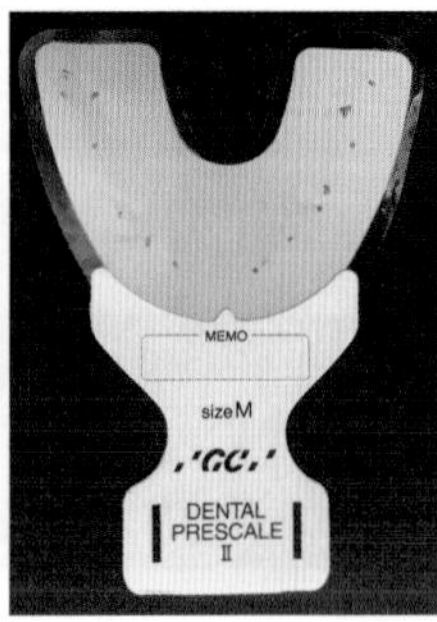

図 12-25　**咬合力測定システム用フィルム（デンタルプレスケールⅡ）を用いた咬合力の測定の様子と，咬合後に発色を呈したフィルム**
フィルムに加えられた咬合力により，フィルム中の発色剤層にあるマイクロカプセルが破壊され，染料が化学反応を起こして赤色を発色する．咬合力分析ソフトで，赤色発色の程度から咬合力を解析する．

(2) 残存歯数

❶ 方法

残存歯数を数える．

❷ 評価

残根と動揺度 3 の歯は除外し，残存歯数 20 本未満を咬合力低下と判定する．

4）舌口唇運動機能低下の検査

❶ 方法

舌，口唇の運動の速度と，規則性，巧緻性を評価する方法であるオーラルディアドコキネシスにより評価を行う．5 秒間に /pa/（パ），/ta/（タ），/ka/（カ）をそれぞれできるだけ早く，繰り返し発音させ，1 秒間あたりの各々の音節の発音回数を評価する．発音回数を自動カウントする計測機器もある．

/pa/ の発音回数からは口唇運動を，/ta/ からは舌の前方運動を，/ka/ からは舌の後方運動をそれぞれ評価する．なお，義歯装着者は義歯を装着した状態で計測する．

❷ 評価

/pa/，/ta/，/ka/ の発音回数が，いずれか 1 つでも 1 秒間あたり 6 回未満であれば，舌口唇運動機能低下と判定する．

5）低舌圧の検査

❶ 方法

舌圧測定器を用いて，最大舌圧を計測する（図 12-26）．先端にバルーンがついたプローブを口腔内に挿入し，バルーン部を舌と口蓋の間で，最大の力で数秒間押し潰すよう指示をすると，測定中の最大圧が自動的に表示される．動揺歯がある場合には，プローブが当たらないよう留意する．なお，義歯装着者は義歯を装着した状態で計測する．

❷ 評価

最大舌圧が 30 kPa 未満を低舌圧と判定する．

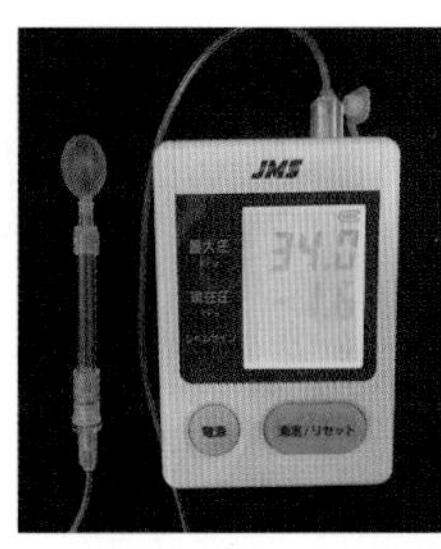
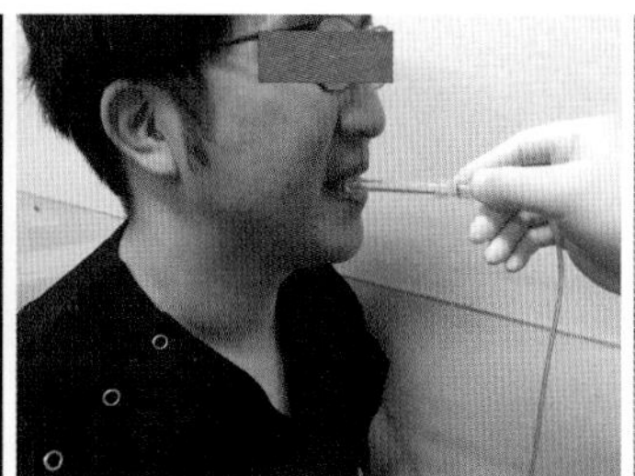
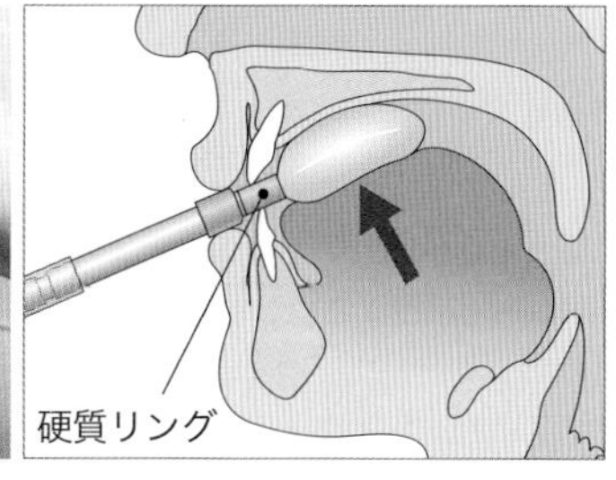

図 12-26　**舌圧測定器と測定の様子**
硬質リングの部分を上下の前歯で軽くおさえさせ，バルーンを舌で口蓋に向けて押し潰してもらう．

6）咀嚼機能低下の検査

咀嚼機能低下の検査は，咀嚼能力検査または咀嚼能率スコア法により評価を行う．いずれも義歯装着者は義歯を装着した状態で計測する．誤嚥や誤飲のリスクが疑われる場合は行わない．

(1) 咀嚼能力検査

❶ 方法

規格化されたグルコース含有グミゼリー（図 12-27-A）を咀嚼後，溶出したグルコース濃度を測定する方法である．まずグミゼリーを 20 秒間自由に咀嚼させる．咀嚼中，グミゼリーは飲み込まずに口の中に留めておくよう指示をする．20 秒後に 10 mL の水を口に含んでもらい，口腔内のグミゼリーと水を一緒に，濾過用メッシュをセットしたコップに吐き出してもらう（図 12-27-B）．コップの上から濾過用のメッシュを外し，コップ内の濾液を採取用のブラシで採取する．ブラシを咀嚼能力検査システムのチップに点着し，濾液を吸わせると，自動的に計測が開始され，計測値が表示される（図 12-27-C）．

❷ 評価

グルコース濃度が 100 mg/dL 未満で咀嚼機能低下と判定する．

(2) 咀嚼能率スコア法

❶ 方法

規格化されたグミゼリーを咀嚼させ，どの程度細かく粉砕できたかを視覚資料と照合して評価する方法である．特殊な機器を必要としない．グミゼリー，ガーゼを貼ったコップ，評価シートを準備し，グミゼリーを 30 回咀嚼させた後に，コップに貼ったガーゼの上に吐き出してもらう．咀嚼後のグミゼリーを，10 段階（0 ～ 9）にスコア化した視覚資料と比較して，視覚的に咀嚼能力を評価する（図 12-28）．

❷ 評価

スコア 0，1，2 の場合を咀嚼機能低下と判定する．

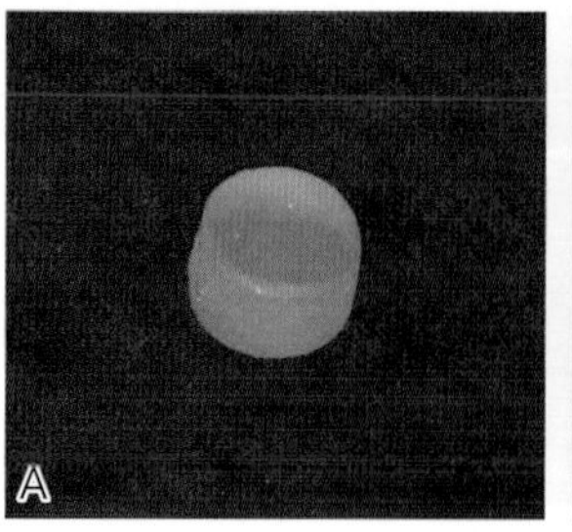

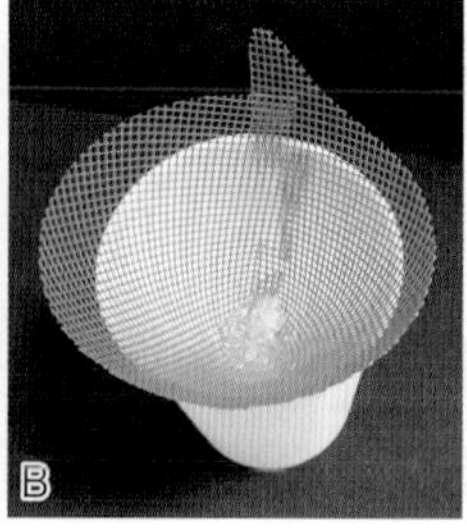

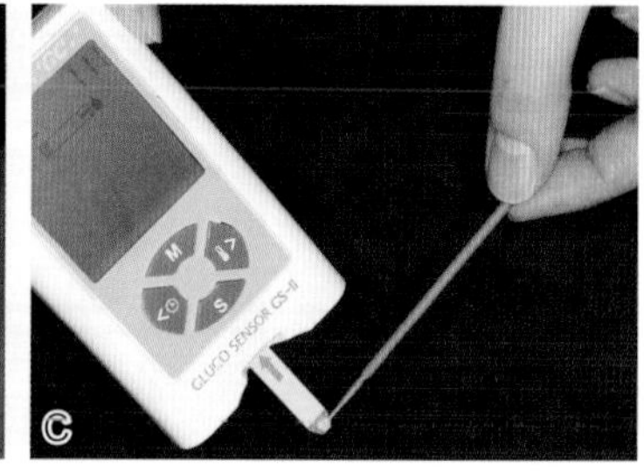

図 12-27　**グルコース含有グミゼリーを用いた咀嚼能力検査**
A：規格化されたグルコース含有グミゼリー（グルコラム）.
B：咀嚼後に吐き出してもらったグミゼリー.
C：濾液を採取したブラシを咀嚼能力検査システム（グルコセンサー GS-Ⅱ）のチップに点着する様子.

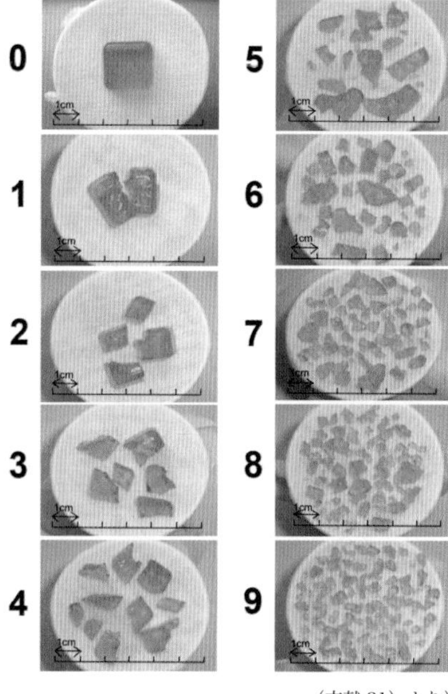

（文献 21）より）

図 12-28　**咀嚼能率スコア法で用いられる視覚資料**
実際に咀嚼し，咬断されたグミゼリーをできるだけ重ならないようにガーゼの上に広げた状態で，視覚資料と照合してスコアを判定する.

7）嚥下機能低下の検査

❶ 方法

嚥下スクリーニング質問紙（EAT-10），または自記式質問票（聖隷式嚥下質問紙）を用いて評価する．評価はいずれか 1 つの質問用紙で判定してよい（**詳細は p.199 ～ 200 参照**）.

❷ 評価

EAT-10 の場合は合計点数が 3 点以上，聖隷式嚥下質問紙の場合は 15 項目のうち A の項目が 1 つ以上で，嚥下機能低下と判定する.

6 摂食嚥下障害の検査

摂食嚥下障害が疑われる患者の診察では，主訴，現病歴，既往歴を聴き取り，歩き方や姿勢，不随意運動の有無，声の質，栄養状態などの身体所見と，口腔衛生状態，舌や口唇の運動範囲，軟口蓋の麻痺などの口腔・咽頭の所見を確認する．

摂食嚥下障害の診断を行うにあたり，まず摂食嚥下機能に焦点をあてた**スクリーニング検査**を行う．スクリーニング検査では，摂食嚥下障害が疑われる患者を抽出し，一連の摂食嚥下の動作のどこに障害があるのかを把握する．

実際の摂食嚥下障害の診断においては，スクリーニング検査で摂食嚥下障害が疑われた患者に対し，**精密検査**を行う必要がある．

1．スクリーニング検査

摂食嚥下障害の診断に用いる嚥下造影検査は，エックス線透視装置が必要であるため，行うことができる施設は限られる．また，臨床的には問題はない程度であるが被曝を伴う．嚥下内視鏡検査も，わずかではあるが鼻から内視鏡を挿入するという侵襲があるため，検査を行う人の習熟が必要である．そのため，これらの精密検査は必要なタイミングで必要な患者に行うべきである（後述）．

これに対して，スクリーニング検査は場所や回数，検査者を問わず行うことができる．

1）聖隷式嚥下質問紙

（1）方法

さまざまな種類の嚥下質問用紙が存在するが，聖隷式嚥下質問紙（表 12-10）が多く用いられている．ここ 2～3 年の様子について，患者本人（記入が難しい場合は介護者）が記入する．質問は 15 項目あり，肺炎の既往，栄養状態，咽頭機能，口腔機能，食道機能，気道防御機構などが反映される．

（2）評価

A の回答は「重い症状」，B は「軽い症状」，C「症状なし」に相当する．1 つでも A の回答があれば摂食嚥下障害の存在を疑い，嚥下造影検査などの精密検査を行うことが望ましい．

2）EAT-10（Eating Assessment Tool-10）

（1）方法

国際的に用いられる評価用紙である（表 12-11）．10 項目の質問で構成され，それぞれ 5 段階（0 点：問題なし～4 点：ひどく問題）で回答し，合計点を算出する．

（2）評価

合計点数が 3 点以上であれば，嚥下の問題を疑う．

表 12-10　聖隷式嚥下質問紙

あなたの嚥下（飲み込み，食べ物を口から食べて胃まで運ぶこと）の状態について，いくつかの質問をします．ここ 2，3 年から最近のことについてお答えください．いずれも大切な症状ですので，よく読んでA，B，Cのいずれかに丸をつけてください．

質問	A	B	C
1）肺炎と診断されたことがありますか？	A．繰り返す	B．一度だけ	C．なし
2）やせてきましたか？	A．明らかに	B．わずかに	C．なし
3）物が飲み込みにくいと感じることがありますか？	A．しばしば	B．ときどき	C．なし
4）食事中にむせることがありますか？	A．しばしば	B．ときどき	C．なし
5）お茶を飲むときにむせることがありますか？	A．しばしば	B．ときどき	C．なし
6）食事中や食後，それ以外の時にものどがゴロゴロ（痰がからんだ感じ）することがありますか？	A．しばしば	B．ときどき	C．なし
7）のどに食べ物が残る感じがすることがありますか？	A．しばしば	B．ときどき	C．なし
8）食べるのが遅くなりましたか？	A．たいへん	B．わずかに	C．なし
9）硬いものが食べにくくなりましたか？	A．たいへん	B．わずかに	C．なし
10）口から食べ物がこぼれることがありますか？	A．しばしば	B．ときどき	C．なし
11）口の中に食べ物が残ることがありますか？	A．しばしば	B．とさどさ	C．なし
12）食べ物や酸っぱい液が胃からのどに戻ってくることがありますか？	A．しばしば	B．ときどき	C．なし
13）胸に食べ物が残ったり，つまった感じがすることがありますか？	A．しばしば	B．ときどき	C．なし
14）夜，咳で眠れなかったり目覚めることがありますか？	A．しばしば	B．ときどき	C．なし
15）声がかすれてきましたか？（がらがら声やかすれ声など）	A．たいへん	B．わずかに	C．なし

（文献 24）より）

表 12-11　EAT-10

各質問で，あてはまる点数を四角の中に記入してください．
問い：以下の問題についてあなたはどの程度経験されていますか？

質問 1：飲み込みの問題が原因で体重が減少した	0 = 問題なし，1，2，3，4 = ひどく問題
質問 2：飲み込みの問題が外食に行くための障害になっている	0 = 問題なし，1，2，3，4 = ひどく問題
質問 3：液体を飲み込む時に，余分な努力が必要だ	0 = 問題なし，1，2，3，4 = ひどく問題
質問 4：固形物を飲み込む時に，余分な努力が必要だ	0 = 問題なし，1，2，3，4 = ひどく問題
質問 5：錠剤を飲み込む時に，余分な努力が必要だ	0 = 問題なし，1，2，3，4 = ひどく問題
質問 6：飲み込むことが苦痛だ	0 = 問題なし，1，2，3，4 = ひどく問題
質問 7：食べる喜びが飲み込みによって影響を受けている	0 = 問題なし，1，2，3，4 = ひどく問題
質問 8：飲み込む時に食べ物がのどにひっかかる	0 = 問題なし，1，2，3，4 = ひどく問題
質問 9：食べるときに咳が出る	0 = 問題なし，1，2，3，4 = ひどく問題
質問 10：飲み込むことはストレスが多い	0 = 問題なし，1，2，3，4 = ひどく問題

（文献 25）より）

3）反復唾液嚥下テスト（RSST）

（1）方法

随意的な嚥下反射の惹起（じゃっき）を定量的に評価する方法である．被検者は原則として座位とする．検査者は示指（人差し指）を被検者の舌骨に，中指を喉頭隆起（こうとうりゅうき）に当て，「で

RSST：Repetitive Saliva Swallowing Test（反復唾液嚥下テスト）

きるだけ何回も，“ごっくん”とつばを飲み込むことを繰り返してください」と指示し，唾液嚥下（空嚥下（からえんげ））を繰り返させる．この運動を30秒間行わせ，触診で喉頭隆起が中指を乗り越えた回数を数える（図12-29）．

(2) 評価

反復唾液嚥下の回数が30秒間で3回未満の人では，嚥下造影検査で誤嚥をしていた割合が高く，3回以上できた人では誤嚥をしていない人が多かったと報告されている．このことから，30秒間で3回未満の場合に，嚥下機能が低下していると解釈する．

4) 改訂水飲みテスト（MWST）

(1) 方法

実際に被検者に水を飲ませて嚥下機能を評価する方法である．冷水3 mLを口腔底に注ぎ，嚥下するよう指示する（図12-30）．もし可能なら，追加して2回嚥下運動をさせる．評価点が4点以上の場合，最大2施行繰り返す．

(2) 評価

表12-12の評価基準に基づき，最も低い点数で評価する．

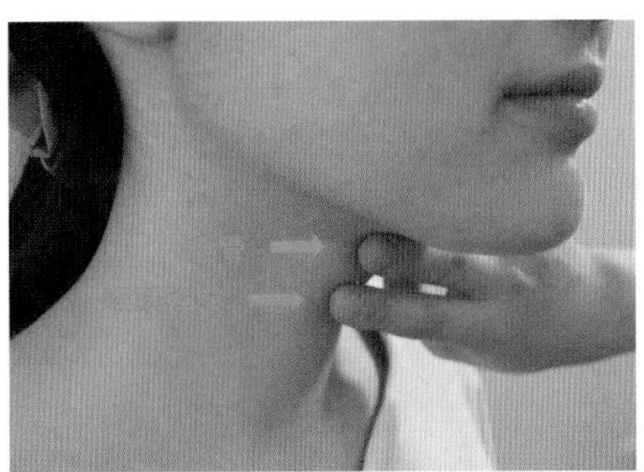

図12-29　**反復唾液嚥下テスト（RSST）**
触診しながら唾液嚥下（空嚥下）を30秒間繰り返させ，喉頭隆起が中指を乗り越えた回数を数える．

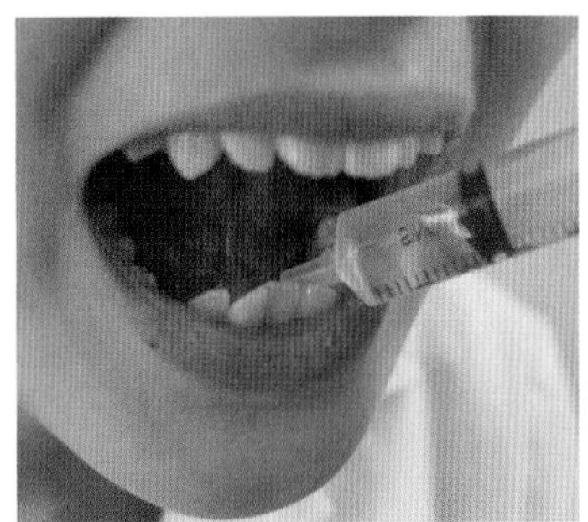

図12-30　**改訂水飲みテスト（MWST）**
冷水3mLを口腔底に注いで嚥下させ，嚥下やむせの有無，呼吸状況などをみる．

表12-12　**改訂水飲みテストの評価基準**

1. 嚥下なし，むせるand/or呼吸切迫
2. 嚥下あり，呼吸切迫（不顕性誤嚥の疑い）
3. 嚥下あり，呼吸良好，むせるand/or湿性嗄声
4. 嚥下あり，呼吸良好，むせない
5. 4に加え，追加嚥下運動が30秒以内に2回可能

（文献28）より）

MWST：Modified Water Swallowing Test（改訂水飲みテスト）

5）フードテスト

（1）方法

実際に被検者にプリンなどのテストフードを食べさせて，嚥下機能を評価する方法である．ティースプーン一杯（約4 g）のテストフードを舌背部前方に置き，嚥下するよう指示する．もし可能なら追加して2回嚥下運動をさせる．評価点が4点以上の場合，最大2施行繰り返す．

（2）評価

表 12-13 の評価基準に基づき，最も低い点数を評点とする．口腔内残留量も評価に加味している点が，改訂水飲みテストの評価と異なる．

6）咳テスト

（1）方法

誤嚥をしたときに，むせが起こるかを確認するための検査である．喘息の既往のある患者には行わない．1％濃度のクエン酸生理食塩水を，超音波（メッシュ式）ネブライザーで患者の口元に噴霧し，口から呼吸させ，咳反射の有無をみる（図 12-31）．

（2）評価

1分間吸入させ，5回以上咳反射が出た場合は，正常とする．4回以下の場合は，不顕性誤嚥（ふけんせいごえん）（むせが起きない誤嚥）の疑いありと判断する．よりシンプルな判断方法では，吸入時間30秒以内に1回以上咳が出た場合を正常とし，1回も咳反射が起きない場合は，不顕性誤嚥の疑いありと判断する．

表 12-13　フードテストの評価基準

評価基準
1. 嚥下なし，むせる and/or 呼吸切迫
2. 嚥下あり，呼吸切迫（不顕性誤嚥の疑い）
3. 嚥下あり，呼吸良好，むせる and/or 湿性嗄声，口腔内残留中等度
4. 嚥下あり，呼吸良好，むせない，口腔内残留ほぼなし
5. 4に加え，追加嚥下運動が30秒以内に2回可能

（文献 28）より）

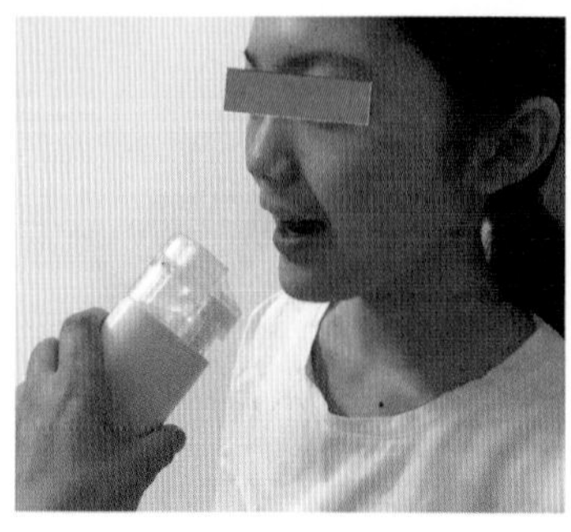

図 12-31　咳テスト
クエン酸生理食塩水を患者の口元に噴霧し，口から呼吸させ，咳反射の有無をみる．

2. 精密検査

実際に食物などを嚥下しているときの状態は，身体の外からは見ることができない．そのため，診断においては精密検査によって食物などの動きと飲み込みの状態をみる必要がある．

検査方法には，食物などの動きと飲み込みに関係する器官を，エックス線で透視して見る方法（嚥下造影検査）と，喉の奥にファイバースコープを入れて見る方法（嚥下内視鏡検査）がある．それぞれに特徴と利点・欠点がある（表 12-14）．

1）嚥下造影検査（VF）

嚥下造影検査（VF）では，エックス線透視下で造影剤や造影剤を含んだ模擬食品を摂取させて，嚥下の様子を評価する．摂食嚥下障害の検査ではゴールドスタンダードとされる．痛みは伴わず，口から食道に至る食塊の動きや，舌骨，喉頭，喉頭蓋（こうとうがい）の動きも観察できる．

(1) 方法

消化器の造影検査などに使用されるエックス線透視装置を用いる（図 12-32）．リアルタイムでの評価とともに，後日スローモーションで再生をして，詳細に観察

表 12-14　嚥下内視鏡検査と嚥下造影検査の比較

	嚥下内視鏡検査	嚥下造影検査
被曝	なし	あり
場所の制約	なし	あり
実施回数の制約	あまりない	考慮する必要がある
実際の食事の評価	可能	不可能
唾液の誤嚥の観察	可能	不可能
準備期・口腔期の評価	不可能	可能
咽頭期の評価	可能	可能
食道期の評価	不可能	可能

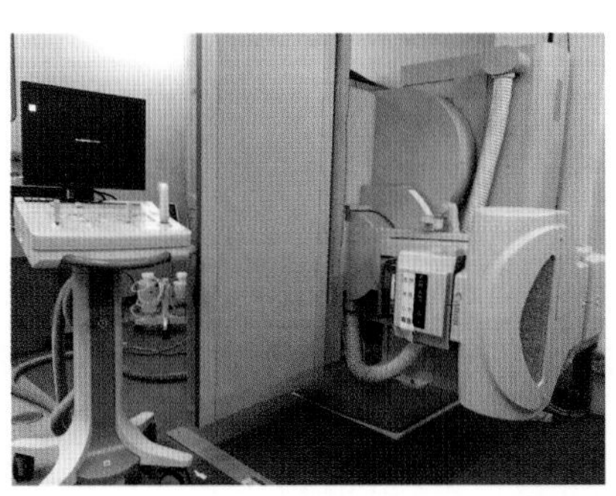

図 12-32　嚥下造影検査に使用するエックス線透視装置

VF：Videofluoroscopic examination of swallowing（嚥下造影検査）

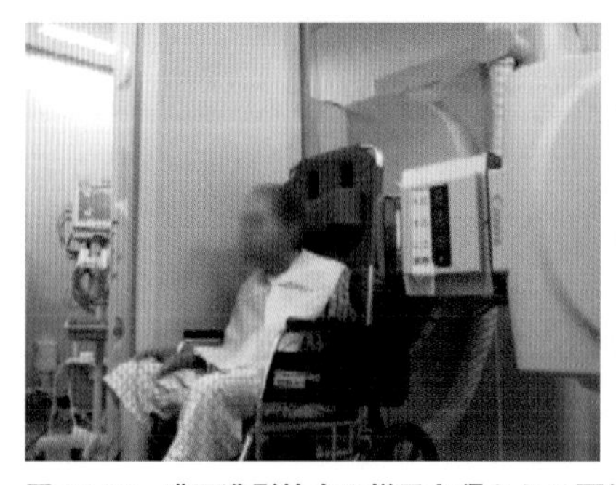
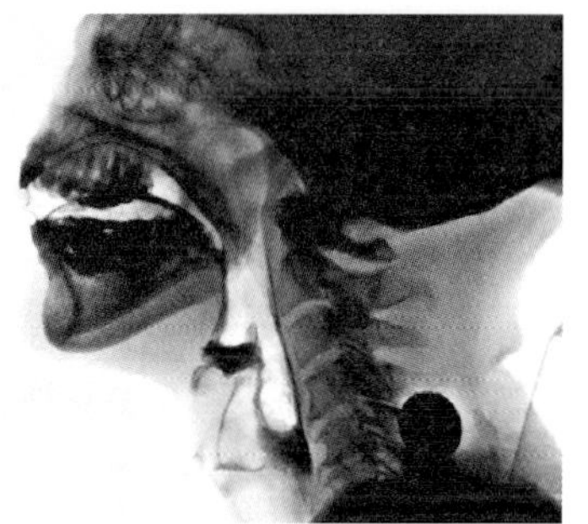

図 12-33　**嚥下造影検査の様子と得られる画像**

を行う．

まず，発声をさせて口唇，舌，軟口蓋の動きを，次いで唾液を嚥下させて嚥下運動を観察する．一般的には造影剤として硫酸バリウムを使用することが多く，造影剤を含む液体（とろみを付与しないものと，数種類の濃度のとろみをつけた液体を用意する），造影剤を添加したゼリー，ペースト（ピューレ状），粥（かゆ），米飯などを食べさせる．基本的には患者の側面から撮影を行い，検査の途中または最後に正面から撮影を行う．被曝量を軽減するために，各患者に応じて必要な項目の検査を行う．

(2) 評価

嚥下に関連する器官の動き，食塊の動きを評価する．また，嚥下運動が起こるタイミングや，嚥下反射の惹起の遅延，食塊の喉頭内侵入，誤嚥，嚥下動作後の口腔や咽頭，食道入口部における食塊の残留量，喉頭や気管内に食塊が入った場合にはそれらが咳により喀出されるかを観察する．同時に，どのような姿勢や訓練方法が有効であるかの確認も行うことがある（図 12-33）．

2) 嚥下内視鏡検査（VE）

嚥下内視鏡検査（VE）は，内視鏡を鼻から入れ，内視鏡の先端を咽頭部に挿入し，上・中・下咽頭を直接観察する方法である．安全性に考慮し，患者に侵襲を与えないようにする必要があり，経験者の指導を十分に受けた者が行う検査である．

検査の目的は，上・中・下咽頭の形態や器質的な問題，運動の確認，食物や液体嚥下時の嚥下機能の評価，嚥下障害に対する訓練や対応方法の決定などである．検査に用いる食品は，検査目的によって異なるが，患者が実際の食事で食べている食品を使用することができる．

(1) 方法

内視鏡にはファイバースコープと電子内視鏡がある．電子内視鏡は画質が非常に鮮明であるが高価なため，歯科領域においてはファイバースコープを用いた検査が行われている．内視鏡先端にはレンズが付いており，レンズで捉えた像は，内視鏡

VE：Videoendoscopic evaluation of swallowing（嚥下内視鏡検査）

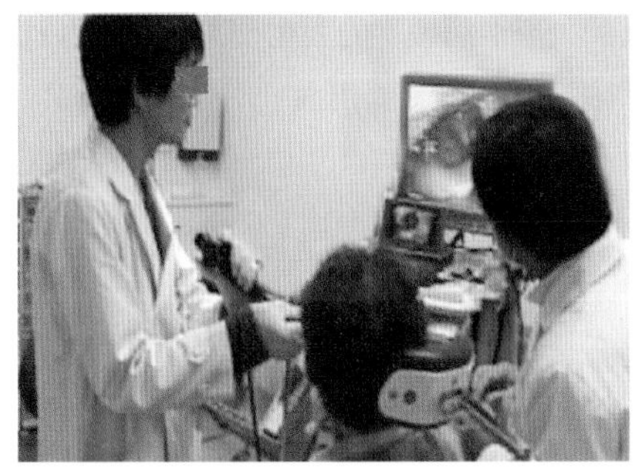

図 12-34　**嚥下内視鏡検査の様子**

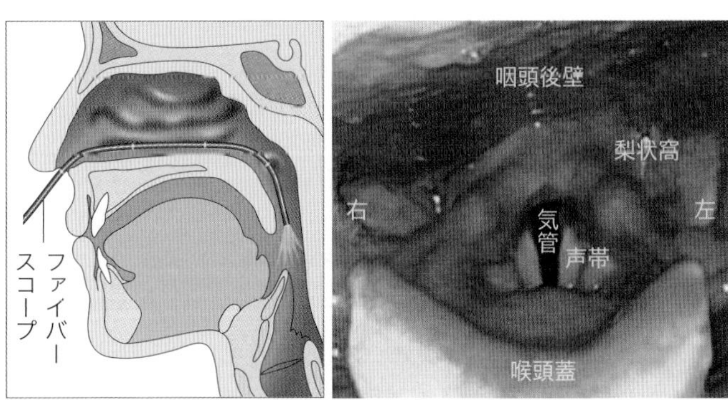

図 12-35　**嚥下内視鏡検査の仕組みと得られる画像**
鼻孔からファイバースコープを挿入し，軟口蓋の後方に留置する．右のような画像をリアルタイムで観察することができる．

に接続された小型テレビカメラにより，モニター画面に映し出される．

患者の鼻孔から内視鏡を挿入する．内視鏡先端を上咽頭に進め，次いで内視鏡の先端を軟口蓋の後方に進め，中咽頭，下咽頭を観察し，内視鏡の先端をさらに下咽頭に進める．その後，患者の病態に適した物性の液体や食物を実際に食べさせ，嚥下の様子を評価する（図 12-34，35）．

(2) 評価

上咽頭では発音や唾液の嚥下を行わせ，軟口蓋の挙上，鼻咽腔（びいんくう）閉鎖を観察する．中咽頭では器質的な問題，唾液や痰の貯留を確認する．下咽頭では喉頭内に分泌物や唾液が垂れ込んでいないか，発声をさせ声帯の動きを確認する．食物や液体を用いて嚥下を行わせる際は，嚥下時の食物や液体の流れに対して，嚥下反射が遅れていないか，嚥下動作後に咽頭や食道入口部に食物が残留していないか，喉頭内への侵入や誤嚥がないかを評価する．

3. 摂食嚥下障害の検査に関わる疾患

1) 脳血管疾患（脳梗塞）

(1) 疾患の概要

脳血管疾患とは，「虚血あるいは出血によって，脳が一過性または持続性に障害された状態，あるいは脳の血管が病理学的変化により障害された病態」と定義されている．脳血管疾患は「脳梗塞」と「脳出血・クモ膜下出血」に大きく分けられ，特に摂食嚥下障害との関連が深い**脳梗塞**は，脳血管の狭窄や閉塞などによる虚血性疾患である．

脳梗塞は，大きく**心原性脳塞栓症**，**アテローム血栓性脳梗塞**，ラクナ梗塞に分けられる．心原性脳塞栓症は，心房細動などにより心臓内で形成された血栓が脳へ運ばれ，脳血管（動脈）を詰まらせることで生じる．一方，アテローム血栓性脳梗塞は動脈硬化により比較的太い脳血管で生じ，ラクナ梗塞は血管壁の変性や微小アテロームによって細い脳血管が閉塞することで生じる．アテローム血栓性脳梗塞とラクナ梗塞は脳血管自体に生じた病変が原因となることから，非心原性脳梗塞ともいわれる．

いずれも脳の血行が途絶えることにより脳組織の一部が損傷され，その部分の神経細胞機能が障害され，梗塞部位に応じてさまざまな障害が生じる．

（2）生じる摂食嚥下障害

摂食嚥下に関わる器官の動きや感覚が低下することによって生じる．障害の部位や大きさにより病態は異なるが，嚥下障害の症状は，急性期では頻度が高いものの経時的に変化し，半年以上継続する人は５％前後という報告もある．

延髄の嚥下中枢が障害されると**球麻痺**が，延髄より上部の両側性障害では**偽性球麻痺**が起こる．球麻痺による嚥下障害の特徴は嚥下反射の消失や減弱，偽性球麻痺の特徴は嚥下に関係する筋力の低下や協調性の低下などである．

2）神経・筋疾患

（1）疾患の概要

脳・脊髄・末梢神経などの神経自体の病変，または筋肉自体の病変によって，運動障害をきたす疾患の総称である．代表的な神経変性疾患には**筋萎縮性側索硬化症**（きんいしゅくせいそくさくこうかしょう）（**ALS**）や**パーキンソン〈Parkinson〉病**，筋疾患には筋ジスロトフィー，重症筋無力症，多発性筋炎などがある．

（2）生じる摂食嚥下障害

疾患によって比較的急速に進行するもの，緩徐に進行するもの，嚥下障害が変動するものに分かれる．ALSでは食塊形成，咽頭への送り込み，喉頭挙上，鼻咽腔閉鎖，咽頭収縮の障害，誤嚥が生じる．パーキンソン病では，摂食嚥下障害と疾患の重症度は関連しないことも多く，摂食嚥下の各相にわたる多様な障害を認める．

3）認知症

（1）疾患の概要

一度正常に発達した認知機能が，後天的な脳の障害によって持続性に低下し，日常生活や社会生活に支障をきたすようになった状態のことで，アルツハイマー

ALS：Amyotrophic Lateral Sclerosis（筋萎縮性側索硬化症）

〈Alzheimer〉型，レビー小体型，前頭側頭型，血管性に大別される．認知症患者に必ずみられる症状である中核症状（記憶障害，見当識障害，失語，失行，失認，遂行機能障害など）と，中核症状に付随して引き起こされる二次的な症状である周辺症状（不眠，徘徊，幻覚，妄想など）がある．

(2) 生じる摂食嚥下障害

アルツハイマー型認知症では，発症初期には嚥下障害は明らかにならないが，疾患の進行に伴い，先行期から準備期の障害（食物を口腔に入れたまま止まってしまうなど）を認めることが多い．レビー小体型認知症は，口腔期に加えて咽頭期の嚥下障害を伴うことが多い．

参考文献

1) Newbrun E：Cariology. 2nd ed. Williams & Wilkins；1989.
2) 眞木吉信，山本秀樹，松久保　隆ほか：唾液による齲蝕活動性迅速判定法としての Resazurin Disc の変色特異性．口腔衛生学会誌，33（2）：169 ～ 182，1983.
3) Jensen B, Bratthall D：A new method for the estimation of mutans streptococci in human saliva. J Dent Res, 68（3）：468-471, 1989.
4) Crossner CG, Hagberg C：A clinical and microbiological evaluation of the Dentocult dip-slide test. Swed Dent J. 1（3）：85-94, 1977.
5) 小関真理子，真木吉信，高江洲義矩ほか：ドライアイの症状をきたす眼科疾患患者における唾液分泌速度の測定方法に関する検討．歯科學報，101（1）：48 ～ 56，2001.
6) 松久保　隆，眞木吉信：口腔衛生実践マニュアル．一世出版，東京，2002.
7) Ericson D, Bratthall D：Simplified method to estimate salivary buffer capacity. Scand J Dent Res, 97（5）：405-407, 1989.
8) 西永英司，牧　利一，斉藤浩一ほか：唾液による総合的な口腔検査法の開発．日本歯科保存学雑誌，58（3），219 ～ 228，2015.
9) 西永英司，内山千代子，牧　利一ほか：唾液による総合的な口腔検査法の開発．日本歯科保存学雑誌，58（4），321 ～ 330，2015.
10) Bratthall D, Hansel Petersson G：Cariogram-a multifactorial risk assessment model for a multifactorial disease. Community Dent Oral Epidemiol, 33（4）：256-264, 2005.
11) 喜田奈々子，二川祐子，眞木吉信ほか：リスク・コントロールに基づく歯科医療に関する研究（第 2 報）小児期と青少年期におけるカリエス・リスク・テストの有無と歯科保健行動および意識の比較．日本歯科衛生学会雑誌，13（1）：64 ～ 74，2018.
12) 白石奈々子，二川祐子，虎谷知美：リスク・コントロールに基づく歯科医療に関する研究：小児期の定期健診患者におけるカリエス・リスク・テスト導入の有用性．日本歯科衛生学会雑誌，6（2）：55 ～ 61，2012.
13) 日本口臭学会編：口臭への対応と口臭症治療の指針 2014．日本口臭学会，2015.
14) 角田正健，喜多成价，久保伸夫ほか：口臭への対応と口臭症治療．におい・かおり環境会誌，44（4）：230 ～ 237，2013.
15) 宮崎秀夫，荒尾宗孝，岡村和彦ほか：口臭症分類の試みとその治療必要性．新潟歯学会雑誌，29（1），11 ～ 15，1999.
16) 山賀孝之，宮崎秀夫：歯科外来における口臭測定．におい・かおり環境学会誌，36（5）：261 ～ 265，2005.
17) 田中真琴：知っておきたい口腔の感覚異常 味覚機能検査．JOHNS，36（8）：957 ～ 959，2020.
18) 日本歯科薬物療法学会編：口腔カンジダ症薬物療法の指針―治療とケアに役立つ基礎と臨床―．医歯薬出版，2016.
19) 上川善昭編：チェアーサイドの口腔カンジダ症ガイドブック．デンタルダイヤモンド社，東京，2013.
20) 上田貴之，水口俊介，津賀一弘ほか：口腔機能低下症の検査と診断―改訂に向けた中間報告―．老年歯学，33（3）：299 ～ 303，2018.
21) 日本歯科医学会：口腔機能低下症に関する基本的な考え方（令和 4 年 12 月）．日本歯科医学会，2022.
https://www.jads.jp/basic/pdf/document-221207.pdf
22) Fukushima Y, Yoda T, Araki R, et al.：Evaluation of oral wetness using an improved

moisture-checking device for the diagnosis of dry mouth. Oral Science International, 14：33-36, 2017.

23) 日本シェーグレン症候群学会編：シェーグレン症候群の診断と治療マニュアル 改訂第 3 版. 診断と治療社, 東京, 2018.

24) 大熊るり, 藤島一郎, 小島千枝子ほか：摂食・嚥下障害スクリーニングのための質問紙の開発. 日摂食嚥下リハ会誌, 6 (1)：3 ～ 8, 2002.

25) Belafsky PC, Mouadeb DA, Rees CJ, et al.: Validity and reliability of the Eating Assessment Tool (EAT-10). Ann Otol Rhinol Laryngol, 117 (12)：919-24, 2008.

26) 小口和代：嚥下障害スクリーニング法「反復唾液嚥下テスト」(the Repetitive Saliva Swallowing Test：RSST). 治療, 80 (3)：1405 ～ 1408, 1998.

27) 小口和代, 才藤栄一, 馬場 尊ほか：機能的嚥下障害スクリーニングテスト「反復唾液嚥下テスト」(the Repetitive Saliva Swallowing Test：RSST) の検討 (2) 妥当性の検討. リハビリテーション医学, 37 (6)：383 ～ 388, 2000.

28) 才藤栄一, 水野雅康, 向井美恵ほか：摂食・嚥下障害の治療・対応に関する統合的研究平成 11 年度厚生科学研究費補助金研究報告書. 2000.

29) Sato M, Tohara H, Iida T, et al.: Simplified cough test for screening silent aspiration. Arch Phys Med Rehabil, 93 (11)：1982-1986, 2012.

30) 日本摂食嚥下リハビリテーション学会医療検討委員会：嚥下造影の検査法 (詳細版) 日本摂食嚥下リハビリテーション学会医療検討委員会 2014 年度版. 日摂食嚥下リハ会誌, 18 (2)：166 ～ 186, 2014.

31) 日本摂食嚥下リハビリテーション学会医療検討委員会：嚥下内視鏡検査の手順 2021 改訂. 日摂食嚥下リハ会誌, 25 (3)：268 ～ 280, 2021.

32) 才藤栄一, 植田耕一郎監修：摂食嚥下リハビリテーション 第 3 版. 医歯薬出版, 2016.

付章1 主な全身疾患の検査項目

本章ならびに本書に記載している臨床検査項目の基準値は，主に「共用基準範囲に基づく医学教育用基準範囲」（日本臨床検査標準協議会，2019）と「臨床検査データブック 2021-2022」（高久史麿，2021）に準じている．

一般臨床検査

アイコンの見方／：男性　：女性　↑：高値　↓：低値

	検査項目	基準値	検査の目的	異常値を示す疾患・病態	関連ページ
尿	尿量	800 ～ 1600 mL/日	腎機能，循環機能の評価	↑：夜間多尿（心・腎機能低下の初徴） ↓：脱水症	104
	比重	1.006 ～ 1.030	腎臓の尿希釈，濃縮機能の評価	↑：脱水症，糖尿病 ↓：糸球体腎炎，水腎症，尿崩症	105
	尿浸透圧（U_{osm}）	50 ～ 1300 mOsm/kg・H_2O	腎臓の尿希釈，濃縮機能の評価	↑：抗利尿ホルモン不適合分泌症候群，副腎不全，脱水 ↓：シェーグレン症候群，尿崩症，アミロイドーシス，多発性骨髄腫，慢性腎不全	－
	pH	5 ～ 6	腎疾患，酸塩基平衡異常，代謝異常の検索	アルカリ性：尿路感染症，過呼吸，嘔吐 酸性：発熱，脱水，飢餓，糖尿病	105
	尿タンパク	陰性（－）	基礎疾患の病態，治療前後の全身状態の検索	溶血性貧血，多発性骨髄腫，糸球体障害，糖尿病性腎症，膀胱炎	106
	尿糖	陰性（－）	糖尿病の検索，簡便な診断，治療経過の判定	糖尿病，先端巨大症，膵炎	105
	ウロビリノゲン	弱陽性（±）～陽性（＋）	肝・胆道系疾患，循環器疾患の検索	↑：溶血性貧血，肝炎，便秘，心不全 ↓：閉塞性黄疸，急性下痢，腎不全	105
	ケトン体	陰性（－）	糖代謝不全，飢餓，悪液質などの検索	糖尿病，飢餓，嘔吐	105
	ビリルビン	陰性（－）	肝・胆道系疾患の検索	肝細胞性黄疸，閉塞性黄疸	105
	アミラーゼ	50 ～ 500 IU/L	唾液腺疾患，膵疾患の検索	唾液型（S）上昇：急性耳下腺炎 膵型（P）上昇：膵炎	－
	尿潜血	陰性（－）	赤血球へモグロビンの化学的検出による血尿の検索	尿路の炎症，腫瘍，筋ジストロフィー，溶血性貧血	105
	尿沈渣所見	赤血球：≦1 ～ 4 個 /HPF 白血球：≦1 ～ 4 個 /HPF 上皮細胞類：＜ 1 個 /HPF 円柱類：≦0 ～ 1 個 / 全視野 微生物・寄生虫類：陰性（－）～少量 塩類・結晶類：陰性（－）～少量	遠心沈殿した有形成分の鏡検，腎・尿路系の異常の反映	糸球体腎炎，腎・尿路系感染症（腎盂腎炎，膀胱炎，前立腺炎），尿路結石症，腎・尿路系腫瘍（尿路上皮癌など）	－

	検査項目	基準値	検査の目的	異常値を示す疾患・病態	関連ページ
尿	白血球反応	陰性（－）	腎・尿路の炎症の評価	陽性（1＋～3＋）：尿路感染症，糸球体腎炎	106
	妊娠反応（HCG 定性）	陰性（－）	尿中の hCG（ヒト絨毛性ゴナドトロピン）の検索により妊娠を判定		—
	微量アルブミン	蓄尿：≦30 mg/gCr 随時尿：＜30 mg/gCr	糖尿病性腎症の診断	糖尿病性腎症，ループス腎炎	—
	レジオネラ抗原	陰性（－）	レジオネラ肺炎の診断	レジオネラ肺炎，ポンティアック熱，その他のレジオネラ感染症	—
	肺炎球菌抗原	陰性（－）	肺炎球菌による肺炎，髄膜炎，敗血症の診断	肺炎球菌感染症，細菌性髄膜炎	—

血液学的検査

アイコンの見方／（男性アイコン）：男性　（女性アイコン）：女性　（↑）：高値　（↓）：低値

	検査項目	基準値	検査の目的	異常値を示す疾患・病態	関連ページ
血液一般	赤血球沈降速度（ESR）	男性：2～10 mm/時間 女性：3～15 mm/時間	炎症の程度の評価	↑：感染症，心筋梗塞，自己免疫疾患，慢性肝炎，肝硬変 ↓：真性多血症，免疫グロブリン減少	76
	赤血球数（RBC）	男性：430 万～560 万／μL 女性：380 万～500 万／μL	貧血，多血症などの検索	↑：真性多血症，脱水，低酸素 ↓：貧血，慢性肝炎，慢性腎炎	50
	ヘモグロビン濃度（Hb）	男性：13.5～17 g/dL 女性：11.5～15 g/dL	O_2 の量的運搬能の評価		50
	ヘマトクリット（Ht）	男性：40～50% 女性：35～45%	赤血球の全血に対する容積比率		51
	平均赤血球容積（MCV）	83～99 fL	赤血球 1 個の容積の平均値	赤血球数↓＋MCV・MCH・MCHC↓：鉄欠乏性貧血 赤血球数↓＋MCV・MCH・MCHC 正常：溶血性貧血，再生不良性貧血 血球数↓＋MCV↑＋MCHC 正常：悪性貧血，葉酸欠乏性貧血	51
	平均赤血球ヘモグロビン量（MCH）	27～34 pg	赤血球 1 個に含まれるヘモグロビン量の平均値		51
	平均赤血球ヘモグロビン濃度（MCHC）	31～36 g/dL	一定容積の赤血球に含まれるヘモグロビン濃度		51
	網赤血球数（Ret）	男性：0.2～2.7% 女性：0.2～2.6%	増加は溶血や造血能亢進を，減少は造血能低下を意味する	↑：溶血性貧血，DIC，骨髄抑制からの回復期 ↓：再生不良性貧血，急性白血病，骨髄機能低下	53
	白血球数（WBC）	3300～8600/μL	炎症，白血病などの検索	↑：白血病，感染症（細菌，ウイルス），悪性腫瘍の全身転移 ↓：ウイルス感染症，薬剤アレルギー，再生不良性貧血，急性白血病，がん化学療法・放射線療法後	54

検査項目			基準値	検査の目的	異常値を示す疾患・病態	関連ページ
血液一般	白血球分画	好中球	桿状核球： 2～13% 分葉核球： 38～58.9%	細菌感染症や急性炎症の検索	↑：肺炎，敗血症，髄膜炎，尿路感染症，虫垂炎，心筋梗塞，慢性骨髄性白血病，中毒，ストレス ↓：再生不良性貧血，多発性骨髄腫，急性白血病，がん化学療法・放射線療法後	55
		好酸球	0～5%	アレルギーや寄生虫感染の検索	↑：気管支喘息などのアレルギー，好酸球性肉芽腫，天疱瘡，慢性好酸球性白血病，慢性骨髄性白血病，寄生虫感染症	55
		好塩基球	0～1%	ヒスタミンの放出，アレルギー物質の放出	↑：蕁麻疹，慢性骨髄性白血病，潰瘍性大腸炎	55
		単球	2.3～7.7%	抗原の処理，不要物の貪食	↑：活動性結核，亜急性心内膜炎，急性単球性白血病，慢性骨髄単球性白血病，潰瘍性大腸炎，原虫病	55
		リンパ球	26～46.6%	免疫に関与	↑：慢性炎症，ウイルス感染症（伝染性単核球症，水痘），結核，慢性リンパ性白血病，バセドウ病，アジソン病 ↓：原発性免疫不全症候群，AIDS，全身性エリテマトーデス，がん化学療法・放射線療法後	55
	血小板数（Plt）		15万～35万/μL	一次止血機能の評価	↑：本態性血小板血症，慢性骨髄性白血病，真性多血症，出血，鉄欠乏性貧血，手術後 ↓：白血病，再生不良性貧血，ITP，血栓性血小板減少性紫斑病，DIC，がん化学療法後	60
出血・凝固	出血時間		Duke法（耳朶）： 1～3分 Ivy法（前腕部）： 1～5分	一次止血の血小板機能の評価	↑：再生不良性貧血，白血病，DIC，vWD，血小板無力症，抗血小板薬投与	61
	プロトロンビン時間（PT）		11～13秒	外因系および共通系凝固因子の異常の検索	↑：肝硬変，急性肝炎，肝癌，DIC，ワルファリン投与 ↓：採血時の組織液混入	61
	プロトロンビン時間国際標準比（PT-INR）		0.9～1.1	外因系および共通系凝固因子の異常の検索	パニック値：≧2 （ただしワルファリン服薬時は≧3）	63
	活性化部分トロンボプラスチン時間（APTT）		25～40秒	内因系および共通系凝固因子の異常の検索	↑：肝硬変，肝癌，血友病，DIC，vWD，ワルファリン・ヘパリン投与 ↓：採血時の組織液混入	63
	血漿アンチトロンビン		合成基質法（活性）： 80～130%	DICや血栓症の診断，血液凝固・線溶系の評価	↓：DIC，血栓症，肝硬変，肝癌，ネフローゼ症候群，敗血症，多臓器不全	−
	トロンビン・アンチトロンビン複合体（TAT）		≦3.75 ng/mL	トロンビン生成の確認，DICや血栓症の診断，凝固亢進状態の把握	↑：DIC，血栓症，心筋梗塞，敗血症，大動脈瘤，悪性腫瘍，手術後	−
	血漿フィブリノゲン		200～400 mg/dL	血液凝固系の最終段階における凝固血栓の形成能の評価	↑：炎症，悪性腫瘍，ネフローゼ症候群，妊娠，高齢者 ↓：フィブリノゲン低下症，肝癌，肝不全，DIC	59
	血清FDP（総FDP）		＜10μg/mL	DICの診断	↑：DIC，血栓症，心筋梗塞，肝硬変，悪性腫瘍，手術後，劇症肝炎	63
	Dダイマー		LPIA法： ≦1.0 μg/mL	DIC，肺血栓塞栓症の診断	↑：DIC，肺血栓塞栓症，心筋梗塞，白血病，血栓性血小板減少性紫斑病	63

	検査項目	基準値	検査の目的	異常値を示す疾患・病態	関連ページ
出血・凝固	プラスミン・プラスミンインヒビター複合体（PIC）	≦0.8 μg/mL	プラスミン生成の把握，DIC の診断	↑：DIC，血栓症，悪性腫瘍，大動脈瘤，糖尿病，自己免疫疾患，肝硬変，ネフローゼ症候群	―
	血小板凝集能	コラーゲン：2～5 μg/mL	血小板機能の評価，抗血小板薬のモニタリング	↑：冠動脈疾患，虚血性脳血管疾患，糖尿病，脂質異常症 ↓：血小板無力症，vWD，抗血小板薬投与	61

血液生化学検査

アイコンの見方／♂：男性　♀：女性　↑：高値　↓：低値

	検査項目	基準値	検査の目的	異常値を示す疾患・病態	関連ページ
タンパク質	血清総タンパク質（TP）	6.6～8.1 g/dL	栄養状態，全身状態の把握	↑：慢性炎症性疾患，脱水，悪性腫瘍 ↓：ネフローゼ症候群，重症肝障害，栄養障害	92
	アルブミン（Alb）	4.1～5.1 g/dL	栄養状態，肝・腎の評価	↑：脱水 ↓：炎症性疾患，栄養障害，ネフローゼ症候群，重症肝障害	93
	アルブミン / グロブリン比（A/G 比）	1.3～2.2	主として免疫グロブリン増減，および血清アルブミン減少のスクリーニング	↑：免疫不全症候群，低γ-グロブリン血症 ↓：自己免疫疾患，肝硬変，慢性肝炎，慢性炎症，多発性骨髄腫	93
	フェリチン	♂：39.4～340 ng/mL ♀：3.6～114 ng/mL	体内貯蔵鉄量の把握	↑：急性白血病，悪性リンパ腫，多発性骨髄腫，肝癌，ヘモクロマトーシス，再生不良性貧血 ↓：鉄欠乏性貧血，潜在性鉄欠乏（妊娠，月経，成長）	126
	心筋トロポニン T（cTnT）	≦0.10 ng/mL	急性心筋梗塞の診断	↑：急性心筋梗塞，不安定狭心症，心筋炎，高度の腎不全，高度の骨格筋障害	―
	心筋トロポニン I（cTnI）	＜26.2 pg/mL			―
生体色素	総ビリルビン（TB）	0.4～1.5 mg/dL	肝・胆道系疾患の検索	↑：溶血性黄疸，ウイルス性肝炎，原発性胆汁性肝硬変	95
	直接ビリルビン	酵素法 / 比色法：0～0.4 mg/dL	逆流性黄疸を起こす肝疾患，胆汁うっ滞の検索	↑：肝炎，肝硬変，胆汁うっ滞，胆管炎，閉塞性黄疸	95
酵素	アスパラギン酸アミノトランスフェラーゼ（AST）	13～30 U/L	心筋梗塞，肝障害の検索	↑：肝疾患，心筋梗塞	94
	アラニンアミノトランスフェラーゼ（ALT）	♂：10～42 U/L ♀：7～25 U/L	肝障害の検索	↑：肝疾患	94
	乳酸脱水素酵素（LD）	120～220 U/L	障害された臓器と障害の程度の検索	↑：心疾患，肝疾患，腎疾患，血液疾患	―
	アルカリホスファターゼ（ALP）	110～320 U/L	肝・胆道系疾患の検索，骨疾患（転移性骨腫瘍）の検索	↑：閉塞性黄疸，骨疾患（転移性骨腫瘍），甲状腺機能亢進症	94
	γ-グルタミルトランスフェラーゼ（γ-GT）	♂：10～65 U/L ♀：10～35 U/L	肝・胆道系疾患の検索，飲酒との関係大	↑：胆道閉塞，アルコール性肝障害，慢性肝炎	95

	検査項目	基準値	検査の目的	異常値を示す疾患・病態	関連ページ
酵素	コリンエステラーゼ（ChE）	男：240～490 U/L 女：200～420 U/L	肝で合成される酵素の一種，肝のタンパク合成能の評価	↑：糖尿病，脂肪肝，ネフローゼ症候群 ↓：慢性肝炎，肝硬変，甲状腺機能亢進症	―
	アミラーゼ（AMY）	40～130 U/L	膵疾患，唾液腺疾患の検索	↑：膵炎，膵癌，総胆管結石，流行性耳下腺炎，唾石 ↓：膵全摘・唾液腺摘出後	―
	リパーゼ	カラーレート法：12～51 U/L	膵疾患の検索	↑：膵炎，消化性潰瘍，胆道疾患，腎不全，膵腫瘍 ↓：膵切除術後，糖尿病	―
	クレアチンキナーゼ（CK）	男：60～250 U/L 女：40～150 U/L	心筋や骨格筋に多く分布する酵素，筋系疾患の検索	↑：筋ジストロフィー，多発性筋炎，心筋梗塞，心筋炎	―
	クレアチンキナーゼMB型（CK-MB）	免疫阻止-UV法≦25 IU/L/37℃	心筋梗塞急性期など心筋疾患の診断，経過の把握	↑：急性心筋梗塞，心筋炎，多発性筋炎/皮膚筋炎，筋ジストロフィー	
腎機能関連	尿素窒素（UN）	8～20 mg/dL	腎機能の評価	↑：脱水，心不全，腎炎，膀胱腫瘍 ↓：肝疾患，先端巨大症	106
	血清クレアチニン（Cr）	男：0.65～1.1 mg/dL 女：0.45～0.8 mg/dL	腎機能の評価	↑：腎機能障害，腎不全，脱水，心不全 ↓：筋ジストロフィー，妊娠	106
	クレアチニンクリアランス（Ccr）	91～130 mL/分	糸球体濾過量（GFR）の評価	↑：妊娠中，甲状腺機能亢進症，筋萎縮性疾患，尿崩症 ↓：腎炎・糖尿病性腎症・血管炎・肝腎症候群などによる腎機能低下，腎不全，尿毒症	108
含窒素成分	尿酸（UA）	男：3.7～7.8 mg/dL 女：2.6～5.5 mg/dL	プリン体の代謝産物，痛風の検索	↑：痛風，腎不全，飢餓 ↓：腎性低尿酸血症，重症肝障害	―
	アンモニア（NH_3）	40～80 μg/dL	肝性昏睡（肝性脳症）の検索	↑：肝性昏睡，劇症肝炎，肝硬変，尿毒症，出血性ショック ↓：貧血	92
糖代謝関連	空腹時血糖（GLU）	73～109 mg/dL	糖尿病の診断※	↑：糖尿病，甲状腺機能亢進症，クッシング症候群，グルカゴノーマ，胃切除術後 ↓：インスリン分泌過剰，インスリノーマ，副腎機能不全，肝硬変	115
	75g経口ブドウ糖負荷試験（75g OGTT）	負荷前（空腹時）：<110 mg/dL 負荷後2時間値：<140 mg/dL	糖尿病の診断※	負荷後2時間値200 mg/dL以上：糖尿病型 負荷後2時間値140～200 mg/mL：境界型	116
	ヘモグロビンA1c（HbA1c）	4.9～6.0%	糖尿病の診断※	↑：糖尿病，腎不全，慢性アルコール中毒 ↓：溶血性貧血	116
脂質代謝関連	総コレステロール（TC）	140～250 mg/dL	脂質異常症※，動脈硬化の検索	↑：脂質異常症，動脈硬化，糖尿病，閉塞性黄疸，肝細胞癌 ↓：悪液質，肝硬変，甲状腺機能亢進症，アジソン病	95
	トリグリセライド（TG）	男：40～230 mg/dL 女：30～120 mg/dL	脂質異常症の診断※，糖・脂質代謝疾患の検索	↑：脂質異常症，糖尿病，甲状腺機能低下症 ↓：悪液質，甲状腺機能亢進症，アジソン病，貧血	95

※脂質異常症，糖尿病の診断基準についてはそれぞれ5章，7章を参照．

	検査項目	基準値	検査の目的	異常値を示す疾患・病態	関連ページ
脂質代謝関連	HDL コレステロール（HDL-C）	♂：40～90 mg/dL ♀：48～105 mg/dL	動脈硬化を起こしにくいコレステロールの検索，脂質異常症の診断※	↑：原発性胆汁性肝硬変，長期アルコール多飲 ↓：糖尿病，動脈硬化，肥満，甲状腺機能亢進症	95
	LDL コレステロール（LDL-C）	65～165 mg/dL	動脈硬化を起こしやすいコレステロールの検索，脂質異常症の診断※	↑：家族性高コレステロール血症，脂質異常症，糖尿病，甲状腺機能低下症，先端巨大症，クッシング症候群 ↓：肝硬変，劇症肝炎，悪液質	95
電解質・酸塩基平衡	ナトリウム（Na）	138～145 mmol/L	細胞外液中の総陽イオンの90%	↑：嘔吐，下痢，高 Ca 血症，脱水，尿崩症 ↓：腎不全，浮腫性疾患，ネフローゼ症候群，心不全	107
	カリウム（K）	3.6～4.8 mmol/L	細胞内液中の総陽イオンの大部分	↑：アジソン病，腎不全，ジギタリス過剰投与 ↓：嘔吐，下痢，利尿薬，ステロイド長期投与	107
	クロール（Cl）	101～108 mmol/L	細胞外液中に大部分 $Na^+ : Cl^- = 140 : 100$	↑：過換気症候群，肺気腫，ネフローゼ症候群 ↓：アジソン病，肺炎	107
	カルシウム（Ca）	8.8～10.1 mg/dL	無機質として最も多く，1/2 が遊離，1/2 がアルブミンと結合	↑：悪性腫瘍，副甲状腺機能亢進症 ↓：腎不全，副甲状腺機能低下症	107
	無機リン（P）	2.7～4.6 mg/dL	無機質として Ca に次いで多く，約 85%は骨に存在する	↑：腎不全，急性組織破壊，副甲状腺機能低下症 ↓：副甲状腺機能亢進症，アルコール中毒	—
	マグネシウム（Mg）	1.7～2.6 mg/dL	細胞内に多く，50%が骨，25%が筋肉に存在	↑：腎不全，脱水，アジソン病 ↓：アルコール多飲，小腸切除術後，慢性下痢	—
重金属・微量元素	銅（Cu）	♂：70～140 μg/dL ♀：80～155 μg/dL （いずれも 19 歳以上）	黄疸の鑑別，貧血の検索	↑：閉塞性黄疸，バセドウ病，鉄欠乏性貧血，急性感染症 ↓：ウィルソン病，ネフローゼ症候群，ステロイド投与	126
	鉄（Fe） 血清鉄	40～190 μg/dL	貧血の種類の診断	↑：ヘモクロマトーシス，肝疾患，再生不良性貧血 ↓：鉄欠乏性貧血，感染症，自己免疫疾患	125
	鉄（Fe） 総鉄結合能（TIBC）	♂：253～365 μg/dL ♀：246～410 μg/dL	血清鉄と不飽和鉄結合能の和	↑：鉄欠乏性貧血，潜在性鉄欠乏，真性多血症 ↓：ネフローゼ症候群，慢性感染症，自己免疫疾患	125
	鉄（Fe） 不飽和鉄結合能（UIBC）	♂：104～259 μg/dL ♀：108～325 μg/dL	血清鉄以外の鉄が結合しうるトランスフェリンの検索	↑：鉄欠乏性貧血 ↓：自己免疫性溶血性貧血	125
	亜鉛（Zn）	80～130 μg/dL	亜鉛欠乏症（味覚異常，長期の高カロリー輸液時，栄養不良）・過剰症の診断	↑：亜鉛製剤・亜鉛含有サプリメント・異食症などによる過剰摂取，急性中毒 ↓：摂取不足，長期の高カロリー輸液，維持透析療法，食思不振症，低アルブミン血症	126

※脂質異常症の診断基準については 5 章を参照.

	検査項目	基準値	検査の目的	異常値を示す疾患・病態	関連ページ
脂溶性ビタミン	ビタミンA（レチノール）	30～80 μg/dL	目の乾燥や夜盲症に効果あり，肝と血中に存在	↑：過栄養性脂肪肝，脂質異常症，甲状腺機能低下症 ↓：夜盲症，角膜乾燥症，亜鉛欠乏症，甲状腺機能亢進症，口角びらん，エナメル質形成不全症	127
脂溶性ビタミン	ビタミンD（カルシフェロール）	≧20 ng/mL	カルシウム吸収に関与，サケ・マグロ・サバなど魚類に多い	↑：高カルシウム血症，腎障害，軟部組織石灰化 ↓：骨軟化症（成人），くる病（小児），脂肪性下痢，肝硬変，腸切除後	102 127
脂溶性ビタミン	ビタミンE（トコフェロール）	0.5～1.1 mg/dL	血流量の改善に効果あり，胆汁酸と膵液により吸収	↑：脂質異常症，妊娠 ↓：脂肪吸収障害，未熟児，胆道閉鎖症	127
脂溶性ビタミン	ビタミンK：ビタミンK_1（フィロキノン）	0.13～1.19 ng/mL	血液凝固や骨形成に関与，K_1：緑黄色野菜・豆類に多い，K_2：腸内細菌・納豆菌により合成	↓：新生児（乳児）出血性素因，肝疾患，潰瘍性大腸炎	61 127
脂溶性ビタミン	ビタミンK：ビタミンK_2（メナキノン）	0.04±0.01 ng/mL			
水溶性ビタミン	ビタミンB_1（チアミン）	20～50 ng/mL	肉体疲労時に効果あり，肝に存在	↑：ビタミンB_1製剤投与 ↓：脚気，吸収障害，妊娠，過労，甲状腺機能亢進症，象牙質形成不全症	127
水溶性ビタミン	ビタミンB_2（リボフラビン）	66～111 ng/mL	皮膚炎・口内炎に効果あり，網膜・皮膚・尿に存在	↑：ビタミンB_2製剤投与 ↓：口内炎，舌炎，咽頭痛	127
水溶性ビタミン	ビタミンB_6（ピリドキシン）	4～17 ng/mL	皮膚炎・口内炎に効果あり，豆類・バナナに多い	↑：ビタミンB_6製剤投与 ↓：口内炎，皮膚炎，抗結核薬・抗うつ薬の副作用，低色素性貧血	127
水溶性ビタミン	ビタミンB_{12}（コバラミン）	260～1050 pg/mL	肩こり・腰痛・貧血に効果あり，卵黄・牛乳に多い	↑：肝細胞癌，慢性骨髄性白血病，真性多血症 ↓：悪性貧血，ハンター舌炎，胃切除後，クローン病	52 127
水溶性ビタミン	ビタミンC（アスコルビン酸）	0.55～1.5 mg/dL	膠原線維の形成に関与	↓：壊血病	64 127
水溶性ビタミン	葉酸	4.4～13.7 ng/mL	抗貧血作用，ほうれん草に多い	↑：葉酸製剤投与 ↓：巨赤芽球性貧血，ハンター舌炎，アルコール依存症	52 127
水溶性ビタミン	ナイアシン（ニコチン酸）	2.9～7.1 μg/mL	皮膚代謝・口内炎に関与，肝に存在，豆に多い	↑：ニコチン酸製剤投与 ↓：ペラグラ，先天性トリプトファン尿症，カルチノイド症候群，アルコール依存症	127
水溶性ビタミン	パントテン酸	0.2～1.8 μg/mL	脂肪・糖・アミノ酸代謝に関与	↓：灼熱脚症候群，疲労，貧血，神経障害	127
動脈血ガス分析	pH	7.38～7.41	動脈血の酸塩基平衡異常の診断	↑：呼吸性アルカローシス（過換気症候群など），代謝性アルカローシス（嘔吐，低カリウム血症など） ↓：呼吸性アシドーシス（COPDなど），代謝性アシドーシス（ケトアシドーシスなど）	－
動脈血ガス分析	動脈血二酸化炭素分圧（$PaCO_2$）	36～44 mmHg	酸塩基平衡異常の診断，呼吸状態の把握	↑：呼吸性アシドーシス，代謝性アルカローシス ↓：呼吸性アルカローシス，代謝性アシドーシス	－

	検査項目	基準値	検査の目的	異常値を示す疾患・病態	関連ページ
動脈血ガス分析	動脈血酸素分圧（PaO_2）	95±7 mmHg	呼吸状態の把握	↑：高濃度酸素投与時，酸素中毒 ↓：急性呼吸窮迫症候群，肺線維症，COPD	36
	血漿重炭酸イオン濃度（HCO_3^-）	24±2 mEq/L	酸塩基平衡異常の診断，重炭酸イオンは体内では塩基として働く	↑：慢性呼吸性アシドーシス，代謝性アルカローシス ↓：慢性呼吸性アルカローシス，代謝性アシドーシス	—
	アニオンギャップ（AG）	12±2 mEq/L	代謝性酸塩基平衡異常の鑑別診断 $AG=Na^+-(Cl^-+HCO_3^-)$	↑：AG開大性代謝性アシドーシス，低γ-グロブリン血症，腎不全，低K・Ca・Mg血症，薬剤中毒 ↓：低アルブミン血症，高γ-グロブリン血症（多発性骨髄腫），高K・Ca・Mg血症	—
	塩基過剰（BE）	0±2 mEq/L	酸塩基平衡異常の診断，血液のpHに関わる代謝性因子のみを表現	↑：慢性呼吸性アシドーシス，急性呼吸性アルカローシス，代謝性アルカローシス ↓：急性呼吸性アシドーシス，慢性呼吸性アルカローシス，代謝性アシドーシス	—

免疫・血清学的検査　　アイコンの見方／♂：男性　♀：女性　↑：高値　↓：低値

	検査項目	基準値	検査の目的	異常値を示す疾患・病態	関連ページ
免疫グロブリン	IgG	850～1800 mg/dL	液性免疫の異常の判定	↑：IgG型多発性骨髄腫，自己免疫疾患，肝硬変，慢性肝炎，慢性感染症 ↓：原発性免疫不全症候群，IgG型以外の多発性骨髄腫，ステロイド・免疫抑制薬投与，ネフローゼ症候群	130
	IgA	90～390 mg/dL	局所免疫の中心，唾液・涙液・鼻汁に高濃度	↑：慢性肝炎，IgA腎症，自己免疫疾患，IgA型多発性骨髄腫 ↓：悪性リンパ腫，サルコイドーシス，ステロイド運用	130
	IgM	♂：30～180 mg/dL ♀：50～270 mg/dL	細胞分化や抗体産生に関与	↑：肝疾患，感染初期，自己免疫疾患，原発性マクログロブリン血症 ↓：免疫不全症候群，自己免疫疾患，慢性感染症	130
	IgE	≦173 IU/mL	Ⅰ型アレルギーに関与	↑：気管支喘息，アトピー性皮膚炎，花粉症，寄生虫感染症 ↓：サルコイドーシス，石綿肺，慢性リンパ性白血病	133
腫瘍マーカー	AFP（α-フェトプロテイン）	≦10 ng/mL	肝細胞癌のマーカー	↑：肝細胞癌，卵黄嚢腫瘍，胎児性癌，肝芽腫，未熟奇形腫，胃癌	148
	CEA（癌胎児性抗原）	≦5 ng/mL	大腸癌をはじめとする腺癌のマーカー	↑：結腸・直腸癌，膵・胆道癌，肺癌，胃癌，乳癌，甲状腺髄様癌	148
	CA19-9	≦37 U/mL	消化器悪性腫瘍のマーカー	↑：膵癌，胆道癌，卵巣癌，進行消化管癌，進行肺癌	148

	検査項目	基準値	検査の目的	異常値を示す疾患・病態	関連ページ
腫瘍マーカー	CA125	男性，閉経後の女性： ＜25 U/mL 閉経前の女性： ＜40 U/mL	卵巣癌，子宮癌のマーカー	↑：卵巣癌（漿液性癌，粘液性癌），肝癌，子宮癌，消化管癌	148
	SCC 抗原	CLIA 法： ＜1.5 ng/mL	扁平上皮癌のマーカー	↑：子宮頸癌，肺扁平上皮癌，食道癌，頭頸部癌，膀胱癌，皮膚癌	148
	PSA	≦4.0 ng/mL	前立腺癌のスクリーニング・臨床指標	↑：前立腺癌	148
感染・炎症マーカー	C 反応性タンパク質（CRP）	≦0.15 mg/dL	炎症や感染症，組織破壊病変の有無の評価	↑：細菌・ウイルス・真菌感染症，外傷，悪性腫瘍，心筋梗塞，自己免疫疾患	76
	プロカルシトニン（PCT）	＜0.05 ng/mL	細菌感染症，特に敗血症の診断と重症度診断	↑：重症細菌・ウイルス・真菌感染症，敗血症，ショック，臓器不全	77
自己抗体	リウマトイド因子（RF）	RF 法： ≦15 IU/mL	関節リウマチの診断	↑：関節リウマチ，シェーグレン症候群，全身性エリテマトーデス，多発性筋炎 / 皮膚筋炎，結核，悪性腫瘍	140
	抗 CCP 抗体	陰性（−）： ＜4.5 U/mL	関節リウマチの（早期）診断	↑：関節リウマチ	140
	抗核抗体	陰性（−）： 40 倍未満	自己免疫疾患のスクリーニング	↑：全身性エリテマトーデス，シェーグレン症候群，自己免疫性肝炎，多発性筋炎 / 皮膚筋炎，原発性胆汁性肝硬変	141
	抗 ssDNA 抗体	ELISA 法 / CLEIA 法： ≦25 AU/mL	全身性エリテマトーデスの診断と活動性の判定	↑：全身性エリテマトーデス，全身性強皮症，シェーグレン症候群，関節リウマチ，多発性筋炎，重症筋無力症	−
	抗 dsDNA 抗体	ELISA 法 / CLEIA 法： ≦12 IU/mL	全身性エリテマトーデスの診断と活動性の判定	↑：全身性エリテマトーデス	−
	抗 Sm 抗体	ELISA 法： 陰性（−）： ＜7 index	全身性エリテマトーデスの診断と病型の把握	↑：全身性エリテマトーデス，混合性結合組織病，重複症候群，全身性強皮症，シェーグレン症候群，関節リウマチ	−
	抗 SS-A/Ro 抗体	CLEIA 法： 陰性（−）： ＜10 U/mL	シェーグレン症候群の診断	↑：シェーグレン症候群，全身性エリテマトーデス，混合性結合組織病，関節リウマチ，原発性胆汁性肝硬変	142
	抗 SS-B/La 抗体	CLEIA 法： 陰性（−）： ＜10 U/mL	シェーグレン症候群の診断（抗 SS-A/Ro 抗体よりも特異性が高い）	↑：シェーグレン症候群	142
	抗サイログロブリン抗体	RIA 法 /EIA 法： ≦0.3 U/mL	橋本病（慢性甲状腺炎）の診断	↑：橋本病，バセドウ病	141
	抗 TSH 受容体抗体（TRAb）	≦0.8 IU/L	バセドウ病の診断	↑：バセドウ病，橋本病	142
	直接・間接 Coombs 試験	陰性（−）	赤血球表面に結合している免疫グロブリンの有無の検索	↑：自己免疫性溶血性貧血，血液型不適合妊娠，血液型不適合輸血	−
	抗デスモグレイン 1 抗体	CLEIA 法： 陰性（−）： ＜15.4 U/mL	天疱瘡抗原である Dsg 1 に対する IgG 自己抗体の検出	↑：落葉状天疱瘡，粘膜皮膚型尋常性天疱瘡，腫瘍随伴性天疱瘡	−

	検査項目	基準値	検査の目的	異常値を示す疾患・病態	関連ページ
自己抗体	抗デスモグレイン3抗体	CLEIA法： 陰性（−）： <14.9 U/mL	天疱瘡抗原であるDsg 3に対するIgG自己抗体の検出	高値：尋常性天疱瘡（粘膜優位型，粘膜皮膚型），腫瘍随伴性天疱瘡	−
	抗BP180抗体	CLEIA法： 陰性（−）： <9.0 U/mL	類天疱瘡抗原であるBP180に対するIgG自己抗体の検出	高値：水疱性類天疱瘡	−
細胞免疫・食菌能検査	リンパ球刺激試験（LST）	陰性（−）	薬剤や特定の金属・物質に対するⅣ型アレルギー反応の有無の検索	高値：薬剤アレルギー，金属アレルギー，薬剤性肝障害，薬剤性大腸炎	134
	ツベルクリン反応	陰性（−）： 発赤の長径≦9 mm	結核菌感染の有無の検査，BCG効果の判定	高値：結核菌感染あり，BCG接種後	83

内分泌学的検査

アイコンの見方／男性：男性　女性：女性　高値：高値　低値：低値

	検査項目	基準値	検査の目的	異常値を示す疾患・病態	関連ページ
下垂体前葉ホルモン	甲状腺刺激ホルモン（TSH）	ECLIA法： 0.523～4.19 μU/mL	甲状腺機能異常の診断と評価	高値：原発性甲状腺機能低下症 低値：甲状腺中毒症，下垂体性甲状腺機能低下症	128 141
	成長ホルモン（GH）	男性：≦0.17 ng/mL 女性：0.28～1.64 ng/mL	GH分泌異常症の診断と評価	高値：先端巨大症 低値：GH分泌不全性低身長症，成人GH分泌不全症	128
	副腎皮質刺激ホルモン（ACTH）	7.2～63.3 pg/mL	副腎皮質機能異常の診断と評価	高値：クッシング症候群（下垂体腺腫による），アジソン病，うつ病，ストレス 低値：クッシング症候群（副腎腫瘍による），下垂体機能低下症	128
	黄体形成ホルモン（LH）	男性： 1.6～9.5 mIU/mL 女性 卵胞期： 1.5～12.7 mIU/mL 排卵期： 2.6～66.3 mIU/mL 黄体期： 0.7～17 mIU/mL 閉経後： 7.5～56.2 mIU/mL	性腺機能異常の診断と評価	高値：閉経後，原発性性腺機能低下症，多囊胞性卵巣症候群 低値：下垂体機能低下症，視床下部性性腺機能低下症	128
	卵胞刺激ホルモン（FSH）	男性：1.2～15 mIU/mL 女性 卵胞期： 2.7～10.2 mIU/mL 排卵期： 2～23 mIU/mL 黄体期： 1.0～8.4 mIU/mL 閉経後： 9.2～124.7 mIU/mL	性腺機能異常の診断と評価	高値：原発性性腺機能低下症，閉経後，下垂体腺腫 低値：下垂体機能低下症，視床下部性性腺機能低下症	128
	プロラクチン（PRL）	男性：1.5～10 ng/mL 女性：1.5～15 ng/mL	プロラクチン分泌異常症の診断と評価	高値：下垂体腺腫，2次性高プロラクチン血症（薬剤性／原発性甲状腺機能低下症），先端巨大症 低値：プロラクチン分泌低下症，下垂体機能低下症	128

	検査項目	基準値	検査の目的	異常値を示す疾患・病態	関連ページ
下垂体後葉ホルモン	抗利尿ホルモン（バソプレシン，ADH）	血清 Na 値や浸透圧に依存	尿崩症・抗利尿ホルモン不適合分泌症候群の診断と評価	↑：異所性バソプレシン産生腫瘍，抗利尿ホルモン不適合分泌症候群，脱水症，腎性尿崩症 ↓：バソプレシン分泌低下症（中枢性尿崩症）	105 128
甲状腺ホルモン	遊離トリヨードサイロニン（FT_3）※	2.0 ～ 4.0 pg/mL	甲状腺機能亢進症の診断	↑：バセドウ病，亜急性甲状腺炎，T_3 製剤投与 ↓：原発性甲状腺機能低下症，下垂体性甲状腺機能低下症，肝硬変，腎不全，癌末期	128 141
	遊離サイロキシン（FT_4）※	0.9 ～ 1.8 ng/dL	甲状腺機能亢進症および低下症の診断	↑：バセドウ病，亜急性甲状腺炎，甲状腺ホルモン製剤過剰内服，下垂体腺腫 ↓：橋本病，肝硬変，腎不全，癌末期，低タンパク血症	128 141
	カルシトニン※※	：≦5.5 pg/mL ：≦4.0 pg/mL	甲状腺髄様癌の診断	↑：甲状腺髄様癌，多発性内分泌腫瘍症 2A 型	128
副甲状腺ホルモン	パラトルモン（Whole PTH）	14.9 ～ 56.9 pg/mL	副甲状腺機能の分析（血液レベル）	↑：腎不全，原発性副甲状腺機能亢進症，骨軟化症 ↓：二次性副甲状腺機能低下症（副甲状腺全摘後）	128
副腎皮質ホルモン	コルチゾール	2.7 ～ 15.5 μg/dL	副腎からの糖質コルチコイド分泌量の評価	↑：クッシング症候群（副腎腺腫，癌），異所性 ACTH 産生腫瘍，肥満 ↓：下垂体機能低下症，アジソン病，先天性副腎皮質過形成	128
	アルドステロン	30 ～ 160 pg/mL	副腎からの鉱質コルチコイド分泌量の評価	↑：原発性アルドステロン症，続発性アルドステロン症（肝硬変，ネフローゼ症候群，心不全） ↓：アジソン病	128
	17α-ヒドロキシプロゲステロン	成人： 0.2 ～ 4.5 ng/mL 小児：≦0.6 ng/mL	先天性副腎皮質過形成の診断	↑：先天性副腎皮質過形成 ↓：副腎皮質低形成，アジソン病	―
副腎髄質ホルモン	アドレナリン	≦100 pg/mL	カテコールアミン産生腫瘍の診断	↑：褐色細胞腫，神経芽腫，高血圧，甲状腺機能低下症，うっ血性心不全，パーキンソン症候群，ストレス ↓：家族性自律神経失調症，特発性起立性低血圧症	128
	ノルアドレナリン	100 ～ 450 pg/mL			
膵臓ホルモン	インスリン（IRI）	5 ～ 15 μU/mL	膵ランゲルハンス島β細胞量と機能の評価，糖尿病の病型分類，糖尿病の治療薬選択	↑：インスリン抗体 ↓：1 型糖尿病（高度減少），2 型糖尿病（軽度減少）	113
	グルカゴン（IRG）	70 ～ 174 pg/mL	糖代謝異常の病態の評価	↑：グルカゴノーマ，糖尿病性ケトアシドーシス，熱傷，重症感染症，糖尿病，肝硬変，腎不全 ↓：膵摘出	114
その他のホルモン	エリスロポエチン（EPO）	8 ～ 30 mU/mL	貧血，多血症の鑑別診断	↑：再生不良性貧血，肺疾患，心疾患，エリスロポエチン産生腫瘍 ↓：腎性貧血，真性多血症	102
	脳性ナトリウム利尿ペプチド（BNP）	≦18.4 pg/mL	心不全の評価，心肥大・心筋傷害のきわめて鋭敏な指標	↑：うっ血性心不全，急性心筋梗塞，高血圧，慢性腎不全，心筋症，心肥大	32

※ FT_3，FT_4 の「F」は「Free（遊離型）」を意味する．血液中の甲状腺ホルモンは通常タンパク質と結合しているが，一般的に甲状腺ホルモンの検査では，このタンパク質から分離した遊離型を測定する．
※※一般的に「甲状腺ホルモン」とはトリヨードサイロニン（T_3）とサイロキシン（T_4）を指すが，本章では便宜上，カルシトニンも甲状腺ホルモンの 1 項目としている．

微生物検査

検査項目	検査の目的
細菌検査	塗抹，培養，同定，薬剤感受性試験
結核・抗酸菌検査	塗抹，Gaffky 号数，培養，薬剤感受性試験，核酸検査（薬剤耐性菌検索），クォンティフェロン，Tスポット
スピロヘータ	梅毒の場合： 血清検査（STS 法など）により梅毒トレポネーマに対する抗体の有無の判定
リケッチア	血清を用いた ELISA，蛍光抗体法による抗原検査，Weil-Felix 反応による抗体検査
クラミジア	患部分泌物や尿などを用いた ELISA，蛍光抗体法による抗原検査，あるいは血清抗体価検査
マイコプラズマ	血清抗体価検査，PCR 検査
ウイルス	ヘルペスウイルス，ヒトパピローマウイルス，肝炎ウイルス，HIV，COVID-19 などの抗原・抗体検査や PCR 検査
真菌	カンジダ，アスペルギルスなどの培養，遺伝子検査，抗体検査
原虫	トキソプラズマ，マラリア，赤痢アメーバ，トリコモナスなどの抗原・抗体検査や PCR 検査
寄生虫	アニサキス，回虫，蟯虫，日本住血吸虫，肝吸虫などの虫卵・虫体の検査

参考文献

1) 日本臨床検査標準協議会 基準範囲共用化委員会編：共用基準範囲に基づく医学教育用基準範囲―解説書―．2019.
https://www.jccls.org/wp-content/uploads/2019/10/igakukyouikukijyun.pdf
2) 髙久史麿監修：臨床検査データブック 2021-2022．医学書院，東京，2021.
3) 中原一彦監修：パーフェクトガイド検査値事典 第 2 版．総合医学社，東京，2014.
4) 井上　孝，松坂賢一：口腔医療に必要な臨床検査．デンタルダイヤモンド社，東京，2012.
5) 井上　孝編著：歯科医師とスタッフのための臨床検査．医歯薬出版，2012.
6) 松野一彦，新倉春男，前川真人：一目でわかる臨床検査 第 2 版．メディカル・サイエンス・インターナショナル，東京，2011.
7) 矢嶋　聡，中野仁雄，武谷雄二：ＮＥＷ産婦人科学 改訂第 2 版．南江堂，東京，2004.
8) 井樋栄二，吉川秀樹，津村　弘ほか編：標準整形外科学 第 14 版．医学書院，東京，2020.
9) SRL 総合検査案内　https://test-guide.srl.info/hachioji/
10) LSI メディエンス 検査項目解説　https://data.medience.co.jp/compendium/top.asp
11) KOMPAS 慶應義塾大学病院 医療・健康情報サイト　https://kompas.hosp.keio.ac.jp/
12) 厚生労働省：厚生労働省 eJIM；ビタミン D（翻訳公開日：2021 年 3 月 12 日）.
https://www.ejim.ncgg.go.jp/public/overseas/c03/10.html
13) 奈良信雄，和田隆志編：系統看護学講座 臨床検査 第 8 版．医学書院，東京，2019.

付章2 主な口腔領域の検査項目

口腔検査

	検査項目	検査の内容・目的
歯・歯髄・根管の検査	視診	歯の白濁，褐色，黒色変化を観察し，う蝕を検索
	透照診	透過光によるう蝕の検索
	触診	探針で歯面の粗造感・粘着性などをみてう蝕を検索，動揺度による歯周病の検索
	打診	診査器具で歯冠部を軽くたたき，打診反応をみることで歯髄炎や根尖性歯周炎を検索
	温度診	冷温刺激によるう蝕・歯髄疾患の検索
	麻酔診	浸潤麻酔による患歯の同定
	切削診	切削刺激による歯髄生死の評価
	歯髄電気診〈電気歯髄診断〉	電気刺激による歯髄生死の評価
	楔応力検査	木片などを噛ませて破折歯を検索
	細菌培養検査	根管および根尖内容物の細菌を培養にて検索
	レーザー蛍光強度測定	赤色半導体レーザーによるう蝕の検索
	根管長測定	電気抵抗値による根管長測定
	DMF	永久歯のう蝕経験を表す指標 （D：未処置のう歯，M：う蝕により喪失したう歯，F：処置済みのう歯）
	CFI	地域における歯のフッ素症の発生程度を評価する指標
口腔清掃状態の検査	OHI	上下歯列を 6 区域に分け，プラークと歯石の付着・沈着状態を評価
	OHI-S	OHI を簡略化したもので，診査部位を 6 歯面に限定して評価
	Pℓ I	プラーク付着量と付着部位を評価
	O'Leary の PCR	プラーク付着程度によるプラークコントロールの評価
	PHP	6 歯面を対象にプラーク付着部位を詳細に診査し，ブラッシング効果を評価
歯周組織の検査	動揺度検査	歯の動揺の強さにより 0 ～ 3 度に分類し，歯周組織の破壊程度を評価
	歯周ポケット検査	歯周プローブを用いてポケット深さを計測し，炎症の程度や歯周組織の破壊程度を評価
	PMA Index	歯肉の炎症の広がり程度を評価
	GI	歯肉炎指数．歯肉炎の広がりと重症度を評価
	BI	
	SBI	歯肉溝出血指数．歯肉の炎症程度を評価
	GBI	歯肉出血指数．歯周ポケット内（特にポケット底部）の炎症の有無を評価
	PI	ペリオドンタルインデックス．歯周組織の破壊程度により歯肉炎から重度歯周炎までを評価
	PDI	歯周疾患指数．歯肉炎から重度歯周炎まで総合的に評価
	CPI	地域歯周疾患指数．専用の CPI プローブを用いて，集団における歯周病の実態を把握する指数
	PD	歯周プローブで測定する，歯肉辺縁から歯周ポケット底部までの距離
	CAL	クリニカルアタッチメントレベル．CEJ から歯周プローブ先端までの距離
	BOP	プロービング時の出血．歯肉の炎症の徴候

検査項目			検査の内容・目的
唾液の検査	唾液分泌速度検査		ガム試験やサクソンテストなどにより唾液分泌速度を測定
	う蝕リスク検査	オーラルグルコースクリアランステスト	グルコース溶液で洗口後，唾液中のグルコース濃度を経時的に測定
		Dentobuff-Strip	唾液を試験紙（ストリップ）に滴下し，5 分後の色調変化から唾液緩衝能を評価
		唾液 pH	pH メーターで測定，基準値は pH＝5.6 ～ 8.0 ※ pH5.5 は臨界 pH といわれ，これより pH が下がると歯質が脱灰する
		RD テスト	唾液中のう蝕原因菌によるレサズリン還元作用を利用し，皮膚温 15 分でディスクの色調変化を判定
		Dentocult-SM	唾液中の *S.mutans* の菌数レベルを Class 0 ～ 3 の 4 段階で判定
		Dentocult-LB	唾液中の *Lactobacilli* の菌数レベルを Class 0 ～ 3 の 4 段階で判定
口臭の検査	官能検査		被検者の口腔内のにおいを直接かいで，検査者の嗅覚によって口臭の強度を判定
	ガスクロマトグラフィ検査		ガスクロマトグラフィにより口腔内の揮発性硫黄化合物（VSC）の濃度を測定
	ガスセンサー検査		半導体センサーにより口腔内の揮発性硫黄化合物（VSC）の濃度を測定

画像検査

検査項目		検査の内容・目的
口内法エックス線撮影	二等分法	歯の長軸とフィルムの角度の二等分面にエックス線を垂直に照射
	平行法	歯とフィルムを平行に設定してエックス線を垂直に照射
	偏心投影法	エックス線の入射角を近心あるいは遠心方向から斜めにずらして撮影
	咬翼法	上下顎の歯が対合する状態で撮影し，歯冠・補綴装置・歯槽骨などを診査
	咬合法	咬合面にフィルムを設定し，顎骨・鼻腔・上顎洞などを検索
口外法エックス線撮影	Waters 撮影法	副鼻腔，特に上顎洞の観察に適した撮影法
	頭部後前方向撮影法	単純エックス線写真で，頭部の正面像（矢状方向投影）を撮影
	頭部側方向撮影法	単純エックス線写真で，頭部の側面像（側方向投影）を撮影
	頭部エックス線規格撮影（セファログラフィ）	撮影条件を規格化することで，像の角度や拡大率が常に一定となる撮影法．歯科矯正学的治療の分析に不可欠
	顎関節撮影法	顎関節を観察するための撮影法．側斜位経頭蓋撮影法，眼窩下顎枝方向撮影法，パノラマ 4 分割撮影法がある
パノラマエックス線撮影		上下顎歯列弓と顎骨を 1 枚のフィルム上に展開して撮影
エックス線造影撮影	唾液腺造影検査	唾液腺導管から造影剤を注入して撮影
	血管造影検査	動脈に造影剤を注入して撮影
CT	CT	エックス線を照射し得られた CT 値をコンピュータで計算して，断層像（体内の画像）を構築する撮影法．場合により造影剤を注入して撮影する
	歯科用コーンビーム CT（CBCT）	歯と骨を対象として，歯科領域の診断に特化した 3 次元断層像を撮影する．軟組織に限局する疾患には不向き
MRI		核磁気共鳴現象の原理を利用して生体の画像を構築する撮像法．エックス線被曝がなく何度でも検査可能だが，撮像に時間がかかる．場合により造影剤を注入して撮影する
超音波検査	B モード法	超音波を発信し生体内からの反射波を受信して，リアルタイムの画像を描出し病変を検索
	ドプラ法	ドプラ効果を利用して病変内の血流の方向や速さを評価

検査項目		検査の内容・目的
核医学検査（RI 検査）	骨シンチグラフィ	骨に親和性の放射性医薬品を注入してその集積を検索
	唾液腺シンチグラフィ	唾液腺に親和性の放射性医薬品を注入して唾液分泌能を評価，あるいは唾液腺腫瘍を検索
	SPECT	断層画像が表示できるシンチグラフィ
	PET	陽電子（ポジトロン）を放出する放射性医薬品を注入して断層画像を撮影し，病変を検索．多くの場合，CT と組み合わせて画像を構築する（PET–CT 検査）

顎口腔機能検査

検査項目		検査の内容・目的
咀嚼機能検査	咀嚼能力検査	ピーナッツや生米などを用いて食品粉砕能を評価，グミゼリーを用いて咬断能力を評価
	咬合力検査	センサーを用いて咬合力やその分布，重心などを測定
	筋電図検査	皮膚上に貼付した表面電極による筋電図記録から，咀嚼筋の活動を検査
	舌圧検査	センサー式舌圧測定器を用いて咀嚼・嚥下時の最大舌圧を測定
嚥下機能検査	嚥下造影検査（VF）	エックス線を当てたまま造影剤を含んだ食物を摂取させて，嚥下運動を観察し評価する摂食嚥下障害の精密検査
	嚥下内視鏡検査（VE）	内視鏡を経鼻的に挿入したまま食物を摂取させて，嚥下運動を観察し評価する摂食嚥下障害の精密検査
	改訂水飲みテスト（MWST）	3 mL の冷水を嚥下させた後，反復嚥下を 2 回行わせる摂食嚥下障害のスクリーニング検査
	反復唾液嚥下テスト（RSST）	30 秒間に唾液を何回嚥下できるかで評価する摂食嚥下障害のスクリーニング検査
	フードテスト（FT）	茶さじ 1 杯のプリン，粥などを食べさせて評価する摂食嚥下障害のスクリーニング検査
	咳テスト	1% 濃度のクエン酸生理食塩水をネブライザーで噴霧し吸入させて咳反射の有無を評価，不顕性誤嚥のスクリーニング検査
	頸部聴診法	嚥下前後の呼吸音と嚥下時の嚥下音を頸部より聴診し，比較する摂食嚥下障害のスクリーニング検査
発声・構音・発語検査	発声持続時間の測定	発声障害の病態把握のために発声持続可能時間を測定
	オーラルディアドコキネシス	5 秒間または 10 秒間で /pa/，/ta/，/ka/ 音を繰り返し発音させ，舌・口唇運動を評価
	パラトグラム検査	上顎義歯内面にアルジネート印象材の粉末を散布して発音させ，舌運動や構音状態を評価
味覚検査	電気味覚検査	微弱な電気刺激による疑似味覚を用いて，味覚の有無や感度を評価
	濾紙ディスク法	濃度別 4 基本味（甘味・塩味・酸味・苦味）試薬を染み込ませた濾紙を用いて，味覚の有無や感度を評価
	点滴法（滴下法，全口腔法）	一定の濃度に希釈した味質溶液をピペットで舌に滴下あるいは口に含ませて味覚の有無や感度を評価
睡眠検査	ポリソムノグラフィ（PSG）	脳波，眼球運動，オトガイ部や下肢の筋電図，呼吸，胸腹部運動，動脈血酸素飽和度，心電図，いびき，体位などをモニタリングして睡眠深度や睡眠中の生理現象を評価．睡眠時無呼吸症候群の診断に用いられる

口腔機能低下症の検査

検査項目		検査の内容・目的
口腔衛生状態不良の検査		視診により Tongue Coating Index（TCI）を用いて，舌苔の付着程度を評価．TCI ≧ 50% で口腔衛生状態不良と判定
口腔乾燥の検査	口腔粘膜湿潤度	口腔水分計を使用し，測定値 < 27.0 で口腔乾燥と判定
	唾液量	サクソンテストを行い，ガーゼの重量増加 ≦ 2 g/2 分で口腔乾燥ありと判定
咬合力低下の検査	咬合力検査	咬合力測定システム用フィルム（デンタルプレスケールⅡ・自動クリーニングなし）を使用した場合：咬合力 < 500 N，口腔機能モニター（Oramo-bf）を使用した場合：咬合力 < 375 N で咬合力低下と判定
	残存歯数	残存歯数 < 20 本で咬合力低下と判定（残根と動揺度 3 の歯を除く）
舌口唇運動機能低下の検査		オーラルディアドコキネシスにより，/pa/，/ta/，/ka/ のいずれかの回数 < 6 回 / 秒で舌口唇運動機能低下と判定
低舌圧の検査		舌圧測定器を使用し，最大舌圧 < 30 kPa で低舌圧と判定
咀嚼機能低下の検査	咀嚼能力検査	2 g のグミゼリーを 20 秒咀嚼させ，10 mL の水で含嗽後，グミと水を濾過用メッシュ内に吐き出させる．メッシュを通過した溶液中のグルコース濃度 < 100 mg/dL で咀嚼機能低下と判定
	咀嚼能率スコア法	グミゼリーを 30 回咀嚼後，粉砕度を視覚資料と照合し，スコア 0，1，2 で咀嚼機能低下と判定する
嚥下機能低下の検査	嚥下スクリーニング検査（EAT-10）	嚥下スクリーニング質問紙（EAT-10）を使用し，合計点数が 3 点以上の場合に嚥下機能低下と判定
	自記式質問票（聖隷式嚥下質問紙）	聖隷式嚥下質問紙を使用し，A の項目が 1 つ以上ある場合に嚥下機能低下と判定

参考文献

1）井上　孝，松坂賢一：口腔医療に必要な臨床検査．デンタルダイヤモンド社，東京，2012.
2）千田　彰，宮崎真至，林　美加子ほか編：保存修復学 第 7 版．医歯薬出版，2019.
3）村上伸也，申　基喆，齋藤　淳ほか編：臨床歯周病学 第 3 版．医歯薬出版，2020.
4）安井利一，宮﨑秀夫，鶴本明久ほか編：口腔保健・予防歯科学．医歯薬出版，2017.
5）市川哲雄，大川周治，平井敏博ほか編：無歯顎補綴治療学 第 3 版．医歯薬出版，2016.
6）井上　孝編著：歯科医師とスタッフのための臨床検査．医歯薬出版，2012.
7）岡野友宏，小林　馨，有地榮一郎編：歯科放射線学 第 6 版．医歯薬出版，2018.
8）山根源之，草間幹夫，久保田英朗ほか編：口腔内科学 第 2 版．永末書店，京都，2020.
9）日本老年歯科医学会編：老年歯科医学用語辞典 第 2 版．医歯薬出版，2016.
10）森戸光彦ほか編：老年歯科医学 第 2 版．医歯薬出版，2022.
11）日本歯科医学会：口腔機能低下症に関する基本的な考え方（令和 4 年 12 月）．日本歯科医学会，2022.
https://www.jads.jp/basic/pdf/document-221207.pdf

さくいん

く

け

こ

さ

し

す

せ

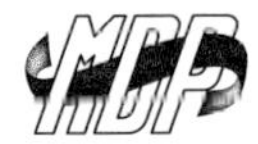

【編者略歴】

野村（のむら） 武史（たけし）

1995 年 東京歯科大学卒業
1999 年 東京歯科大学大学院歯学研究科修了
2006 年 東京歯科大学口腔外科学講座 講師
2009 年 カナダ・ブリティッシュコロンビア大学研究員
2014 年 東京歯科大学口腔がんセンター 准教授
2015 年 東京歯科大学オーラルメディシン・口腔外科学講座 教授
2020 年 東京歯科大学口腔腫瘍外科学講座 教授
東京歯科大学口腔がんセンター
センター長

高阪（こうさか） 利美（としみ）

1974 年 愛知学院大学歯科衛生士学院卒業
1982 年 愛知学院短期大学卒業
1993 年 愛知学院大学歯科衛生専門学校
教務主任
2004 年 佛教大学社会福祉学科卒業
2006 年 愛知学院大学短期大学部歯科衛生学科
准教授
2012 年 愛知学院大学短期大学部歯科衛生学科
教授

升井（ますい） 一朗（いちろう）

1979 年 福岡歯科大学卒業
同 年 福岡歯科大学口腔外科学第 2 講座入局，助手
1986 年 福岡歯科大学 講師
1997 年 福岡医療短期大学歯科衛生学科 教授
2019 年 福岡医療短期大学 非常勤講師
医療法人社団広仁会広瀬病院
歯科口腔外科部長

畠中（はたなか） 能子（よしこ）

1981 年 大阪府立公衆衛生専門学校歯科衛生科
卒業
1986 年 大阪府立公衆衛生専門学校 講師
2003 年 関西女子短期大学 助教授，薬学博士
2010 年 関西女子短期大学 教授

歯科衛生学シリーズ
臨床検査 ISBN 978-4-263-42631-9

2023 年 1 月20日 第 1 版第 1 刷発行
2024 年 1 月20日 第 1 版第 2 刷発行

監 修 一般社団法人
全国歯科衛生士
教育協議会

著 者 野村武史ほか

発行者 白 石 泰 夫

発行所 **医歯薬出版株式会社**

〒113-8612 東京都文京区本駒込 1-7-10
TEL. (03) 5395-7638 (編集)・7630 (販売)
FAX. (03) 5395-7639 (編集)・7633 (販売)
https://www.ishiyaku.co.jp/
郵便振替番号 00190-5-13816

乱丁，落丁の際はお取り替えいたします 印刷・木元省美堂／製本・愛千製本所